好孕优生
——钻石系列——

优 质
孕产营养
全书

王 琪·编著

YOUZHI YUNCHAN YINGYANG QUANSHU

中国纺织出版社

图书在版编目(CIP)数据

优质孕产营养全书／王琪编著. –– 北京 ：中国纺织出版社，2012.7
（好孕优生钻石系列）
ISBN 978-7-5064-8516-6

Ⅰ.①优… Ⅱ.①王… Ⅲ.①孕妇–营养卫生–基本知识②产妇–营养卫生–基本知识 Ⅳ.①R153.1

中国版本图书馆CIP数据核字（2012）第080258号

时尚摄影：CHIQUE·王
静物摄影：赵 洋
场地鸣谢：博洛尼家居体验馆
图片支持：北京全景视觉网络科技有限公司　　『(c) IMAGEMORE Co., Ltd.』
特邀模特：林沁园　刘彪梓鑫　白子健　艾 芳　葛建元　张 娟　耿 东
　　　　　张亚楠　张 震　邱 红　许新颖　齐 峥　刘春颖
项目总监：王晓慧
图文编创：许凤军
图文统筹：杨 娟　邱丽丽

策划编辑：尚 雅　张天佐　　责任编辑：马丽平　　责任印制：刘 强
美术编辑：许瑶瑶　　　　　　装帧设计：赵 静　王 波

中国纺织出版社出版发行
地址：北京东直门南大街6号　　邮政编码：100027
邮购电话：010-64168110　　传真：010-64168231
http://www.c-textilep.com
E-mail:faxing@c-textilep.com
北京佳信达欣艺术印刷有限公司印刷　　各地新华书店经销
2012年7月第1版第1次印刷
开本：720×1020　1/16　印张：20
字数：350千字　定价：39.80元

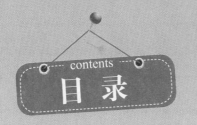

contents 目录

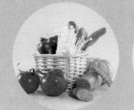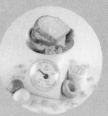

第一章　孕期必备的营养素

营养均衡，怀孕更轻松..........14

孕期要保持膳食均衡..........14

孕期需要养成良好的饮食习惯..........15

营养素供应..........16

碳水化合物..........16

蛋白质..........17

水..........18

脂肪..........19

维生素 A..........20

维生素 B_1..........21

维生素 B_2..........22

维生素 B_{12}..........23

维生素 C..........24

维生素 D..........25

维生素 E..........26

维生素 K..........27

叶酸..........28

钙..........29

铁..........30

锌..........31

硒..........32

碘..........33

膳食纤维..........34

第二章　备孕期：准备孕育新生命

备孕时的饮食营养细节..........36

孕前加强营养，怀孕更轻松..........36

让自己不胖不瘦再怀孕..........37

各种体质女性的孕前饮食调理..........38

正确选择适合备孕的食物..........39

孕前3个月：备孕初准备..........40

本月营养补充关键点..........40

素食女性如何提升孕力..........41

备孕男性吃什么 42

孕味美食坊 43

孕前2个月：营养要均衡 44

本月营养补充关键点 44

备孕夫妻应多吃的排毒食物 45

营养状况不同，孕前饮食调理也有差异 46

孕味美食坊 47

孕前1个月：提前规划孕期营养 48

本月营养补充关键点 48

孕期补充营养品的原则 49

孕味美食坊 50

第 三 章　孕早期：幸孕已至需谨慎

孕早期饮食营养总则 52

孕早期的营养要求 52

孕早期的饮食安排 53

孕1月 合理饮食，均衡营养 54

饮食要点月月查 54

孕1月饮食细节与禁忌 56

　水果不能代替蔬菜 56

　孕妈妈宜常吃海鱼 56

　孕1月明星食物大盘点 57

　孕期也要控制饮食量 58

　讲究正确的饮食方法 58

　孕期应慎食、忌食哪些食物 59

　有些饮料孕妈妈不宜饮用 60

　孕妈妈宜睡前喝牛奶 61

　营养不良对孕妈妈和胎宝宝危害大 62

　十字花科蔬菜是孕妈妈的保健蔬菜 63

孕味美食坊...................64

专题 助你好孕特别策划
——预防宫外孕...............71

孕2月 还需继续补充叶酸........72
饮食要点月月查...............72
孕2月饮食细节与禁忌...........74
　　孕吐期间要养成良好的饮食习惯...74
　　孕吐期间宜食的食物.........75
　　孕妈妈吃"酸"也要讲科学......76
　　睡前不能吃的食物...........77
　　常吃鱼、虾好处多...........78
　　饮食不可过饥过饱...........78
　　多吃瘦肉有好处.............79
　　孕妈妈不宜多吃油条.........79
　　孕妈妈为什么想吃奇怪的食物....79
　　不宜多吃热性香料...........81
　　孕妇奶粉，方便又营养........81
　　有些水果孕妈妈不宜过量吃.....82
　　不宜过量吃菠菜.............82
孕味美食坊...................83

专题 助你好孕特别策划
——预防孕吐.................87

孕3月 少食多餐，食物多样.....88
饮食要点月月查...............88
孕3月饮食细节与禁忌...........90
　　控制盐的摄入量.............90
　　孕妈妈要注意预防腹泻........90
　　孕妈妈不能混吃的食物组合.....91
　　适量吃巧克力有利于胎宝宝发育...92
　　孕期常吃枣可增强抵抗力.......92
　　孕妈妈应该怎么喝牛奶........93
　　孕期适量吃粗粮更健康........94
　　缓解孕妈妈晨吐的方法........95
　　孕早期补充营养小技巧........96
　　孕早期应少吃方便食品........96
　　应少吃罐头食品.............97
　　益于孕早期体重控制的健康食物...98
孕味美食坊...................99

专题 助你好孕特别策划
——应对孕早期疲惫...........106

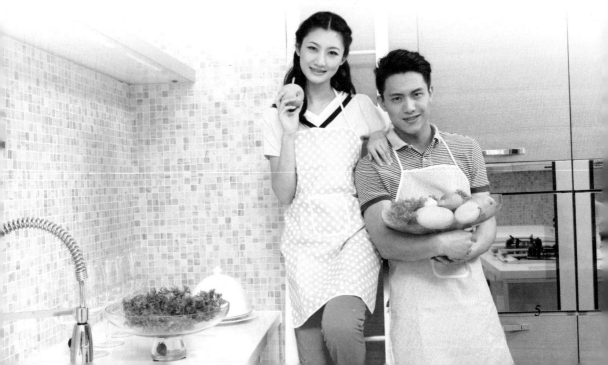

孕中期饮食营养总则 108

孕中期的营养要求 108

孕中期的饮食安排 109

孕4月 食欲旺盛，胃口大开 110

饮食要点月月查 110

孕4月饮食细节与禁忌 112

　　孕妈妈要少吃精制主食 112

　　玉米等粗粮，孕妈妈要经常食用 112

　　进食豆类食品不可过量 113

　　早餐对孕妈妈极为重要 114

　　孕期喝饮料要注意的事项 115

　　孕期可防电脑辐射的食物 116

　　多吃一些，加强营养 117

　　胎宝宝最爱"吃"的食物 117

　　这些食物能让孕妈妈"百病不侵" 118

　　孕妈妈的夜宵怎么吃 119

　　进食要细嚼慢咽 119

孕味美食坊 120

专题 助你好孕特别策划——孕期如何用药 125

孕5月 增加食量，补充营养 126

饮食要点月月查 126

孕5月饮食细节与禁忌 128

　　孕妈妈可以食用蜂王浆吗 128

　　吃油质鱼类可提高未来宝宝视力 128

　　怀孕就应该吃两个人的饭量吗 129

　　孕妈妈不宜多吃月饼 129

　　孕妈妈应避免食用霉变食物 130

　　辛辣刺激性食物不宜多食 131

不宜喝炖煮时间过长的骨头汤 131

孕妈妈不宜多吃火锅 131

营养过剩对孕妈妈健康不利 132

进入孕中期，更要注意补充钙 133

孕妈妈如何选用孕妇奶粉 134

孕味美食坊 135

专题 助你好孕特别策划——孕期需警惕羊水异常 141

孕6月 均衡营养，合理增重 142

饮食要点月月查 142

孕6月饮食细节与禁忌 144

如何用饮食消除孕期黄褐斑 144

孕中期怎么吃更利于胎宝宝的脑发育 145

不可过多食用高脂肪食物 146

吃鸡蛋不宜过多 146

健康从全麦早餐开始 147

不宜过量食用富含维生素A的食物 148

不可滥用鱼肝油 148

根据季节调整饮食 149

不可照搬明星孕妈妈的食谱 150

给孕妈妈的美味零食 150

孕味美食坊 151

专题 助你好孕特别策划——用饮食改善静脉曲张 157

孕7月 搭配营养，控制体重 158

饮食要点月月查 158

孕7月饮食细节与禁忌 160

过敏体质孕妈妈的生活禁忌 160

孕期怎样吃豆腐更营养 161

孕期这样吃午餐最营养 162

孕妈妈怎样吃豆类食物 163

有抑郁倾向时的饮食调理 164

坚果营养多，孕妈妈要常吃...165

五谷杂粮吃不胖...166

速冻食品宜少吃...167

孕味美食坊...168

专题 助你好孕特别策划——胎宝宝并非越大越健康.....................174

第五章　孕晚期：一步步接近幸福

孕晚期饮食营养总则...176

孕晚期的营养要求...176

孕晚期的饮食安排...177

孕晚期的饮食禁忌...178

孕晚期不可或缺的高能量食物...179

孕8月 少食多餐，补足营养...180

饮食要点月月查...180

孕8月饮食细节与禁忌...182

食物有助于矫正不良方面的遗传...182

孕妈妈可以服用人参吗...183

预防早产的饮食妙招...184

孕妈妈感冒时可适量吃蒜...185

孕期皮肤瘙痒的饮食对策...185

孕晚期吃对食物不贫血...186

如何补益胎宝宝的大脑...187

孕味美食坊...188

专题 助你好孕特别策划——"臀位宝宝"怎么应对.....................193

孕9月 补充营养，努力冲刺...194

饮食要点月月查...194

孕9月饮食细节与禁忌...196

孕晚期可减少分娩痛苦的饮食方...196

孕晚期要吃得清淡些 196

不宜多吃方便食品 196

有助于自然分娩的含锌食物 197

孕妈妈进补可以吃蛋白粉吗 197

有助于缓解孕晚期水肿的食物 198

孕晚期补气养血吃什么 199

孕妈妈不宜食用糯米甜酒 200

可以促进胎宝宝牙齿发育的食物 200

控制热量摄入，避免巨大儿 201

趋利避害，解决"嘴馋"之道 202

自制爱心便当，让孕妈妈胃口大开 203

孕味美食坊 204

专题 助你好孕特别策划——如何预防羊水栓塞 211

孕10月 幸福来临，还需努力 212

饮食要点月月查 212

孕10月饮食细节与禁忌 214

孕妈妈吃红枣好处多 214

临产孕妈妈应该怎么"补" 215

孕妈妈冬天应该吃什么 215

分娩前的饮食注意事项 216

分娩时的饮食原则 217

高蛋白食物能使产后泌乳旺盛 218

产前吃巧克力可以助产 219

临产前不宜吃的食物 220

孕味美食坊 221

专题 助你好孕特别策划——发生急产时怎么办 228

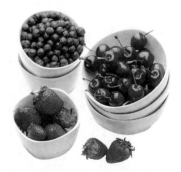

第六章　孕期焦点问题的饮食调养

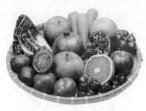

安胎养胎...................................230

少吃高糖食物...................................230

安胎养胎首选海参...................................230

帮助女性安度孕期的四大类食物......231

孕味美食坊...................................232

避免超重的饮食策略.............233

计算体重指数的方法...................................233

孕妈妈不同阶段体重增长的理想值...234

孕妈妈防止超重的饮食方法...................234

孕味美食坊...................................235

健康饮食，调理好脾胃.........236

不同季节掌握不同的脾胃调理法......236

孕妈妈宜常吃葵花子、喝酸奶......237

孕味美食坊...................................238

孕期谨防过敏反应.................239

孕妈妈如何判断过敏体质...................239

查清食物的过敏原非常重要...................239

在生活中预防过敏...................................240

孕味美食坊...................................241

远离孕期营养不良.................242

哪些孕妈妈容易营养不良...................242

保持营养均衡...................................243

孕味美食坊...................................244

应对妊娠纹有办法.................245

产生妊娠纹的原因...................................245

应对妊娠纹的饮食原则...................245

有助于消除妊娠纹的食物...................246

孕味美食坊...................................247

关注分娩前后的饮食方法......248

孕晚期如何吃有助于分娩...................248

分娩后48小时内的饮食安排...................249

孕味美食坊...................................250

预防胎宝宝畸形的办法.........251

预防胎宝宝畸形要从源头抓起...................251

预防胎宝宝畸形的饮食方法...................252

孕味美食坊...................................253

孕妈妈如何护牙...................254

怀孕后牙齿就不好吗...................254

牙齿坚固，补钙、磷是根本...................254

孕妈妈护牙的饮食要点...................255

孕味美食坊...................................256

偏食孕妈妈如何补充营养......257

孕妈妈偏食影响胎宝宝健康...................257

孕妈妈的口味影响胎宝宝的口味......257

孕妈妈如何避免偏食...................257

偏食孕妈妈如何寻找营养替代品...259

孕味美食坊...................................260

第七章　孕期常见病症的饮食调理

孕期气喘：尽可能休息好 262

"喘"从何来....................262
孕期气喘的对策................262
孕味美食坊....................263

孕期小腿抽筋：应补充钙 264

孕期小腿抽筋的影响及危害......264
孕妈妈小腿抽筋的诱因..........264
饮食补钙缓解腿抽筋............265
孕味美食坊....................266

孕期腹胀：少吃产气食物 268

孕期腹胀的原因................268
给孕妈妈的饮食建议............269
孕味美食坊....................270

妊娠糖尿病：正确摄取糖类 ..272

妊娠糖尿病的危害..............272
孕妈妈对于糖摄入的误区........272
孕妈妈应怎样摄取糖类..........273
孕味美食坊....................274

失眠：饮食助你睡好觉 276

孕期失眠的危害................276
给孕妈妈的饮食建议............276
孕味美食坊....................277

腹痛：有些情况要特别留意 ..278

孕期腹痛的可能原因............278
孕期腹痛时吃什么..............278

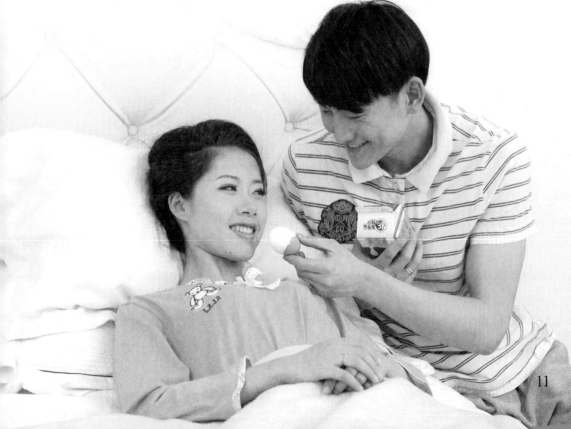

孕味美食坊..................279

感冒：不同情况需要区别对待 280

不同孕期，应对感冒的方法也不同..280
孕妈妈感冒后的饮食对策.............280
远离孕期感冒的饮食误区.............281
孕味美食坊..................282

缺铁性贫血：多吃补铁食物..283

孕期贫血的危害..................283
孕期贫血，食物补铁最有效.............283
孕妈妈用食物补铁的注意事项.........284
孕味美食坊..................285

便秘：用食物润滑肠道..........286

孕期发生便秘的原因..............286
缓解孕妈妈便秘的饮食建议.............286

可缓解孕期便秘的明星食物............287
孕味美食坊..................288

水肿：控制盐分摄入量..........289

孕期水肿的症状和原因.............289
孕期水肿的影响及危害.............289
帮孕妈妈消除水肿的饮食习惯.........289
利水消肿的明星食物..................290
孕味美食坊..................291

妊娠高血压综合征：加强营养.......292

妊娠高血压综合征的影响及危害......292
患妊娠高血压综合征后的食物选择..292
预防并缓解妊娠高血压综合征的
饮食原则..................293
孕味美食坊..................294

第八章　调理饮食，轻松坐月子

产后饮食营养指导..........296

新妈妈一定要吃好..................296
月子里不可或缺的营养素.............296
月子里怎样做到合理饮食.............297
月子里新妈妈饮食注意事项.............297
月子里常用的滋补品..................298
剖宫产新妈妈如何安排饮食.............299
剖宫产新妈妈术后进食禁忌.............299

月子同步饮食方案..................300

第1周饮食要点：增强体质.............300
第2周饮食要点：产后不适的调理....304
第3周饮食要点：月子里如何进补....308

第4周饮食要点：恢复曼妙身材........312

月子里的饮食细节与禁忌......316

产后补血食物大搜索..................316
坐月子不要进入饮食误区.............316
产后恢复吃什么最适宜.............318
新妈妈产后不宜多吃红糖.............319
产后有助于美容的食物.............319
月子里不宜食用的食物.............320
月子里不要盲目节食.............320

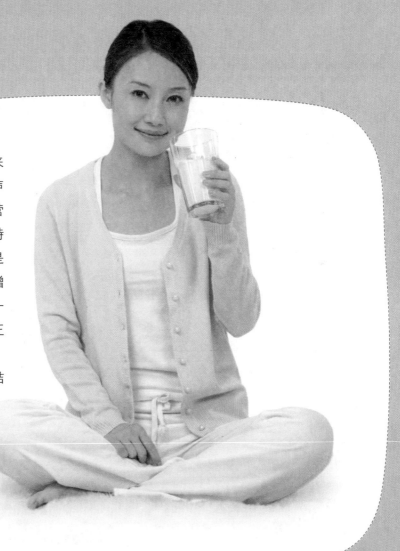

第一章

孕期必备的营养素

每一个生命的来临，都离不开那些声名显赫的"明星"营养素，是它们在保持健康、搭建生命，是它们在促进生长、增长生命的动力，每一位准备孕育生命和正在孕育生命的女性，都要和这些营养素结下不解之缘。

营养均衡，怀孕更轻松

对于孕妈妈来说，整个孕期是一个非常复杂的生理过程。所以，孕妈妈在怀孕期间需要进行一次系统的生理调整，以适应自身生理的巨大变化以及胎宝宝的生长发育需求。尤其是在饮食方面，孕妈妈更要做到"步步精心"。因为各种营养素的摄取和孕后保持均衡的营养，对于孕育一个健康、聪慧的胎宝宝和保持母体的健康至关重要。

❀ 孕期要保持膳食均衡

所谓营养均衡的膳食，是指能给人体提供营养全面、配比合理且符合卫生要求的膳食。人体需要大量的营养素来配合完成各种生理活动，包括蛋白质、脂肪、碳水化合物、水、维生素、无机盐等众多营养素。但是，生活中没有哪种食物能够提供全部的营养素，必须从多种食物中综合摄取。营养素摄入不足，身体就会出现问题，而营养素摄取不均衡也会引起相关不适症状，所以均衡、合理的膳食安排对于每个人来说，都是必需和必须的。尤其对孕妈妈来说，这一点更加重要。

营养学家的一项研究表明，新生宝宝的饮食习惯深受妈妈在孕期的饮食的影响。如果妈妈在怀孕时的饮食状况不好，表现为胃口差、偏食或吃饭过程常被干扰，甚至饥饱不一，则新生宝宝就易表现出没有胃口、不喜欢吃东西、常吐奶、消化吸收不良等现象，有的宝宝甚至会在月龄较大时，仍然出现明显偏食的现象。因此，孕妈妈必须重视在孕期的饮食习惯培养和营养摄入。

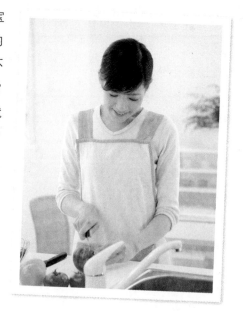

➊ 孕妈妈的营养摄入要做到"步步精心"，积极摄取各种营养素，保持营养均衡，这对孕育健康聪明的胎宝宝至关重要。

❁ 孕期需要养成良好的饮食习惯

进餐时间要规律

孕妈妈保持规律的饮食习惯对于自身和胎宝宝都非常有利。每日三餐的时间要尽量保持一致，其中，早餐时间宜为7：00~8：00、午餐时间宜为11：30~12：00、晚餐时间宜为18：00~19：00。除了孕早期之外，三餐之间最好安排两次加餐，加餐的食物可以为点心、饮料和蔬菜水果等，以适当补充正餐中没有摄取充足的营养素，且可以使下一餐用餐前不致太饿。

每餐食量要均衡

孕妈妈在每次进餐时，都宜保持食量的相对均衡，不可过多或过少，也要细嚼慢咽，不宜囫囵吞枣，从而把热量与均衡的营养平分在各餐之中，这样才更利于胎宝宝发育和母体的健康。

用餐地点要固定

孕妈妈在进食过程中保持相对固定的用餐地点也很重要。这样做可形成条件反射，当孕妈妈坐在固定的用餐地点时，就会有进食的欲望了。

食物宜天然

天然的食物，如五谷、青菜、新鲜水果等，营养丰富、安全卫生，孕妈妈应尽量多吃。烹调这些食物时也应以保留食物原味为主，少用调味料。

孕妈营养视线

孕妈妈应重视摄取6类食物

◎米、面或其他粮食、薯类。

◎红、黄、绿等有色蔬菜。

◎水果。

◎花生等坚果类食品。

◎鱼、肉、禽、蛋、奶。

◎豆制品。

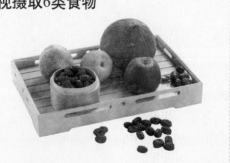

碳水化合物

热量的主要来源

碳水化合物是膳食中热量的最主要来源，主要包括食物中的葡萄糖、果糖（即单糖）及蔗糖、麦芽糖（即双糖），还包括淀粉（即多糖）和膳食纤维。我国居民膳食中热量来源的60%～70%都是由碳水化合物提供的。

○ 营养档案 ○

碳水化合物具有维持心脏和神经系统正常活动、构成机体细胞成分、保肝解毒等作用，还有刺激肠蠕动，帮助机体消化、吸收的作用。

○ 缺乏症状 ○

孕妈妈对碳水化合物摄入不足时，会出现低血糖、头晕、消瘦、无力甚至休克的症状。而且胎宝宝也容易生长发育缓慢。

但孕妈妈也不可摄入过量，否则可导致肥胖、血脂和血糖升高，也可能导致生出巨大儿，甚至可能导致新生宝宝患2型糖尿病。

○ 食物来源 ○

碳水化合物中的多糖主要来源为谷类、薯类、根茎类等食物；单糖与双糖的来源，除部分为天然食物外，大部分可以以制成品的形式（如葡萄糖与蔗糖）直接摄取。

贴心提示

为了更好地摄取碳水化合物，孕妈妈应坚持饮食的粗细搭配、荤素搭配，并重视粗粮的食疗作用。

◎玉米：富含淀粉，此外还富含不饱和脂肪酸、蛋白质、无机盐、维生素B_2等多种营养成分，孕妈妈常吃玉米，可以加强肠壁蠕动，预防便秘，增强体力及耐力。

◎甘薯：富含淀粉，还含有人体必需的铁、钙等无机盐，尤其是其所含有的类似雌激素的物质，更有利于孕妈妈保持皮肤白嫩细腻。

◎糙米：十分适合孕妈妈食用，其胚芽除富含糖类物质，还含有蛋白质、脂肪、多种维生素及锌、镁、铁、磷等无机盐，这些可以满足胎宝宝发育的需要。

蛋白质 — 人体发育的保障

蛋白质是人体组成的重要成分，含20多种氨基酸，其中的一些氨基酸为必需氨基酸，是人体内不能合成的，必须由食物来供应。在整个孕期，孕妈妈对蛋白质的需求量很高，比如，孕妈妈身体的免疫能力、每日活动的能量以及胎宝宝的生长发育等，都需要从食物中摄取大量蛋白质来供给。

◎ 营养档案 ◎

蛋白质可以为胎盘的构建、胎宝宝脑部发育、胎宝宝合成内脏、肌肉、皮肤、血液等供给养分和能量。食物所含蛋白质中各种必需氨基酸的比例越接近人体氨基酸的组成，越易被消化吸收，其营养价值也越高。一般来说，动物性食物中的氨基酸组成接近于人体内氨基酸的组成，因此其是优质蛋白质。

◎ 缺乏症状 ◎

孕妈妈如果摄取的含有重要氨基酸的蛋白质不足，就不能适应孕期时子宫、胎盘、乳腺等器官组织的变化，尤其是在怀孕后期，会因血浆蛋白降低而引起浮肿，并影响胎宝宝的生长发育。

◎ 食物来源 ◎

蛋白质含量较丰富的食物主要有鱼类、肉类、蛋、奶酪、牛奶、豆类及豆制品等。其中，蛋、奶等食物的蛋白质最易被人体吸收。需要强调的是，孕妈妈不可只注意动物性蛋白质的营养价值，而忽视了对植物性蛋白质的摄取。比如，多食用豆制品可以促进胎宝宝脑细胞的生长发育。尤其在孕晚期，胎宝宝的脑发育十分迅速，此时孕妈妈更应该补充优质蛋白质，以保证胎宝宝大脑发育的需要。

贴心提示

孕妈妈应将植物性食物与动物性食物共食，这样能够更好地摄取蛋白质，如燕麦粥与牛奶，面包与奶酪，豆类、谷物与肉或乳制品搭配等。但全脂奶粉、奶酪、肥肉等食物含有大量脂肪，在摄取时不要过量。

➡ 蛋、奶及豆类中富含蛋白质，孕妈妈可以适量食用。

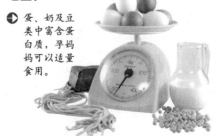

水 营养素的"转运大使"

水是生命活动不可或缺的物质，是人体中含量最多的成分。水不仅是构成人体的主要成分，还是各种营养物质的载体，人体代谢所产生的废物也靠水来运载，并通过粪、尿、汗液及呼吸等途径排出体外。此外，水还有调节体温、滋润皮肤、润滑关节等作用。

◎ 营养档案 ◎

水对于孕妈妈来说，作用更加突出，不仅是孕妈妈体内重要的溶剂，且担负着各类营养素在体内的吸收和运转责任。另外，由于孕期到来，孕妈妈体内的血液总容量将增加30%，因此更要保证水的供给量充足。

◎ 缺乏症状 ◎

孕妈妈体内缺乏水分，可能导致体内代谢失调甚至紊乱，从而引起疾病。需要注意的是，处于孕晚期的孕妈妈如果饮水过量，易加重水肿的症状。

◎ 食物来源 ◎

在孕妈妈的日常饮食中，除了要常喝白开水、饮料、鲜果汁等，还要经常食用粥、汤、羹等富含水分的流体食物。

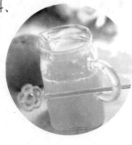

贴心提示

◎起床后宜空腹饮水。研究表明，早饭前30分钟喝适量温开水，可以温润胃肠、促进食欲、刺激肠蠕动，有利于定时排便。此外，孕妈妈在这个时间段内饮水，水能很快被胃肠道吸收进入血液，从而稀释血液，扩张血管，加快血液循环，可补充人体在夜间丢失的水分。

◎忌口渴才饮水。孕妈妈应避免在感觉口渴后才饮水，因为口渴表明此时体内已缺少水分了。孕妈妈应每隔2小时左右饮1次水，但不要喝久沸或没有烧开的自来水，也不宜喝浓茶、咖啡等兴奋神经的饮料。

◎准备一台榨汁机。孕妈妈需要有一台自己专用的榨汁机，用来制作富有营养的果汁和蔬菜汁，将来还可以用来为新生宝宝榨果汁。需要注意的是，选购榨汁机时，要注意其是否易于清洗。

脂肪 胎宝宝大脑发育的"养料"

脂肪也是人体组织中的重要营养物质，主要供给人体热量，是人类膳食中不可缺少的营养素。脂肪占脑重量的50%~60%，对于大脑发育起着不可替代的作用。但孕妈妈每天补充脂肪最好不要过多，以能达到总热量的25%即可，以防因脂肪摄取过多而引发肥胖。

◎ 营养档案 ◎

脂肪的营养价值主要体现在其所含的脂肪酸上。脂肪酸分为饱和脂肪酸和不饱和脂肪酸。其中，不饱和脂肪酸又称作必需脂肪酸，在人体内不能合成，只能由食物供给，胎宝宝发育时所需的必需脂肪酸是由母体通过胎盘供应的，因此孕妈妈应适当多吃些植物油等富含必需脂肪酸的食物。动物油脂的脂肪酸都是饱和脂肪酸，虽然富含对胎宝宝视力和骨骼发育起决定性作用的脂溶性维生素A和维生素D，但孕妈妈不宜过多食用，以免引起血脂升高等副作用。

◎ 缺乏症状 ◎

孕妈妈如果脂肪摄取不足，会造成体内热量的摄入不足和必需脂肪酸的缺乏，而孕妈妈必需脂肪酸吸收不足，对胎宝宝发育及母体健康都有危害。此外，孕妈妈对脂肪的摄取不足，还会影响对脂溶性维生素的吸收，易造成维生素A、维生素D缺乏等。

◎ 食物来源 ◎

脂肪主要存在于植物油、动物油、肥肉、乳制品、果仁等食物中。其中，植物油（除菜子油、茶油外）是不饱和脂肪酸的主要来源，其必需脂肪酸的含量比动物油的含量高。

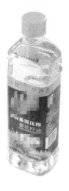

贴心提示

脂肪是孕早期不可缺少的营养素，可以安胎养胎，孕妈妈可以适量吃核桃、芝麻来补充必需脂肪酸的需要量。

此外，孕妈妈也要适量食用植物油，同时要限制动物性脂肪的摄入量，以免引起体重过重，引发妊娠性肥胖等并发症。另外，卵巢癌和宫颈癌具有家族遗传倾向，也与长期高脂肪膳食有关，所以孕妈妈一定要慎食高脂肪食物。

维生素 Ⓐ 视力与皮肤的保护神

维生素A是一种脂溶性维生素，主要存在于海鱼的肝脏中。维生素A有两种形式：一种是视黄醇，是维生素A的初态，只存在于动物性食物中；另一种是β－胡萝卜素，可在人体内转变为维生素A。消化与吸收维生素A需要无机盐和脂肪的参与，而且可储藏于体内，并不需要每日补充。

◎ 营养档案 ◎

◎维持人的正常视力。维生素A中的视黄醇可促进视觉细胞内感光色素形成，调试眼睛适应外界光线的强弱，可以有效降低夜盲症和视力减退的发生，维持正常的视觉反应。

◎促进人体生长发育。维生素A能促进人体生长及骨骼发育，还具有维持上皮组织完整性的功能。

◎增强人体免疫能力。维生素A能维持胎宝宝正常生长发育，保护胎宝宝的毛发、皮肤、黏膜等，增强机体对细菌的抵抗力。

◎ 缺乏症状 ◎

◎孕妈妈缺乏维生素A容易出现早产、死胎或引起流产、胚胎发育不良。

◎维生素A缺乏的孕妈妈身体抵抗力降低，容易发生产后感染。

◎ 食物来源 ◎

◎视黄醇只存在于动物体内，其最好的食物来源是各种动物肝脏、鱼肝油、鱼卵、牛奶、禽蛋、核桃仁等。

◎维生素A原，即类胡萝卜素，广泛分布于植物性食品中，比如，胡萝卜、辣椒、芒果等黄绿蔬菜、黄色水果等食物中的维生素A含量就相当丰富。其中最重要的是β－胡萝卜素。

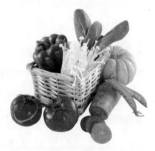

贴心提示

使用维生素A制剂过量，最大的副作用就是易造成胎儿畸形（其中包含维生素A的衍生物）。孕妈妈如果超量服用维生素A，不仅可能引起流产，还可能引发胎儿神经和心血管发育异常及面部畸形。维生素A类药物是最强烈的致畸药物，孕妈妈更要注意忌服。

维生素 B_1 缓解疲劳的好助手

维生素B_1也称硫胺素，是脱羧辅酶的主要成分。人体摄入维生素B_1以后，经过磷酸化过程，可参与碳水化合物的代谢。孕妈妈在孕晚期需要补充充足的水溶性维生素，尤其是维生素B_1，有助于保持良好的食欲与正常的肠道蠕动，可在医生的指导下服用。

◎ 营养档案 ◎

◎维生素B_1也被称为精神性的维生素，对神经组织和精神状态有良好的影响，还有助于改善记忆力。

◎维生素B_1能促进胎宝宝生长发育，维持其正常的生理代谢。

◎维生素B_1可帮助孕妈妈消化，特别是能促进对碳水化合物的消化。

◎维生素B_1可维持孕妈妈肌肉、心脏活动的正常。

◎ 缺乏症状 ◎

孕妈妈体内缺少维生素B_1时，可使人全身无力、体重减轻、食欲不振，出现消化障碍、便秘、呕吐等症状；神经组织也易受到损害，易引起多发性神经炎。

◎ 食物来源 ◎

◎未经精制的谷类含有大量维生素B_1，如果多次碾磨就会大量损失。因此，孕妈妈应常吃糙米或标准面粉等，可以预防维生素B_1缺乏。

◎动物内脏、大豆和豆制品、花生、猪肉等都富含维生素B_1。

◎绿叶菜中维生素B_1的含量也较高，如芹菜，其叶中的维生素B_1含量很丰富，应当充分利用。

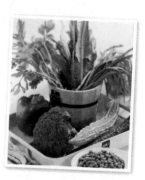

贴心提示

◎孕妈妈补充维生素B_1也不可过量，否则易出现昏昏欲睡或轻度的喘息。

◎孕妈妈饭后不宜服用胃酸抑制剂，否则就会影响饮食中维生素B_1的吸收。

◎除了通过食物补充维生素B_1外，还有一个简单的方法：将适量蜂蜜倒在舌上，慢慢地融化吸收。

维生素 B₂ 促进生长代谢

维生素B₂又名核黄素，是一种促生长因子，对人体物质与能量代谢的意义十分重大。如果人体内维生素B₂不足，碳水化合物、脂肪、蛋白质等能量代谢都无法顺利进行。纯正的维生素B₂为黄棕色针状晶体，几乎无气味，微溶于水，会发出略带黄色的荧光。

◎ 营养档案 ◎

◎维生素B₂可提高人体对蛋白质的利用率，促进生长发育。

◎维生素B₂可以参与细胞的生长代谢，是参与肌体组织代谢和修复的必需营养素。

◎维生素B₂可以预防动脉粥样硬化，是一种增进大脑记忆功能不可缺少的物质。

◎维生素B₂可以强化肝功能、调节肾上腺素的分泌。

◎ 缺乏症状 ◎

孕妈妈如果摄取维生素B₂不足，可引起孕早期呕吐，还可能引起孕中期眼部炎症、舌炎、唇炎、口角炎、皮肤炎症等，甚至导致早产。

◎ 食物来源 ◎

◎动物性食物中，肝脏、肾脏、心脏的维生素B₂含量最高；其次为蛋类和奶类；绿色蔬菜、菌藻类和豆类食物也可作为重要的维生素B₂来源；鱼类中维生素B₂含量很少。

◎主食中的谷类含维生素B₂较少，只有小麦胚芽粉含维生素B₂较多。孕妈妈可以经常食用全麦类食品。

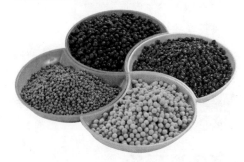

贴心提示

◎孕妈妈如果摄取过多维生素B₂，可能会引起瘙痒、麻痹、灼热、刺痛等症状。

◎紫外线和碱性物质会破坏维生素B₂，因此应用不透明的纸盒来存放富含维生素B₂的食物。同时也要避免与碱性物质同食，以减少对维生素B₂的破坏。

维生素 B₁₂ 帮助人体制造"红细胞"

维生素B₁₂是唯一含有金属元素钴的维生素，故又称为钴胺素。维生素B₁₂还是人体三大造血原料之一，它呈红色，易溶于水和乙醇，进入消化道后，在胃内通过蛋白水解酶作用而游离出来，在回肠中被吸收进入血液循环，运送至肝脏储存或被利用。

◎ 营养档案 ◎

◎维护神经系统健康，对维持中枢神经系统的完整有重要作用。

◎有助于消除疲劳、恐惧、气馁等不良状况。

◎可促进红细胞形成及再生，从而起到预防贫血的作用。

◎具有消除烦躁不安、集中注意力、增强记忆力的作用。

◎维生素B₁₂对于维持神经系统功能健全来说，同样不可缺少，可以参与神经组织中一种脂蛋白的形成。

◎维生素B₁₂还参与脂肪、碳水化合物及蛋白质的代谢以及脱氧核苷酸（DNA）的合成，具有增加核酸与蛋白质合成的作用。

◎ 缺乏症状 ◎

◎会出现精神抑郁、记忆力衰退、肝功能和消化功能障碍、疲劳、抵抗力降低等症状，还可引发造血障碍、贫血、皮肤粗糙和皮炎等。

◎孕妈妈体内如缺乏维生素B₁₂，可能会引起恶心、食欲不振、体重减轻等症状，不利于胎宝宝成长。

◎ 食物来源 ◎

维生素B₁₂的主要来源是肉和肉制品，尤其是牛肉和动物内脏，如牛肾、牛肝、猪心。此外，海产品中的维生素B₁₂含量也较高。

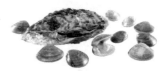
➡ 海产品中的维生素B₁₂含量较高，孕妈妈可适量食用。

贴心提示

◎维生素B₁₂缺乏的患者不宜大量摄入维生素C。

◎孕妈妈如果甲状腺功能不佳，更应重视维生素B₁₂的摄取。

◎保存富含维生素B₁₂的食物时，应避免遭到酸性物质、碱性物质、水、阳光、酒精和部分药物的破坏。

维生素C 提高人体免疫力

维生素C又叫L-抗坏血酸，是一种水溶性维生素，可参与体内氧化还原过程，维持组织细胞的正常能量代谢。孕妈妈在孕期适量摄取维生素C，可促进胎宝宝的脑发育，因而保证摄取足够的维生素C，可以起到提高胎宝宝智力的作用。此外，适量摄取维生素C，还有助于预防坏血病。

◎ 营养档案 ◎

◎增强免疫力。维生素C可提高人体的杀菌能力，还可参与免疫球蛋白的合成，从而增强人体免疫力。

◎降低紫外线对皮肤的伤害。孕妈妈进补维生素C，可预防日晒后皮肤受损，促进皮肤新陈代谢。

◎促进铁、钙及叶酸的吸收与利用。补充维生素C的同时，也补充适量的钙、叶酸、铁，可以提高这些营养素的水溶性，帮助这些营养素被顺利吸收。

◎ 缺乏症状 ◎

孕妈妈体内如缺乏维生素C，身体的抵抗力会大幅减弱，易患经常性感冒。此外，易发生皮下出血症状且伤口不易愈合。

◎ 食物来源 ◎

新鲜水果和蔬菜是维生素C的主要来源。其中，酸枣、柑橘、草莓、猕猴桃、柚子、橙子、荔枝、芒果、菠萝、苹果、葡萄等水果中的维生素C含量较高；青椒、甜椒、西红柿、豆芽、青蒜、香椿等蔬菜的维生素C含量较高。

一般来说，蔬菜中的维生素C含量叶部比茎部含量高，新叶比老叶高，有光合作用的叶部含量最高。

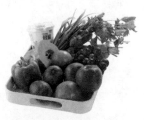

贴心提示

◎孕妈妈如同时摄取维生素C与维生素E，则取得的抗氧化力效果更佳。

◎蔬菜、水果应即购即食，储存时间不要太长。因为其中的维生素C时间一久就易被破坏。储藏时宜用纸袋或多孔的塑料袋装好，放在冰箱下层或阴凉处。

◎蔬菜先洗后切且不要切得太细，可减少维生素C流失。

维生素 D 强壮骨骼

维生素D是一种脂溶性维生素，可影响钙、磷等营养素的吸收和储存，有预防和治疗佝偻病的作用，是孕妈妈不可缺少的一种重要维生素。维生素D还被称作阳光维生素，这是由于人体皮肤适度接受太阳光照射，可以补充维生素D。

◎ 营养档案 ◎

◎一般成年人经适度的日光照射即可在体内合成足量的维生素D，由于胎宝宝对维生素D也有相应的需求，因此孕妈妈可通过合理的饮食来增加维生素D的供给量。

◎维生素D具有帮助孕妈妈调整体内钙和磷酸盐含量的作用，而钙和磷是保持孕妈妈骨骼和牙齿健康的重要营养素。

◎ 缺乏症状 ◎

孕妈妈体内如果缺乏维生素D，易出现骨质软化的症状。骨盆和下肢是最先且最明显的发病部位，较重者容易发生骨折、脊柱畸形。严重者可出现骨盆畸形，从而影响自然分娩。此外，对于出生后不久的宝宝来说，维生素D缺乏也会造成其骨骼钙化障碍，令其牙齿萌出受影响，甚至导致先天性佝偻病。

◎ 食物来源 ◎

孕妈妈可以从两种渠道获得维生素D：晒太阳、饮食。

如果是在冬季怀孕，在太阳日照不足的时候，孕妈妈要保持体内的维生素D水平，就需要依靠体内储存量和饮食中的维生素D来补充了。含维生素D的食物包括大马哈鱼、鲭鱼、沙丁鱼等油性鱼。此外，干蘑、白萝卜干、蛋类、奶类（脱脂奶除外）、红肉和蛋黄中也含有少量维生素D。

贴心提示

目前，对于孕妈妈是否应服用维生素D补充剂的问题，专家们的看法不一。一般认为，那些不经常暴露皮肤、不吃肉或奶制品或25岁以下的孕妈妈可服用维生素D补充剂。此外，孕妈妈也可服用专为孕期设计的多维片，因为大多数孕期多维片也包含维生素D，但要注意其中的维生素D含量不要过量，服用前也应向医生咨询。

维生素 E   安胎保胎，益智抗衰

维生素E又名生育酚，为微黄色或黄色透明的黏稠液体，几乎无味，遇光色泽变深，易被氧化，在体内可保护其他可被氧化的物质。维生素E还是一种很重要的血管扩张剂和抗凝血剂，在食用油、水果、蔬菜及粮食中均存在，近年来又被认为具有抗衰老作用，孕早期的孕妈妈可以适当服用。

◎ 营养档案 ◎

◎维生素E具有维持女性正常生育功能的作用。

◎维生素E可以促进胎宝宝在孕妈妈体内成长发育，还具有一定的预防流产、早产的作用。

◎孕妈妈经常补充富含维生素E的食物，可以预防脑细胞活性衰退，保持脑活力。

◎女性在孕前及围产期持续使用维生素E，还能有效预防妊娠纹的产生。

◎ 缺乏症状 ◎

女性因长期缺乏维生素E而发生上皮变性，容易引起不孕症。孕妈妈如果缺乏维生素E，会影响胎宝宝大脑的发育，造成脑功能障碍、智力障碍。

◎ 食物来源 ◎

正常情况下，孕妈妈一般并不容易缺乏维生素E，如果确实需要补充维生素E，可以通过饮食来进补。维生素E主要存在于植物油中，麦胚油、葵花子油、花生油和玉米油中含量丰富。

此外，蔬菜、豆类和谷类中的维生素E含量也较多，比如，莴笋、油菜、菜花、玉米、麦片、西红柿、核桃等。

贴心提示

◎在烹调过程中温度不宜过高，时间不宜过久，以免使大部分维生素E丢失。

◎维生素E虽是孕期不可或缺的必需营养素之一，但孕妈妈如需长期服用，仍需要在医生或营养师指导下进行，尤其不可过量服用，否则会对自身健康及胎宝宝发育造成不利影响。

◎无机铁（硫酸亚铁）会破坏维生素E，所以不能同时服用。孕妈妈在服用含有硫酸亚铁的营养品的同时，最好不要服用维生素E补充剂，以免造成营养素损失。

维生素Ⓚ 止血的功臣

维生素K是维生素的一种，黄色晶体，不溶于水，能溶于醚等有机溶剂。维生素K有3种形式，维生素K_1和维生素K_2可由肠内菌制造，维生素K_3是合成物质。维生素K能促进血液正常凝固及骨骼生长，是形成凝血酶原不可缺的物质，有"止血功臣"的美称。

◉ 营养档案 ◉

◎维生素K在细胞中有助于葡萄糖磷酸化，增进糖类吸收利用，并有助于骨骼中钙质的新陈代谢，对肝脏中凝血物质的形成起着非常重要的作用。

◎维生素K可以减少出血，具有止血作用，还能保持血液的凝固性，预防新生儿出血性疾病。

◉ 缺乏症状 ◉

◎孕妈妈如果严重缺乏维生素K，会增加流产的概率。即使胎宝宝存活，也易发生出血，还可引起胎宝宝先天性失明、智力发育迟缓及死胎。

◎孕妈妈如使用过抗凝剂、利福平、镇静剂、异烟肼等，或者有酗酒习惯，都会减少母体血液中维生素K的含量，使宝宝出生时体内的维生素K比其他宝宝更低，易引发新生儿出血性疾病。

◉ 食物来源 ◉

孕妈妈如果缺乏维生素K，可多吃深色绿叶蔬菜，如海藻、苜蓿、西蓝花、圆白菜、芹菜、菠菜、生菜等蔬菜。

此外，开心果、蛋黄、酸奶酪、动物肝脏、植物油、鱼肝油等食物中也含有一定的维生素K。

孕妈妈在预产期前1个月，尤其要注意每天多摄食富含维生素K的食物，有助于保胎。

贴心提示

◎孕妈妈最好不要服用大剂量的维生素K合成制剂。

◎孕妈妈如果常流鼻血，可从天然食物中多摄取维生素K。另外，摄取维生素K（即使从天然食品中摄取）时，不宜同时服用抗血液凝固剂，否则会产生副作用。

◎孕妈妈应注意回避放射线、阿司匹林、大气污染等阻碍吸收维生素K的因素。

叶酸 预防新生儿畸形

叶酸是一种水溶性维生素，在孕期胎宝宝成长的过程中不可缺少。叶酸可参与人体新陈代谢并能促进红细胞的生成，还是合成DNA的重要营养素，因而对孕妈妈很重要。怀孕期间缺乏叶酸，有可能生下畸形胎宝宝，所以孕妈妈宜搭配好饮食，摄取足量的叶酸。

◉ 营养档案 ◉

◎维护神经系统运作。孕妈妈经常服用叶酸，有助于维持神经系统的稳定和完好运作，促使红细胞正常发育，对胎宝宝神经发育十分有益。

◎帮助孕妈妈预防贫血。叶酸能促进红细胞的生成，预防孕期贫血。因此，孕妈妈应适度摄取叶酸，来补充怀孕期间体内所需的大量血液。

◉ 缺乏症状 ◉

◎孕妈妈的膳食中如果缺乏叶酸，可能会导致血液中高半胱氨酸水平提高，易引发动脉粥样硬化。

◎叶酸可以预防孕妈妈贫血，如果孕妈妈缺乏叶酸，易引起巨幼红细胞性贫血。

◎孕妈妈在孕早期如缺乏叶酸，还易导致新生儿畸形。

◉ 食物来源 ◉

富含叶酸的食物主要有绿叶蔬菜、动物肝肾、豆制品、甜菜、蛋类、鱼、坚果、柑橘以及全麦制品等。

贴心提示

◎叶酸易被紫外线破坏，据一项研究表明，新鲜蔬菜在室温下贮藏2～3天，其叶酸量会损失50%～70%。另外，食物中50%～95%的叶酸在烹调时会被破坏。

◎孕妈妈如过量服用叶酸，会造成维生素B_{12}的缺乏，还可能会给视神经造成伤害。

◎孕妈妈也不宜长期服用叶酸，否则会引起锌元素摄入不足，从而影响胎宝宝的发育。

◎绿叶蔬菜中含有天然叶酸，而合成叶酸则只能在肝脏内被吸收。但是，肝脏吸收合成叶酸的量有限，未被吸收的过量合成叶酸会进入血液，有可能引起一些并发症。因此，孕妈妈在日常饮食中最好通过食物摄取天然叶酸。

钙 促进骨骼生长发育

钙是人体中不可或缺的营养物质，也是促进骨骼生长、维持牙齿健康最重要的无机盐。钙在人体中99%存在于牙齿和骨骼中，1%的钙则以离子状态存在于血液、软组织和细胞外液中。孕妈妈在孕期只有补充足够的钙质，才能有效促进胎宝宝乳牙、恒牙的钙化和骨骼的发育，从而满足胎宝宝生长发育的需要。

◎ 营养档案 ◎

◎促进胎宝宝骨骼发育。母体的生理代谢及胎宝宝骨组织的生长发育，均需大量的钙。充足的钙质能促进胎宝宝骨骼的生成，使胎宝宝充分发育，帮助其正常生长发育，并可以预防新生儿佝偻病。因此，孕妈妈必须注意钙的补充。

◎改善孕期烦躁的情绪。孕妈妈每天应补充适量的牛奶，保证钙的吸收量。摄取充足的钙，能帮助孕妈妈解除烦躁、安定神经、促进睡眠。

◎ 缺乏症状 ◎

孕妈妈缺钙时，常表现为对各种刺激变得敏感、情绪容易激动、烦躁不安、易患骨质疏松症等。孕妈妈体内缺钙，还会造成胎宝宝智力发育不良，以及新生儿体重过轻、颅骨钙化不好、易患先天性佝偻病等。

◎ 食物来源 ◎

孕妈妈需要从食物中摄取足够的钙。酸奶、鲜奶及奶制品是钙的最佳来源，不但含量丰富，而且吸收率高。此外，含钙丰富的食物还有小鱼、虾米、虾皮、脆骨、豆类及豆制品、蛋黄等。但是，孕妈妈要尽量避免同食含草酸高的食物，以免大部分的钙与草酸结合后，不能被人体吸收而随粪便排出。

贴心提示

◎孕妈妈要注意，单纯补钙并不能增加胎宝宝对钙的吸收率，钙质只有在维生素D的帮助下才能顺利地沉积在骨上。所以，孕妈妈要注意从食物中补充维生素D。

◎孕妈妈摄入高钙饮食时切勿盲目，如大量加服钙片等，否则对胎宝宝有害无益。营养学家认为，孕妈妈补钙过量，可能导致宝宝出生后囟门过早关闭、颌骨变宽而突出等，既不利于宝宝生长发育，又有损宝宝容颜美。

铁 血液中的"骨干分子"

铁在人体内含量很少，是构成血红蛋白和肌红蛋白的元素，主要负责氧的运输和储存。孕妈妈在孕期的激素作用下需要增加对铁的吸收，因此要通过饮食来适当补充体内所需的铁，大部分孕妈妈腹中的胎宝宝所需要的铁都是通过这个途径得到的。

○ 营养档案 ○

◎孕妈妈补足铁元素，不仅可以维持自身组织变化的需要，还可以为胎宝宝的成长发育供应足够的铁。因为铁是供给胎宝宝生成血液和组织细胞的重要元素。同时，孕妈妈补充铁，也是在为分娩失血及哺乳时自身和胎宝宝的营养需要做好储备。

◎铁元素参与人体氧的输送和组织呼吸，可以使免疫系统正常运作，提高孕妈妈身体的抗病能力，从而帮助孕妈妈对抗各种病毒引发的感冒。

○ 缺乏症状 ○

◎孕妈妈如果对铁的摄入不足，可能导致胎宝宝因宫内缺氧、生长发育迟缓、出生时体重低，严重的甚至可能造成死胎。

◎对于孕妈妈来说，体内铁元素缺乏极易引发缺铁性贫血，还可导致孕妈妈出现心慌气短、头晕、乏力。所以，孕妈妈要做好充分的铁储备。

○ 食物来源 ○

常见的含铁食物主要有以下几种：
◎蔬果类：绿色蔬菜（芹菜、油菜、苋菜等）、紫菜、黑木耳、海带、莲藕、干杏、樱桃等。
◎杂粮类：大麦米、糯米、小米、绿豆、黑芝麻等。

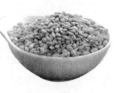

◎肉蛋类：瘦肉、猪血、猪肝、牛肝、鸡肝、蛋黄等。

贴心提示

◎由于咖啡、茶、奶类或钙补充剂等都会抑制铁的吸收，所以孕妈妈日常要做到均衡膳食，服用补铁剂的同时最好不要喝上述饮品。

◎孕期制作各种菜品时要尽量使用铁锅、铁铲，有利于铁离子溶于食物中，更易于肠道吸收。

锌 补脑的"生命之花"

锌是人体必需的微量元素，被誉为"生命的火花"、"智力之源"，可参与人体的许多正常生理功能的完成，具有极为重要的作用。在大多数重要的代谢途径中，锌是一些酶的组成要素，参与人体多种酶活动，参与核酸和蛋白质的合成，还能提高人体的免疫功能。

◎ 营养档案 ◎

◎锌可以促进细胞分裂、生长和再生，有效促进胎宝宝的生长发育。在正常情况下，孕妈妈对锌的需要量比一般人多，就是因为除了要满足自身所需外，还得供给发育中的胎宝宝。

◎研究发现，锌可促进孕妈妈子宫肌肉收缩，帮助孕妈妈顺利娩出胎宝宝，所以孕妈妈在怀孕期间，尤其在产前，要注意摄取足量的锌。

◎ 缺乏症状 ◎

◎孕妈妈缺锌，在生产时就会出现子宫肌肉收缩力弱的症状，无法自行娩出胎宝宝，因而需要借助产钳等，但这样不但会增加分娩的痛苦，还会增加分娩时妇产科疾病的发生和分娩时母婴的危险性。因此，严重缺锌的孕妈妈在生产时最好选择剖宫产。

◎如果孕妈妈在孕早期缺锌，会影响胎宝宝中枢神经系统发育，甚至可造成中枢神经系统畸形；孕晚期缺锌，可使胎宝宝神经系统的发育异常。此外，孕妈妈锌摄入不足，还会导致新生宝宝体重减轻，甚至可导致先天畸形。

◎ 食物来源 ◎

动物内脏和海产品中锌含量最丰富，植物性食物中也含有锌，但不易被人体吸收。猪肝、猪腰、瘦肉、鱼、紫菜、虾皮、牡蛎、蛤蜊等富含锌，其中，牡蛎含锌量最高，堪称"锌元素宝库"。

贴心提示

◎孕妈妈应该尽量食用天然含锌食物，尤其是多食用动物性食物。同时，应避免摄取加工后的含锌食物，因为加工的过程会使大部分营养素流失。

◎孕妈妈摄取锌也不能过量，否则可导致体内维生素C和铁的含量减少，抑制铁的吸收和利用，引起缺铁性贫血。

硒 天然解毒剂

硒是稀有的准金属元素，是维持人体正常功能的重要微量元素之一，有助于新生宝宝正常生长发育。所以，孕妈妈应及时补硒，为胎宝宝提供充足的养分，确保其健康生长发育。孕妈妈应在医生许可的条件下选择市场上含硒的各种制品。

◎ 营养档案 ◎

◎有助于预防妊娠高血压综合征。硒具有抗氧化作用，可以帮助人体清除自由基，有助于改善孕期妊娠高血压综合征。

◎帮助孕妈妈提高身体免疫力。孕妈妈补充硒可以清除体内过氧化物，保护细胞和组织免受过氧化物的损害，从而提高人体的免疫力和抗衰老。

◎保护心血管健康。硒能预防冠状动脉粥样硬化，有助于保护心脏与血管。体重过重的孕妈妈尤其应适量补硒。

◎ 缺乏症状 ◎

◎人体轻度或中度缺硒，其征兆和症状并不明显。但严重的硒缺乏则是引起克山病的一个重要病因。缺硒还会诱发肝坏死和心血管疾病。

◎ 食物来源 ◎

硒在各种食物中的含量并不是很丰富，含硒的食物主要有小麦、糙米、玉米、全麦食物、牛肉、猪肉、鸡肉、动物肝脏、沙丁鱼、牡蛎、龙虾、胡萝卜、蘑菇、苹果等。

贴心提示

◎含硒食物不宜加工过度。烹调时间过长或烹调温度过高很容易导致食物中的硒流失，应尽量避免过度烹调含有硒的食物。

◎在国外的研究表明，婴儿出生时，血硒水平很低，需及时从母乳中摄取大量的硒，以保证婴儿正常的生长发育。预防新生儿的营养阻滞和保证大脑的正常发育，使母乳的硒含量是否充足显得极为重要。因此，孕期和哺乳期女性每日补充适量的硒，对新生宝宝及自身的健康是十分有益的。

◎硒元素摄入过量可引起硒中毒，正常人如摄入超过生理需要量50倍的硒，就有产生中毒的危险。硒中毒的症状为：腹水、贫血、毛发脱落、指甲及皮肤变形等。

碘

帮孕妈妈利水消肿

碘是由海藻灰中提炼出来的一种无机物，固态的碘是灰黑色的，有金属光泽的鳞片状结晶。碘是人体所必需的微量元素之一，也是人体甲状腺素的组成成分，孕妈妈在整个孕期摄入适量的碘，不仅可以弥补自身健康对碘的需求量，而且还有助于胎宝宝的生长发育。

◉ 营养档案 ◉

◎碘元素是人体甲状腺素的主要构成成分。孕妈妈需要经常适量进食含碘食物，以满足胎宝宝对碘元素的需求，促进正常新陈代谢，有助于胎宝宝生长发育。

◎碘有杀菌作用，碘溶液的杀菌力和碘的浓度成正比。

◉ 缺乏症状 ◉

如果孕妈妈体内碘缺乏，将直接限制甲状腺素的分泌，从而降低人体能量代谢。

孕期母体摄入碘不足，可造成胎宝宝甲状腺素缺乏，甚至引起胎宝宝早产、死胎、甲状腺发育不全。宝宝出生后，也易出现甲状腺功能低下的症状，其结果是影响宝宝的中枢神经系统，尤其是大脑的发育，常表现为发育迟缓、智力低下或痴呆、语言障碍、耳聋及运动神经障碍等，而且这些障碍不可逆转，往往给家庭带来无法弥补的缺憾。

◉ 食物来源 ◉

孕妈妈在整个孕期，尤其是孕晚期都应注意从食物中补碘。海藻就是食用碘的主要来源。

干紫菜、海虾、海鱼、干贝、蛤蜊等水产品中也都富含碘元素。

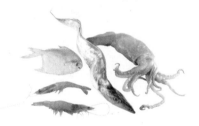

贴心提示

◎孕妈妈如果摄入过多的碘，极易出现甲状腺素过量分泌的症状，引发甲状腺功能亢进，从而影响到胎宝宝的生长发育。

◎孕妈妈食用碘盐要注意：购买碘盐应随吃随买，并在食物即将做好时再加入碘盐；碘盐也不宜久煮久炖，否则易挥发。

膳食纤维 胃肠"清道夫"

膳食纤维是多糖化合物，食物膳食纤维包括粗纤维、半粗纤维和木质素。在人类赖以生存的营养素中，除了蛋白质、脂肪、碳水化合物、维生素、无机盐和水等六大要素外，膳食纤维已被看作"第七营养素"。膳食纤维也是孕妈妈不可缺少的营养素，其最大的好处在于预防孕期发生便秘。

营养档案

◎保持正常的消化功能。孕妈妈进食富含膳食纤维的食物，可刺激胃肠道，增加消化液分泌，增强胃肠道蠕动，而且还能产生饱食感，从而有利于减肥。

◎预防便秘、痔疮等疾病。孕妈妈经常进食富含膳食纤维的食物，能增加粪便的体积，使粪便变软，从而避免大便干燥，起到预防及改善孕期便秘、痔疮等疾病的作用。

◎帮助糖尿病孕妈妈改善高血糖。糖尿病孕妈妈可经常进食高膳食纤维食物，可有效改善高血糖。因为食物中的膳食纤维能和胆固醇的代谢物在肠道中结合，可减少人体对胆固醇的吸收，有预防动脉粥样硬化等心血管疾病的作用。

缺乏症状

◎膳食纤维缺乏的孕妈妈容易发生便秘。

◎孕妈妈膳食纤维缺乏，不利于体内排出油脂，会间接使身体吸收过多热量，从而导致超重，易引发妊娠合并发症。

食物来源

孕妈妈可以多食用豆类和新鲜蔬菜等富含膳食纤维的食物。

各种粗粮、麦皮、豆类、蔬菜等食物，都富含膳食纤维。用麦皮、麦糟等食物制成的食品，对降低血糖、血脂有一定作用。

贴心提示

◎孕妈妈需要注意，在日常生活中不要过分依靠麦皮类食品去摄取膳食纤维，否则会妨碍吸收其他营养物质。

◎孕妈妈不要一次性过量摄取膳食纤维，否则可能会引起腹胀、腹痛等症。

◎一般来说，谷类、薯类、豆类等食物，加工得越精细，膳食纤维含量就越少。而各种肉类、蛋类、奶制品、海鲜、酒精饮料、软饮料等，都含膳食纤维很少。

第二章

备孕期：准备孕育新生命

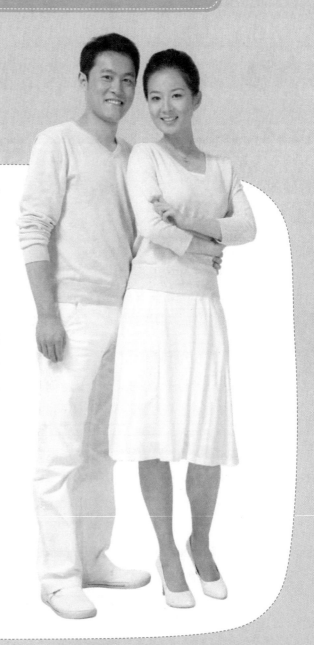

迎接新生命的到来需要备孕夫妻经历漫长而又艰辛的准备，营养准备更是必不可少的。孕前应该进行哪些营养准备工作呢？备孕期的营养知识，你了解多少？现在我们一起来查漏补缺，看看孕前我们还需要知道哪些营养常识。

备孕时的饮食营养细节

✿ 孕前加强营养，怀孕更轻松

孕妈妈注意饮食的选择和营养的补充很必要。孕妈妈健康，胎宝宝才能正常发育。但是，女性只重视怀孕后的饮食是不够的，对于孕前的饮食也不可忽视，孕前加强营养，怀孕才能更轻松。

孕前储备营养很重要

孕前为什么要加强营养？最重要的原因就是为了孕早期储备营养素。

孕早期是胎宝宝发育的重要时期，胎宝宝的心、肝、肠、肾等重要器官，都在这一时期分化完毕。而且，胎宝宝的大脑也已经开始发育，母体必须提供足够而齐全的营养，特别是优质蛋白质、脂肪、无机盐和维生素，才能够保证胎宝宝正常发育。

但由于孕早期时，多数孕妈妈都会出现早孕反应，恶心、呕吐、不想进食，特别影响摄取充足营养，所以这其中的营养素很大一部分就需要依赖母体的储存。因此，孕前需要提前储备一部分营养素。

备孕女性如何储备营养

备孕女性由于体质不同、个体之间差异较大，所以在饮食调理、开始补充营养的时间和方式等方面，不可千篇一律，而要因人而异。一般来说，如果备孕女性体质和营养状况一般，那么就应在孕前3～6个月开始调理饮食，保证摄入足够量的维生素、优质蛋白质、无机盐和适量脂肪，以备怀孕后胎宝宝的生长发育之需。而备孕女性如果身体瘦弱、营养状况较差，就更应该注意孕前饮食调理，调理饮食的时间甚至可提前至怀孕前1年左右。

另外，许多营养素是可以在人体内储存相当长时间的。比如，脂肪在人体内储存时间能达20～40天，维生素A能储存90～365天，维生素C能储存60～120天，铁能储存125天……这就为备孕女性提前做好营养准备创造了有利条件。因此，备孕女性应根据自身健康状况来补充营养，以满足孕早期自身需要以及优生优育的营养需求。

❀ 让自己不胖不瘦再怀孕

太胖了——减肥

◎健康饮食。早吃饱，午吃好，晚吃少；主食粗细搭配，拒绝油炸、烧烤、高热量的食物；平时多喝水，饭时多咀嚼，少食多餐，饮食不过量；喝水应以开水或凉开水为宜。

◎坚持运动。每日坚持运动15分钟以上，但时间也不要过长。如果天气晴好，可多进行户外运动，如游泳、登山、打球等。但要切记，千万不要使用减肥药或节食等方法盲目减肥，以免对身体造成伤害，如引起内分泌失调，就会对怀孕造成一定影响，得不偿失。

太瘦了——增肥

◎不偏食。食物要粗细搭配，各种营养都要摄取。

◎不挑食。三餐吃足吃好。如果身体太瘦，还可以适当加餐。同时，备孕女性要注意增加食物品种，鱼、肉、蛋、奶、蔬果等食物要精心搭配，保证营养充足。

◎适量增加油脂。逐步在饮食中增加适量油脂，以保证热量的供给和脂肪的摄取。因为适量的脂肪对女性保持身材很重要。

◎保证充足睡眠。睡眠充足，精力就充沛，同时也应保持心情愉悦，减少压力，营养吸收会更好。

◎坚持适度运动。有了健康的身体，就能给人不一样的精神面貌。食量增加后，可以选择慢跑、游泳等运动，健康增长体重。

　　备孕女性在体重不合乎怀孕的规范时就意外怀孕，也不必担心，因为进入孕期后，如果孕妈妈注意听从医生的建议，合理补充营养，也能满足胎宝宝的生长发育需求。

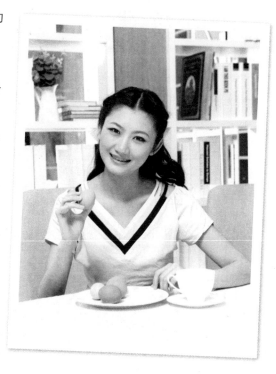

➡ 备孕女性为了完美怀孕，一定要注意饮食合理搭配，均衡营养。

❀ 各种体质女性的孕前饮食调理

对于准备怀孕的女性来说，准确分辨自身的体质，以此来调理孕前、孕中的饮食，不仅有利于孕期自身的健康，也有利于胎宝宝的生长发育和顺利分娩。下面这张表就是不同体质女性的体质表现和饮食调理方法，备孕女性不妨参考借鉴。

体质类型	日常表现	宜食食物	慎食食物
平和体质	舌色淡红，苔薄白，脉和缓有力；体形匀称、健壮，目光有神，嗅觉通利	进食性状缓和的平补食物	不需特意进补
气虚体质	舌淡红，边有齿痕，脉弱；肌肉松软，语音低弱	多吃益气健脾的食物，如鸡肉、山药、红枣等	有耗气作用的食物不宜多吃，如空心菜等
阳虚体质	舌淡胖嫩，脉沉迟，肌肉松软、不实，手足不温，平素畏冷	多吃温补阳气的食物，如牛肉、羊肉、姜等	少吃梨、西瓜、荸荠等寒凉的食物
阴虚体质	舌红少津，脉细数，形体偏瘦，手足心热，口燥咽干，鼻微干，大便干燥	多吃甘凉滋润之品，如猪瘦肉、鸭肉、银耳等	少食性温燥烈之品，如韭菜、羊肉、辣椒等
痰湿体质	体形肥胖、腹部肥满松软，面部皮肤油脂较多，多汗且黏，痰多，口黏腻或甜	可多食海带等食物	控制肥肉及黏性、油腻食物的摄入
湿热体质	形体中等或偏瘦，面有油光，易生痤疮，口苦口干，身重困倦，大便黏滞不畅或燥结，小便短黄	应以清淡为主，可多食绿豆、芹菜、藕等	应少吃韭菜、生姜、辣椒、羊肉、胡椒等甘温滋腻食物
血瘀体质	胖瘦均见，肤色晦暗，色素沉着，容易出现瘀斑，口唇暗淡，舌暗或有瘀点	多吃醋、玫瑰花、金橘等活血、行气的食物	少吃肥肉等滋腻之品
气郁体质	舌淡红，苔薄白，脉弦；神情抑郁，情感脆弱	多吃一些具有行气、解郁、消食、醒神作用的食物，如黄花菜、海带	不宜过食酸涩收敛及大补之品
特禀体质	有先天性、家族性特征，常见咽痒、鼻塞、喷嚏等	饮食清淡均衡	少吃刺激性食物，如蚕豆、白扁豆、牛肉、鲤鱼、虾、酒、辣椒、浓茶等

🌸 正确选择适合备孕的食物

各种食物的营养特点

谷类及薯类

米、面、杂粮、土豆、甘薯等，主要提供碳水化合物、蛋白质、膳食纤维及B族维生素。

动物性食物

肉、禽、鱼、奶、蛋等，主要提供蛋白质、脂肪、无机盐、维生素A、B族维生素和维生素D。

豆类和坚果

大豆等豆类及花生、核桃、杏仁等坚果，主要提供蛋白质、脂肪、膳食纤维、无机盐、B族维生素和维生素E。

蔬菜、水果和菌藻类

主要提供无机盐、维生素C、胡萝卜素、维生素K、膳食纤维等。

备孕期需要多吃的食物

◎各种水果：热量和蛋白质在孕期特别重要。胎宝宝的生长发育在很大程度上要依靠它们，但发育过程中，尤其是合成细胞的过程，需要大量天然的有机化合物来促成，这种物质就是维生素。而维生素普遍存在于各种水果中。所以，孕妈妈经常食用各种富含维生素的水果，体内一般就不会出现缺乏维生素的状况。

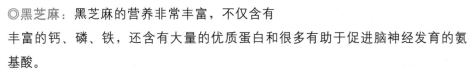

◎黑芝麻：黑芝麻的营养非常丰富，不仅含有丰富的钙、磷、铁，还含有大量的优质蛋白和很多有助于促进脑神经发育的氨基酸。

◎水产品：水产品中的一些重要营养元素的含量非常高，一般都可为人体提供易被吸收利用的钙、碘、磷、铁等无机盐，对于胎宝宝的大脑发育有着非常重要的作用。

孕前3个月：备孕初准备

❀ 本月营养补充关键点

夫妻都要慎用药物

孕前3个月时，应该停服避孕类的药物，因为避孕药中的大量合成黄体酮对胚胎发育会造成负面影响。其他药物，尤其是抗生素类药，也不宜服用。

需要提前补充叶酸了

准备怀孕时，需要提前补充叶酸，因为叶酸作为保护胚胎神经系统发育的营养素，一旦缺乏就可能造成胎宝宝神经管发育畸形，但叶酸最好在医生指导下服用。

需要戒烟戒酒

孕前3~6个月，准备怀孕的夫妻就都应该戒烟戒酒，因为香烟中的尼古丁以及酒中的乙醇对精子和卵子都有损害作用。

有些食物不宜多吃

◎辛辣食物：辣椒、胡椒、花椒等调味品刺激性较大，若计划怀孕后仍多食这类食品，就可能引起消化功能障碍，导致便秘。

◎含咖啡因的食物：咖啡因会影响胎宝宝的大脑、心脏等器官的正常发育，使胎宝宝出生后体重较轻。因此，计划怀孕时，应尽量少摄入咖啡、茶叶、巧克力和碳酸饮料等含有咖啡因的食物和饮品。

◎味精：味精中的谷氨酸钠可影响锌的吸收，导致体内锌的贮存不够，怀孕后不利于胎宝宝神经系统的发育，因而应少摄入。

◎涮肉：吃涮肉时，肉在火锅中的加热时间过短，因而肉类中的致病菌或寄生虫很可能没有被完全消灭。

◎油条：制作油条的明矾中含铝，在体内沉积后会在怀孕时通过胎盘侵入胎宝宝大脑，影响智力发育，所以备孕时应少食。

◎罐头：其中含有的添加剂和防腐剂，可能会导致畸胎，甚至引发流产，因而备孕女性应慎食。

❀ 素食女性如何提升孕力

素食的优与劣

素食者的食物中，胆固醇及饱和脂肪酸的含量都较食肉者少，因而更有利于降低心血管疾病及高血压的患病率。同时，由于素食者的食物以蔬菜、水果等为主，其中富含维生素、钾、植物醇、植物性化合物等营养素，也可以有效减少癌症的患病率。因而素食在某种程度上是非常健康的。

但素食的劣势也很明显，主要体现在以下几个方面：

◎易造成营养不良。完全素食者由于不吃肉，会少摄取很多重要的营养素，如果本身没有摄取足够的蔬果、谷类、豆类，就会造成营养不良。

◎容易引发缺铁性贫血。肉食中含有亚铁血红素的铁，而植物性食物只含非亚铁血红素的铁，虽然数量较多，但不如肉食中的铁好吸收。所以，素食者体内铁的储存量较低。

◎容易缺乏维生素B_{12}。维生素B_{12}在孕期是胎宝宝造血和神经系统发育所必需的营养素，但几乎只存在于动物性食品中，而植物性食物，如螺旋藻类、海生植物、大豆发酵食品等，所提供的维生素B_{12}缺乏活性。因此，素食者应该服用维生素B_{12}补充剂。

◎容易缺钙。完全素食者的钙摄入量比奶蛋素食者和杂食者都要低，因此应该适当补钙。

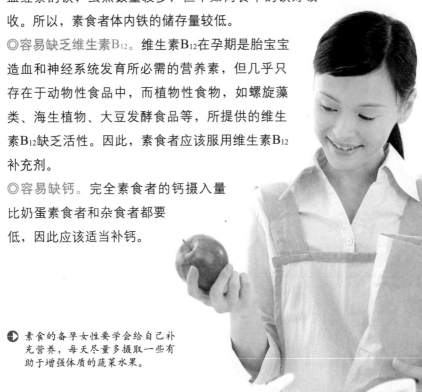

➦ 素食的备孕女性要学会给自己补充营养，每天尽量多摄取一些有助于增强体质的蔬菜水果。

素食女性备孕期如何吃素

素食女性在备孕时，应在日常饮食中增加豆类、全谷类、坚果类等的摄取量，配合含有丰富维生素C的蔬菜水果，可以有效补充饮食中缺乏的铁。

另外，还应增加钙及蛋白质的摄取，食物种类要更丰富，大豆制品、深绿色蔬菜、乳制品等富含钙的食物不可或缺。非完全素食的女性在备孕时，还要适当增加一些热量高的肉食的摄取量，但应控制甜食及零食的摄取，不要让体重增加过快。

❀ 备孕男性吃什么

能否养育健康聪明的宝宝，跟受精卵是否优质有很大关系。所以，夫妻备孕时，男性必须也要积极参与。那么，男性备孕要多吃什么呢？

保证优质蛋白质充足

蛋白质是合成精子的重要原材料，男性在备孕时应合理补充富含优质蛋白质的食物。备孕男性可以经常食用深海鱼虾、牡蛎、大豆、瘦肉、鸡蛋等，有益于协调内分泌功能，提高精子的数量和质量。

合理补充无机盐

无机盐对提高男性生育力具有重要影响。尤其是锌、硒等元素，有助于男性睾酮的合成和运载，还能提高精子的活动能力和性功能，因而更有利于孕育成功。

备孕男性可以经常食用贝壳类海产品、动物内脏、谷类胚芽、芝麻、虾等含锌较高的食物，同时也要注意补充含硒量较高的食物，如海带、蛤蜊、墨鱼、紫菜等。

多吃绿色蔬菜、水果

绿色蔬菜和水果中含有大量维生素C、维生素E等利于精子成长的成分。男性缺乏维生素C会损害自身精子的数量和质量，严重者甚至可能导致不育。

因此，男性备孕时要多食用绿色蔬菜、水果，如豆芽、大白菜、韭菜、胡萝卜等。如果从食物中摄取的维生素及其他营养素含量不足，也可以在医生指导下服用相关制剂。

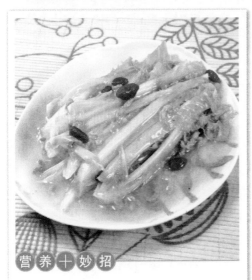

营养＋妙招

小白菜与虾米搭配食用，营养更加丰富，可滋阴润肺、清热解毒、润肠开胃。备孕女性食用，有助于提升孕力。

虾米白菜

材料 小白菜200克，虾米10克，姜片、葱段、蒜末各5克，枸杞子少许，水淀粉2小匙，盐、香油、酱油各1小匙。

做法

① 小白菜洗净，切长条，入热油中滑一下捞出，控油；虾米用温水泡洗干净。

② 油锅烧热，放葱段、姜片、蒜末炒香，加入除水淀粉、香油外的材料及清水烧沸，再烧熟入味，用水淀粉勾芡，淋入香油即可。

西红柿豆腐汤

材料 西红柿2个，豆腐200克，白糖、酱油各1小匙，盐1/4小匙，水淀粉适量。

做法

① 西红柿洗净，切丁；豆腐洗净，切小方块。

② 油锅烧热，爆炒西红柿丁，见西红柿略软后即可加入豆腐块、清水及除水淀粉外的其他材料，以大火烧煮。

③ 大火烧透后再续煮约2分钟，使豆腐块充分入味，再用水淀粉勾薄芡即可出锅装盘。

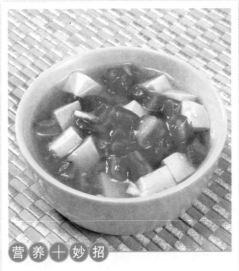

营养＋妙招

西红柿中含有的番茄红素不会与豆腐中的蛋白质、卵磷脂等营养物质产生排斥反应，有利于豆腐中的有效成分溶出。

孕前2个月：营养要均衡

🌸 本月营养补充关键点

女性备孕时的营养状况与未来宝宝的健康关系密切，因此孕前要根据个人的体质情况及早做好饮食调理。当然，由于存在个体差异，因而不同体质和营养水平的备孕女性调理饮食时，在具体问题上也应因人而异。一般来说，备孕女性的饮食要比普通人的饮食营养更丰富些，应适当地选择食物并合理搭配，从而获得均衡的营养。在日常饮食中，备孕女性可参照"平衡膳食宝塔"的饮食要求，并根据自身情况合理调整饮食。

平衡膳食宝塔包含人体每天应吃的主要食物种类，共分5层，各层的位置和面积不同，可在一定程度上反映出各类食物的地位和应占比重。具体分类如下：

◎第1层：谷类。米、面、杂粮等，是膳食中能量的主要来源。

◎第2层：蔬菜和水果。红、绿、黄等深色蔬菜和水果含营养素比较丰富，主要提供膳食纤维、无机盐、维生素等营养素。

◎第3层：鱼、虾、肉、蛋类。畜肉、禽肉及动物内脏、鱼、虾、蛋等，主要提供人体所需的优质蛋白质、脂肪、无机盐、维生素A和B族维生素等。

◎第4层：奶类和豆类。奶类往往富含天然钙；豆类含丰富的优质蛋白质、不饱和脂肪酸、钙以及B族维生素等。

◎第5层：油脂类。植物油等，主要提供能量、维生素E和必需脂肪酸等。

备孕女性在日常饮食中，应努力使食物种类变得更加丰富，促进营养均衡。

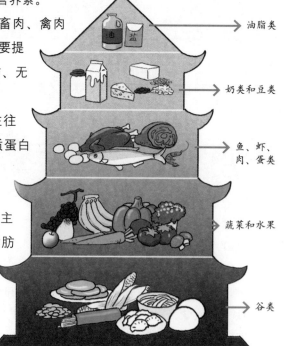

→ 油脂类

→ 奶类和豆类

→ 鱼、虾、肉、蛋类

→ 蔬菜和水果

→ 谷类

❁ 备孕夫妻应多吃的排毒食物

备孕夫妻一定要保证身体的健康，遵守餐桌上的"红绿灯"守则：对顺利怀孕有帮助的食物就应该多吃，对顺利怀孕有损害的食物就坚决不吃。

备孕夫妻尤其要关注食品的安全问题，以免有些毒素长时间滞留在体内没有及时排出，给健康造成危害。

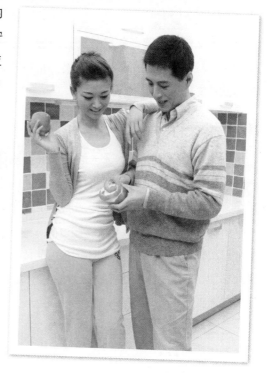

苹果所含的营养物质可帮助人体排毒，孕妈妈经常食用有利于身体健康。

备孕夫妻在平时可常吃下面这些具有排毒润肠作用的食物。

◎海带：所含的褐藻酸有助于排出肠道吸收的放射性元素锶，对进入体的有毒元素镉也有促排作用。

◎猪血：所含的血浆蛋白分解后具有解毒和润肠的作用，备孕女性常吃猪血有助于及时排出侵入人体的粉尘和金属微粒。

◎黑木耳：所含的植物胶可吸附体内的杂质，起到清洁血液和润肠的作用。

◎苹果：所含的苹果酸可以加速新陈代谢；半乳糖醛酸有助于排毒；可溶性膳食纤维能促进粪便的排出。

◎红豆：红豆营养丰富，具有补气养血的作用，其中所含的石碱酸还可以促进尿液排出及大肠蠕动，减少便秘。

◎魔芋：有名的胃肠"清道夫"、"血液净化剂"，能有效清除肠壁上的废物，预防便秘。

◎紫菜：含有丰富的维生素A、B族维生素，还含有丰富的膳食纤维及无机盐，有助于排出身体内的废物及毒素。

◎黑芝麻：黑芝麻中所含的亚麻仁油酸有助于排出附在血管壁的胆固醇，促进新陈代谢。

◎香蕉：其中含有丰富的钾，对心脑血管病患者有益。

❀ 营养状况不同，孕前饮食调理也有差异

营养状况较好

备孕女性如果营养状况较好，一般不需要过多地增加营养，但在日常饮食中要注意多摄取优质蛋白质、维生素、常量元素、微量元素等，同时还要少摄入含脂肪及糖类较高的食物。

营养状况一般

备孕女性如果营养状况一般，最好在孕前3～6个月就开始进行饮食调理。食物种类应尽量丰富，各种富含优质蛋白质、维生素、无机盐和适量脂肪的食物，备孕女性都应交替食用，这样才能满足怀孕后胎宝宝正常生长发育的营养需要。同时还要在饮食细节方面做到以下几点：

◎一日三餐要保证，尤其是不可不吃早餐。因为吃早餐可以避免体内血液黏稠、胆汁黏稠，也可避免午餐进食过多，还可以促进良好饮食习惯的养成。

◎按孕前膳食标准适当调整饮食结构，多摄入优质蛋白质，如奶、蛋、瘦肉、鱼、虾、豆制品等。

◎备孕夫妻双方均应该禁酒、烟、成瘾性药物等。

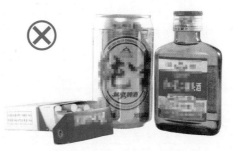

营养状况较差

备孕女性如果自身营养状况较差，更应注意加强孕前饮食调理，不偏食、不挑食，注意营养全面，搭配要合理，还要多注意调换口味，不可急于求成。

特殊情况

◎不爱喝水。备孕女性如果不爱喝水，长期喝饮料，怀孕后对自身和胎宝宝都没有好处，建议用一些较温和的保健茶，如枸杞子茶或红豆汤来替代。

◎不爱吃饭。可多用蛋、奶来补充营养，还需多吃开胃的食物，但要注意饮食中的营养平衡，避免贫血。

◎爱吃醋。爱吃醋的备孕女性应注意，醋等调料多为重口味，如果准备怀孕，那么就要避免过度食用醋，以免孕期给胎宝宝太多刺激或增加身体的负担。

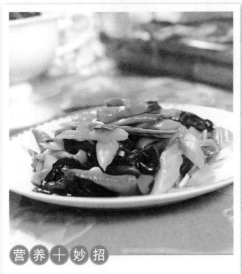

营养十妙招

　　各种蔬菜和菌菇组合，营养非常全面。而且其中的黑木耳还有吸附作用，可帮助排出体内的毒素，非常适合备孕女性食用。

荷塘小炒

材料 西芹、荷兰豆、水发黑木耳各150克，野山菌50克，葱末、姜末、盐、白醋、白糖、清汤、水淀粉各适量。

做法

① 西芹洗净，切菱形片；荷兰豆撕去老筋，洗净；黑木耳洗净撕成小片；野山菌洗净备用。

② 油锅中下入葱末、姜末炝锅，下入西芹片、荷兰豆、黑木耳片、野山菌快速翻炒，边炒边放入盐、白醋、白糖，最后淋入清汤，用水淀粉勾芡，淋明油。

冬瓜羊肉汤

材料 羊肉片200克，冬瓜块150克，大白菜块100克，蒜80克，姜片30克，枸杞子、冬虫夏草各5克，大骨高汤、盐、白糖各适量。

做法

① 蒜去皮，入油锅中炸至微黄色，捞出。

② 锅中倒入大骨高汤煮沸，放入冬瓜块、大白菜块、蒜、姜片、枸杞子、冬虫夏草用大火煮沸。

③ 转小火焖煮10分钟，最后放入羊肉片略煮片刻，加盐、白糖调匀后即可盛出食用。

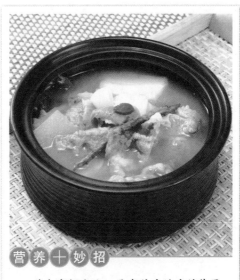

营养十妙招

　　蒜含有挥发油，具有防病治病的作用；羊肉性热，属温补食材，适量食用，可补血、养胃，尤其适合改善备孕女性的阳虚体质。

孕前1个月：提前规划孕期营养

❀ 本月营养补充关键点

送给胎宝宝的"宝贝计划"

提前为自己制订一份健康的饮食计划，是备孕女性给自己的奖赏，更是给未来胎宝宝的一份礼物。孕前制订的孕期健康饮食计划一定要考虑周全，既要兼顾营养，又要充分结合自身的体质特点，量身打造。

受孕前合理安排饮食

◎补充热量。备孕夫妻每天需补充的热量应在正常成年人需要量的基础上再有所增加，以保证性生活的消耗，同时也为受孕积蓄一部分能量。

◎摄取优质蛋白质。夫妻双方每天应摄取40～60克优质蛋白质，保证受精卵正常发育。

◎适量摄取脂肪。脂肪是人体热量的主要来源，其所含的必需氨基酸是构成机体组织细胞的必需物质，增加优质脂肪摄入对怀孕有益。

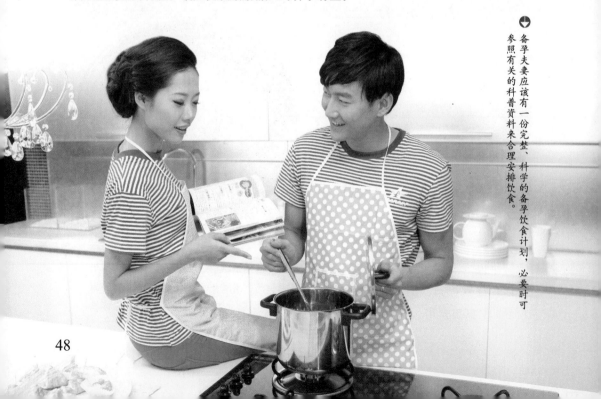

备孕夫妻应该有一份完整、科学的备孕饮食计划，必要时可参照有关的科普资料来合理安排饮食。

◎其他营养素也不可缺少。备孕时补充充足的无机盐等营养素，有助于精子、卵子及受精卵的发育与成长。

◎多吃新鲜水产品。备孕夫妻都要经常食用新鲜水产品，如鳝鱼、牡蛎等，这些水产品可以保证生殖细胞健康发育。

🌸 孕期补充营养品的原则

很多备孕女性还没怀孕就很紧张，生怕自己营养不够，千方百计地想办法给自己进补，但一大堆瓶瓶罐罐并不一定能给自己带来真正所需的营养，反而可能会产生很大的副作用。

其实，如果身体状况正常，一般的营养素只需在平衡、合理的膳食中摄取，大多是不会缺乏的，没有必要再花钱去专门补充了。只有在一些特殊情况下，才应适当补充一些营养品。具体如何做，可参考下面的建议。

遵照医生指导

备孕女性在准备怀孕时，应根据自身生理特点，制订周密的饮食计划。如需进补，那么吃什么营养品、怎样吃、什么时候吃……都应因人而异，并需要在医生指导下，选择是否食用和食用何种营养品。

获取营养以日常饮食为主

不少备孕女性偏食、挑食，但觉得只要常吃营养品，就能为身体提供充足的营养，对日常饮食也不必太在意，再也不用强迫自己吃那些营养丰富、却不合自己胃口的东西了。但营养品无论如何也不能代替日常饮食，想要摄取优质、全面的营养，还应以日常饮食为主。

选择营养品忌"人云亦云"

很多备孕女性不知道如何选择营养品，或者不清楚自己营养素的摄取是否全面，于是很喜欢听"过来人"的经验之谈，觉得她们的意见很可靠。其实，每个人的身体情况不同，别人的经验未必适合自己。

营养均衡，品种多变

备孕期饮食主要是为孕早期母胎双方所需的营养素做好准备，因而应尽量从多样化的食物中获取，而不要轻易地去用各种营养品来代劳。

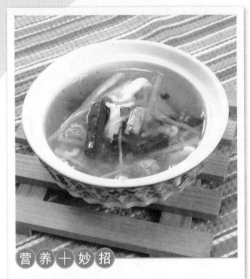

营养十妙招

竹笋可以促进消化、增强食欲；豆腐补中益气、清热润燥、生津止渴。二者搭配，非常有益于备孕女性增进食欲，提高孕力。

酸辣蛋花汤

材料 猪血150克，竹笋、豆腐各50克，鸡蛋（取蛋清）1个，盐、白糖、香油、辣椒油各1小匙，水淀粉4大匙，大骨高汤、陈醋各适量。

做法

❶ 竹笋去皮，切丝；猪血、豆腐洗净，切长条。

❷ 锅中倒入高汤煮滚，放入猪血条、竹笋丝、豆腐条，以大火煮开，加入盐、白糖、辣椒油调味，淋上水淀粉勾芡，关火前加入蛋清，滴入陈醋和香油即可。

凉拌黑木耳

材料 黑木耳（泡发）1～2大把，芹菜1棵，山药200克，葱末半大匙，姜末2小匙，醋、盐、酱油、香油各适量。

做法

❶ 芹菜削去老筋，切成宽条，在热水中快速氽烫，捞出，放在黑木耳上。

❷ 山药削去外皮，切成粗条，同样放在黑木耳上。将醋、盐、酱油、香油入碗中拌匀，加入葱末和姜末，再淋在黑木耳上拌匀即可。

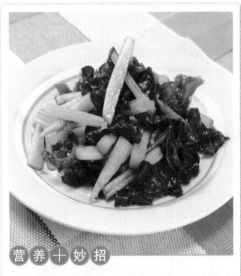

营养十妙招

芹菜、黑木耳、山药三者搭配，营养丰富，而且色、香、味俱全。但芹菜会减少精子数量和质量，备孕男性不宜食用。

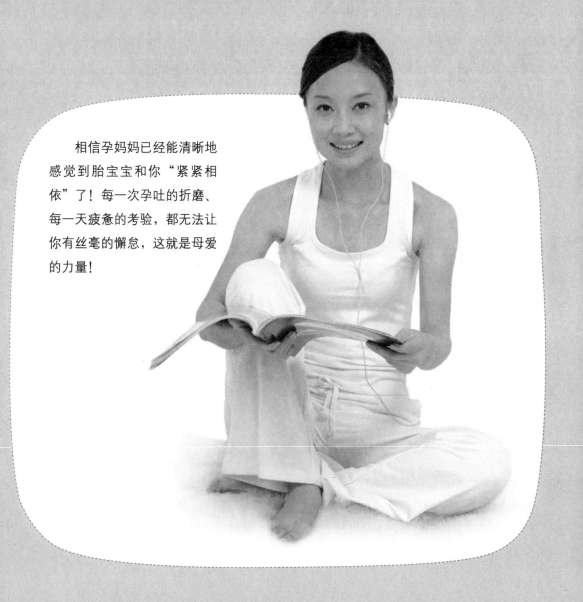

第三章

孕早期：幸孕已至需谨慎

相信孕妈妈已经能清晰地感觉到胎宝宝和你"紧紧相依"了！每一次孕吐的折磨、每一天疲惫的考验，都无法让你有丝毫的懈怠，这就是母爱的力量！

孕早期饮食营养总则

❀ 孕早期的营养要求

孕早期孕妈妈的营养素需要量比孕中期、孕晚期相对要少。但是，这仅是从数量上而言，孕妈妈不要因此而偏食少食，为了保证摄取营养素的质量，还要多吃富含蛋白质的食物。

由于孕早期孕妈妈一般都会有严重的早孕反应，在饮食上要根据孕妈妈的生理特点，注意如下几点。

摄入全面而合理的营养

孕早期的胎宝宝各器官逐渐形成，对营养素要求更加丰富，需要蛋白质、碳水化合物、维生素、无机盐、脂肪和水等多种营养成分。

优质蛋白质是最重要的物质

孕早期胎宝宝如缺乏蛋白质，会影响中枢神经系统的发育，使脑组织细胞数量减少，即使出生后再摄入足够的蛋白质也不能恢复。因而，孕妈妈要多选择肉类、奶类、蛋类和鱼类等食物，这些食物中都含有优质蛋白质。

注意维生素及无机盐的补充

在孕早期，胎宝宝的骨骼开始骨化，此时如果孕妈妈体内钙、磷摄入不足，会影响胎宝宝骨骼的发育；铁摄入不足，会造成孕中期、孕晚期出现缺铁性贫血；锌缺乏会导致胎宝宝畸形。

因此，孕妈妈应多食用含钙、磷、铁、锌等营养素的食物，如海产品、肉类、动物血、奶类、豆类、黑芝麻、黑木耳、花生等。

注意增加热量的摄入

由于孕早期早孕反应严重，会影响到孕妈妈的饮食，因而孕妈妈要注意补充热量，主要应补充脂肪和碳水化合物。其中，脂肪可主要从植物油中摄取，如香油、大豆油、花生油、玉米油等。

🌸 孕早期的饮食安排

在孕早期的3个月内，胎宝宝还是以胚胎的形式出现，其主要变化是各组织器官的分化发育，但体形尚小，所以孕妈妈的身形变化不大，体重也没有明显增加，因而所需的营养并不多。

一般来说，这个时期半数以上的孕妈妈都有早孕反应，会不同程度地影响到食欲，因此孕妈妈不必强求补充太多的营养，可以想吃什么就吃什么，饮食原则以少食多餐、避免油腻、易消化为主。

烹调注意多样化

孕妈妈如果早孕反应严重，呕吐脱水，可以多食用水果、蔬菜，以补充体内流失的水分、维生素、无机盐等营养素。另外，孕妈妈此时对热食的气味更为敏感，所以可以将食物适当晾凉后再吃，以防止呕吐。对喜酸、嗜辣者，烹调中可适当增加调料，有助于增强孕妈妈食欲。

少食多餐，细嚼慢咽

一般来说，早晨起床或傍晚时，是孕妈妈恶心呕吐严重的时间，此时可少食多餐，进餐时间不必拘泥，可以想吃就吃，但要细嚼慢咽，尤其要多吃乳酪、牛奶、水果等富含蛋白质和维生素的食物，还要多喝水、少饮汤。

食物要新鲜、卫生、易消化

由于孕妈妈抵抗力减弱，消化功能下降，容易发生腹泻和便秘，因此，要多食用新鲜卫生、清淡、易消化、在胃内存留时间短的食物。如果孕妈妈有便秘症状，应多食富含膳食纤维的食物，如蔬菜、水果、薯类食品等。此外，还可食用大米粥、小米粥、馒头片、饼干等。

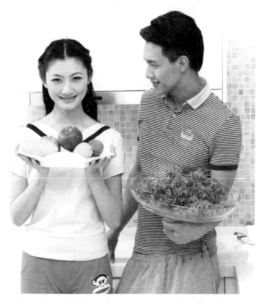

🔵 早孕反应严重的孕妈妈如果呕吐脱水，可以多食用水果、蔬菜，以补充体内流失的水分、维生素等营养素。

孕1月

合理饮食，均衡营养

怀孕第1个月，大部分孕妈妈都不会有什么特殊的感觉，但也有一部分孕妈妈会出现疲惫、嗜睡等症状，这是正常的，通过充分的休息就可以缓解。对于大多数女性而言，只要保证饮食结构合理均衡就行了，基本不用增加饮食量。

❀ 饮食要点月月查

胎宝宝发育

受精卵在子宫内膜着床，被称为胚芽；心脏开始形成，肝脏也开始明显发育；胚芽表面被绒毛组织覆盖着，这个组织不久将形成胎盘；与母体相连的脐带从这时起已经开始发育。

孕妈妈变化

孕妈妈的卵巢开始分泌黄体激素，可促进乳腺发育；乳头颜色变深且很敏感，稍触即痛；子宫的大小与怀孕前几乎没有什么差异，如鸡蛋般，子宫壁稍增厚。

孕1月饮食原则

◎孕妈妈要养成定时用餐的良好饮食习惯，并宜在正常的三餐之间安排两次加餐。

◎刚刚怀孕的孕妈妈更应保持心情愉快，进餐应在温馨幽雅的环境中进行，有助于增进食欲。除了定量用餐外，孕妈妈每天还可进食一些点心、饮料（牛奶、酸奶、鲜榨果汁等）、蔬菜和水果，但应尽量做到不挑食、偏食，少去外面就餐。另外，孕妈妈一定要吃早餐，而且应保证质量。

◎每天清晨要空腹喝一杯白开水，有利于涤清肠胃。

◎炊具要使用铁质或不锈钢制品，这样不仅可以补充铁元素，还可防止铝制品或搪瓷制品中的铝元素对人体造成伤害。

◎食物的加工烹调方法要符合卫生要求，避免各种食物污染，少用调味料，尽量保留食物的原味，以减少营养物质的损失。

◎蔬菜水果都应充分清洗干净后再烹饪和食用，水果应该先去皮，以避免农药污染。

本月主打营养素推荐

无机盐

孕妈妈应注意摄取各种无机盐，这对胚胎发育具有重要作用。乳类、肉类、蛋类、花生、海带、木耳、黑芝麻等食物中锌、钙、磷、铁等无机盐的含量都很高。

碳水化合物

孕妈妈如果碳水化合物摄入不足，就会经常处在饥饿的状态，还可能导致胎宝宝大脑发育异常，甚至会影响到宝宝出生后的智力发育。各种粮食作物，如大米、玉米、甘薯、土豆、面粉等，是碳水化合物的主要来源。

蛋白质

优质蛋白质有助于孕早期受精卵的正常发育，因而孕妈妈要保证优质蛋白质的摄入。可以适当多吃些肉类、鱼类、蛋类、乳制品和豆制品等食物。

维生素

维生素对孕早期胚胎器官的形成和发育起着重要的作用，有叶的蔬菜、柑橘、香蕉、动物肝脏、牛肉等食物中普遍存在叶酸；谷类、鱼类、肉类、乳类及坚果等食物中富含B族维生素。

◎ 孕1月每日营养套餐方案 ◎

餐 次	套 餐 方 案
早 餐	主食以全麦面包、蛋糕、饼干或包子为主，还应配以牛奶、粥、汤、鸡蛋、蔬菜等食物
加 餐	可以食用牛奶配全麦饼干，或果汁配消化饼干，或酸奶配苹果等
午 餐	素炒菜2盘、荤菜1盘，但量不用过多。此外，还应加1碗蔬菜蛋汤，米饭适量
加 餐	可以适当吃些瓜子、花生、腰果之类的坚果，既补充热量，也补充健脑营养素
晚 餐	豆腐煲1碗、什锦蔬菜1盘、鱼肉炒菜1盘此外，最好再有1碗肉末粥或麦片粥

✿ 孕1月饮食细节与禁忌

水果不能代替蔬菜

水果和蔬菜一样，都含有丰富的维生素，但两者还是有区别的。

孕妈妈如果把水果当蔬菜吃，以为这样既可补充维生素，又可使宝宝皮肤白净、健康漂亮，这种想法就太片面、太不科学了。

因为水果中膳食纤维含量并不高，蛋白质及脂肪含量相对较少，摄入过多水果，而不吃蔬菜，就会导致营养失衡。而且有的水果中糖分含量很高，孕妈妈摄入过多，还可能引发妊娠糖尿病。

另外，孕妈妈还应注意，吃水果后要及时漱口，以免其中含有的发酵糖类物质对牙齿造成腐蚀；饭后也不宜立即吃水果，否则易造成胀气和便秘，可在饭后2小时或饭前1小时食用水果。

孕妈妈宜常吃海鱼

孕妈妈在孕期经常吃鱼，特别是海鱼，可为胎宝宝的大脑发育补充充足的营养，从而使宝宝更加聪明。这是因为鱼类食物，尤其是海鱼类食物中含有以下营养素：

无机盐

沙丁鱼、鲐鱼、青鱼等海鱼含有丰富的钙、磷、铁等无机盐，能促进胎宝宝的生长发育。

EPA（二十碳五烯酸）

海鱼中富含一种特殊的脂肪酸——二十碳五烯酸，对人体非常有益，且这种脂肪酸人体自身不能合成。二十碳五烯酸具有多种药理活性，可以使血液黏度下降，从而起到预防血栓形成的作用，且能合成前列环素，能促进胎宝宝在母体内的发育。

氨基酸

鱼肉中含有多种氨基酸，有利于胎宝宝中枢神经系统的发育。

DHA（二十二碳六烯酸）

DHA是构成大脑神经髓鞘的重要成分，能促进胎宝宝大脑神经细胞的发育。孕妈妈多食富含DHA的鱼类，可以使宝宝出生后更聪明。

56

孕1月明星食物大盘点

◎蔬菜：蔬菜富含人体所需的多种维生素和大量膳食纤维，孕妈妈应该多吃蔬菜。蔬菜所含的维生素和无机盐既能帮助胎宝宝发育，也能提供给孕妈妈所需的能量，但要讲究各种水果、肉类等与蔬菜的搭配，并注意荤素及颜色的协调。

◎花生：植物性高营养食品，被称为"长生果"、"绿色牛乳"。花生醒脾开胃、理气补血、润肺利水、健脑抗衰，可为孕妈妈和胎宝宝补充丰富的营养。

◎黑芝麻：富含钙、磷、铁、优质蛋白质。此外，黑芝麻还含有近10种重要的氨基酸，这些氨基酸均为构成脑神经细胞的主要成分，可益髓补血、补肝益肾、润肠养发，孕妈妈适当吃些黑芝麻，对胎宝宝发育有益。

◎大豆及豆制品：大豆的营养价值很高，可以为胎宝宝大脑发育提供能量。孕妈妈适当吃些大豆制品，不但易于消化吸收，还可补充多种人体必需的营养素，对自己和胎宝宝都很有好处。

◎鹌鹑：孕妈妈常食鹌鹑肉，不但可以有效预防营养不良、体虚乏力，还能预防孕期贫血。鹌鹑肉中丰富的卵磷脂还是胎宝宝大脑发育不可或缺的物质。

◎小米：营养价值较高，滋养肾气，健脾清热，孕妈妈可以经常食用小米蒸饭、小米煎饼、小米面窝头、小米粥等食物。

◎黑木耳：营养丰富，是滋补大脑和强身的佳品，益气养血，健胃消食，润燥清肺，孕妈妈可常食黑木耳炖红枣，可以起到补养气血的作用。

◎核桃：核桃的营养非常丰富，富含不饱和脂肪酸、优质蛋白质、各类维生素、碳水化合物以及铁、磷、钙、镁、硒等营养素，有补肾固精、温肺止咳、益气养血、补脑益智、润肠通便等作用，孕妈妈常吃核桃，非常有利于胎宝宝的大脑发育。

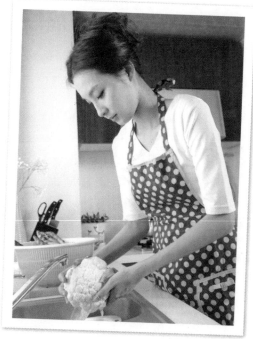

🔊 孕早期，孕妈妈不必刻意强求补充太多的营养素，但也应注意在选择富含营养的食物的同时，要讲究饮食卫生和安全。

孕期也要控制饮食量

一些孕妈妈在得知自己怀孕后，便以为从此就要"一张嘴吃两人份，能吃多少吃多少"了，所以开始有意识地加大日常饮食量。但吃得太多，未必就是对胎宝宝好。

因为孕妈妈个体存在明显的差异，对于热量需求也不尽相同，如果一味追求食物的摄入量，反而会适得其反，不但不能为胎宝宝提供更多的营养，还会造成自身饮食紊乱、摄取营养素不均衡，甚至会因此引起自身体质下降和影响到胎宝宝正常的生长发育。

所以，孕妈妈的日常饮食应注重调整饮食结构，均衡营养，应该根据自身的身体情况来判断应吃何种食物，需要吃多少以及何种食物应少吃。

讲究正确的饮食方法

孕妈妈要想吃得有营养，就要讲究正确的饮食方法。怎样才是正确的饮食方法呢？

◎孕妈妈要在愉快的气氛中进餐，愉快的气氛有助于增强消化吸收能力。

◎不宜食用油腻、油炸、辛辣等刺激性强且不易消化的食物；不宜过食高糖食物；不宜多摄入盐分；不宜食用过凉或过热的食物。

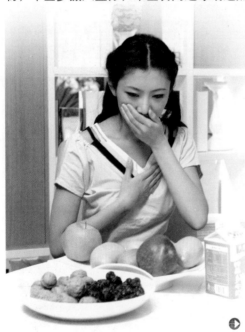

◎孕妈妈的所有餐具都应注意消毒；要慎食熟食，所有熟食都应在充分加热后食用。

◎最好将固体食物与液体食物分开食用，并且在进食正餐后隔一段时间再喝水。

◎早孕反应强烈的孕妈妈要注意及时补充水分，可以在日常生活中饮用白开水，也可以饮用适量果汁补充水分，以缓解因呕吐使体内液体流失而引起的疲倦症状。早孕反应特别严重的孕妈妈要及时去医院就诊。

🔵 早孕反应强烈的孕妈妈不但要注意营养的全面摄取，还要注意及时补充水分，以缓解体液流失。

孕期应慎食、忌食哪些食物

怀孕期间，孕妈妈在注意均衡摄入营养的同时，也要注意避免过量食用下列食物，否则容易对自己或胎宝宝产生不利影响，甚至会引发流产。

薏米

是一种药食两用之物，但"其质滑利"，孕妈妈不宜多食。药理实验也证明，薏米对子宫平滑肌有兴奋作用，易促使子宫收缩而诱发流产。

马齿苋

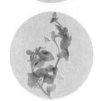

也是药食两用之物，"寒凉而滑利"，对于子宫有明显的兴奋作用，能使子宫收缩次数增多、强度增大，孕妈妈多食也易导致流产。

桂圆

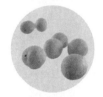

性温味甘，极易助火，动胎动血，孕妈妈食用后可能出现燥热现象，甚至引起腹痛、见红等流产症状。

杏及杏仁

杏味酸性大热，且有滑胎作用，是孕妈妈应忌食的食物；杏仁中含有有毒物质氢氰酸，过量能使胎宝宝窒息死亡，所以孕妈妈更应禁食。

山楂

孕妈妈不宜大量食用山楂类食品，否则易刺激子宫收缩，甚至导致流产发生。

芦荟

本身就含有一定的毒素，中毒后易出现恶心、呕吐、剧烈腹痛、腹泻等反应。中国食品科学技术学会的资料显示，孕妈妈若饮用芦荟汁，重者会造成流产。

螃蟹

味道鲜美，但其性寒凉，能活血祛瘀，尤其是蟹爪，有明显的堕胎作用，所以孕妈妈应忌食。

有些饮料孕妈妈不宜饮用

女性怀孕后，在饮食方面更加需要注意，饮食上不仅要注重营养，更要注重安全，不仅有些食物不能吃，就连有些饮料也要慎重地选择，如果孕妈妈饮用的某些饮料不适合孕妇饮用的话，就会影响到孕妈妈的身体健康，还会影响到胎宝宝的健康发育。那么，怀孕后不能喝哪些饮料呢？以下4类饮料，孕妈妈不宜喝。

咖啡

咖啡受到很多人的青睐，晨起醒神，工作解乏，午茶休闲，往往都少不了咖啡的身影。

不过，孕妈妈却不宜饮用咖啡，因为其中的咖啡因有兴奋作用，容易引起流产或早产，还可能使细胞发生变异，引起胎宝宝发育畸形，因而是危害胎宝宝健康的隐形"杀手"。

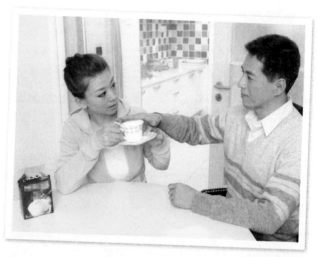

● 孕妈妈常饮咖啡易导致流产，因而怀孕后一定要避免饮用咖啡。

浓茶

孕妈妈若过多地饮用浓茶，如红茶等，不仅会因其中含大量的鞣酸，易与铁结合而不易被吸收，从而引起缺铁性贫血，还会给胎宝宝留下出生后患先天性缺铁性贫血的隐患。另外，红茶中也含有对胎宝宝不利的咖啡因。孕妈妈如果有喝茶的习惯，不妨饭后1小时少量喝淡绿茶，有利于加强心肾功能、促进血液循环、预防妊娠水肿，但注意一定不要过多饮用。

可乐型饮料

这种饮料中也含有对胎宝宝生长发育不利的咖啡因，孕妈妈应尽量不喝。

酒及酒精饮料

酒精可以通过胎盘进入胎宝宝的血液中，很容易造成流产及早产，也可能造成宝宝出生后先天性异常。

孕妈妈宜睡前喝牛奶

怀孕是女性的一个特殊生理过程，在整个孕期，如果孕妈妈体内的钙摄入不足，胎宝宝就会从母体中夺取大量的钙，以满足生长发育的需要，从而会使母体血钙水平降低。

牛奶中富含钙，是孕妈妈补充钙的良好食物来源。另外，牛奶中酪氨酸能促进快乐激素大量释放，让孕妈妈保持好心情；牛奶中的铁、铜和维生素A有美容作用，可使孕妈妈的皮肤更加光滑细嫩。所以，孕妈妈应适量喝牛奶，尤其是在睡前饮用牛奶更有益处：

◎有镇静催眠的作用。牛奶中含有一种可助人催眠的物质——L-色氨酸，此外还含有微量吗啡类物质，这些物质都可以帮助人镇静催眠。其中，L-色氨酸还是大脑合成5-羟色氨酸的主要原料，能使大脑思维活动暂时受到抑制，从而使人产生睡意，且无任何副作用。此外，牛奶中的钙还有安神宁心的作用，可以有效缓解孕妈妈因担心胎宝宝发育情况而出现的紧张情绪，所以孕妈妈睡前喝一些牛奶，能镇定安神，更有利于休息和睡眠。

◎可防止骨质疏松症。研究表明，睡前喝牛奶更有利于人体对钙的消化吸收。虽然晚餐摄入的钙在睡前已大部分被人体吸收利用，但这种吸收利用是靠人体的自我调节功能维持的，时间长了，会成为骨质疏松症的原因之一。而孕妈妈入睡后，特别是进入熟睡状态时，血液中钙的水平会逐渐降低，从而会促进骨组织中的一部分钙盐溶解入血液中，从而有利于维持血钙的稳定平衡。所以，孕妈妈晚上睡前宜喝牛奶，可令牛奶中的钙缓慢被血液吸收，血钙能维持平衡，有利于防止骨质疏松症。

孕妈营养视线

牛奶不宜煮沸后饮用

孕妈妈饮用牛奶时宜温饮而不宜煮沸。因为牛奶煮沸后，其中的蛋白质受高温作用，会由溶胶状态转变成凝胶状态，导致牛奶中的钙质出现沉淀，且令其中原本富含的维生素C和其他维生素被破坏，从而使牛奶的营养价值降低。

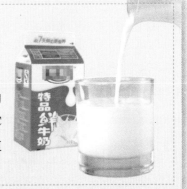

营养不良对孕妈妈和胎宝宝危害大

孕妈妈的营养全面与均衡是促进胎宝宝正常发育的基本保证。如果孕妈妈因食欲不振而导致营养成分不足，对胎宝宝的生长发育会造成很大的危害。

大脑发育不成熟

大脑是胎宝宝生长发育最早、最快的一个器官，孕早期及孕中期是胎宝宝大脑及神经系统的重要发育时期，孕妈妈的营养好坏直接关系到胎宝宝大脑和神经系统的发育情况。如果孕妈妈不能摄取充足的营养，就会影响到胎宝宝大脑细胞和神经系统的正常发育。

容易早产

孕期，胎宝宝对母体的营养需求日益增加，如果孕妈妈营养不良，胎宝宝正常生长发育所需的营养素就得不到满足。长此以往，不但孕妈妈自身健康会大受影响，也容易出现早产的现象。临床发现，早产儿由于身体各器官系统尚未发育成熟而出现死亡的情况很多见。

先天畸形

孕妈妈营养不良，还会导致日常摄取的营养素不均衡，如果在怀孕期间缺乏某种胎宝宝正常发育所必需的特定营养素，就很容易导致宝宝出生后发生先天畸形。

此外，营养不良也会对孕妈妈自身造成危害，主要表现在以下几方面：
◎孕妈妈缺乏维生素B_1，会影响食欲，并有可能加剧下肢浮肿症状。
◎孕妈妈营养不良，分娩时易造成难产、产后出血，还可能导致产褥感染和乳汁分泌不足等。

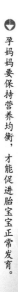

🔻 孕妈妈要保持营养均衡，才能促进胎宝宝正常发育。

◎孕妈妈缺乏蛋白质，就不能适应子宫、胎盘、乳腺组织的变化，会因血浆蛋白降低而引起浮肿，还会使抗体合成减少，从而导致对疾病的抵抗力降低。

对于孕妈妈和胎宝宝来说，每一种营养素都必不可少。各种食物都有其特别的营养，不能相互取代。因此，孕妈妈为了自身健康和胎宝宝的正常发育，应尽早改变营养不良的状况，均衡地补充各种营养素。各种主食、新鲜蔬菜、水果、肉、蛋、水产品等食物，都是蛋白质、维生素、无机盐最好的来源，孕妈妈每天应保证一定的摄入量，并保持各种食物均衡搭配，力求种类丰富、营养齐全。

十字花科蔬菜是孕妈妈的保健蔬菜

十字花科蔬菜包括白菜类、甘蓝类、芥菜类、萝卜等。具体来说，我们常吃的胡萝卜、西蓝花、甘蓝、菜花、大白菜、小白菜、圆白菜、油菜、娃娃菜等，都属于十字花科的蔬菜。这些蔬菜不仅是市场上常见的蔬菜，也是富含维生素C的优质蔬菜。

其中，西蓝花、芥蓝、羽衣甘蓝等深绿色蔬菜中的胡萝卜素和叶酸含量极为丰富，属于最优质的保健蔬菜，孕妈妈经常食用，不仅有利于预防心血管疾病，对于胎宝宝的发育也很有好处。

比如，孕早期的孕妈妈如果常吃白菜，不仅可以补充大量的维生素C，还可起到清热除烦、解渴利尿、通利肠胃的作用。

再比如，萝卜也是日常生活中餐桌上的常客，萝卜的品种极多，常见的有胡萝卜、青萝卜、白萝卜、水萝卜等。对于孕早期的孕妈妈来说，萝卜也有着举足轻重的作用。萝卜的维生素C含量是梨的8～10倍，B族维生素和钾、镁等无机盐也很丰富，孕妈妈经常食用萝卜，可以促进肠蠕动，有助于体内废物排出及血管软化，还有助于预防妊娠高血压综合征和食欲不振等不适症状。

孕妈营养视线

十字花科蔬菜可保护心血管

一般来说，如果孕妈妈常吃西蓝花、圆白菜和菜花等十字花科蔬菜，还可以保护自己的心脏和血管。其奥秘就在于，十字花科蔬菜中含有的一种名为萝卜硫素的化学物质，可以激活体内一种蛋白质，这种蛋白质有助于防止胆固醇在动脉内壁形成斑块，最终可起到预防动脉粥样硬化等心血管疾病的作用。

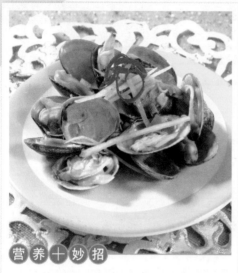

营养+妙招

姜有温中、散寒、解表、止呕、化痰的作用，尤其适合孕早期早孕反应比较严重的孕妈妈食用。

姜丝蒸蛤蜊

材料 蛤蜊500克，姜丝20克，葱花、红椒丝各少许，盐1/6小匙。

做法

1. 蛤蜊泡入水中吐净沙粒，洗净后沥干，放入大碗中，备用。

2. 将盐、葱花和姜丝均匀地放入做法1中的大碗里，并以保鲜膜封好，再放入蒸笼里，以大火蒸约6分钟后取出，撕掉保鲜膜，用红椒丝点缀。

菠菜卷

材料 菠菜300克，圆白菜叶2大片，枸杞子、香油各适量。

做法

1. 将菠菜洗净后汆烫至熟，捞出冲凉，挤干水分，再将根部切掉，备用。

2. 圆白菜叶汆烫熟，捞出冲凉，把硬梗部分切薄，修整。

3. 菠菜铺放在圆白菜叶上，卷紧成筒状，切长段后装盘备用。

4. 枸杞子冲洗一下，用温水泡1分钟左右，取出并撒在盘中，滴香油即可。

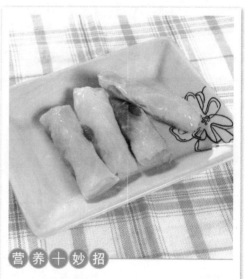

营养+妙招

菠菜含有维生素A、维生素C、B族维生素、铁、钙、胡萝卜素等营养成分，非常适合免疫力较低的孕妈妈。

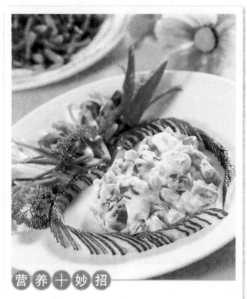

苹果黄瓜沙拉

材料 小西红柿200克，苹果1个，黄瓜1根，沙拉酱适量。

做法

1. 小西红柿用清水彻底清洗干净，去蒂后对半剖开，备用。
2. 苹果用清水彻底清洗干净，去皮后切成小块，备用。
3. 黄瓜用清水彻底清洗干净，去掉两头，并切成薄片。
4. 将小西红柿块、苹果块、黄瓜片一同放入盘中，淋入沙拉酱拌匀即可。

营养十妙招

苹果含有许多维生素和碱性物质，不仅可增进食欲、促进消化，其中含有的锌还可促进胎宝宝大脑发育并预防畸形。

豆酥鳕鱼

材料 鳕鱼1大块，豆酥20克，蒜末、姜末、葱末各1小匙，豆瓣酱、盐各适量。

做法

1. 豆酥压成碎末状，用热油炸酥；锅中热油，爆香豆瓣酱和蒜末、姜末，与炸好的豆酥一起搅拌均匀，备用。
2. 在鳕鱼的表皮上抹盐，放入盘中，然后连盘一起放到蒸锅中蒸约20分钟。
3. 鱼蒸熟后，把盘中多余的鱼汁倒掉，淋上拌好的豆酥，再撒上葱末即可。

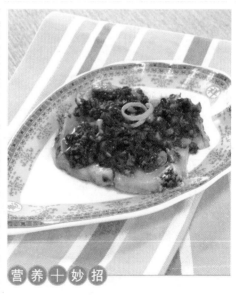

营养十妙招

肉质细嫩紧实的鳕鱼不仅味美，而且含有丰富的营养成分。但过敏体质及患痛风的孕妈妈不宜吃这道菜品。

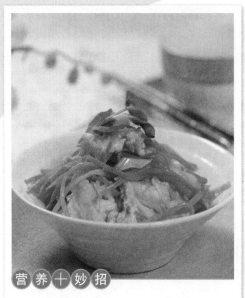

营养 + 妙招

胡萝卜富含胡萝卜素、多种维生素及其他营养成分。但是，胡萝卜虽好，也不宜多吃，过量食用，可能引起皮肤变黄。

胡萝卜炒鸡蛋

材料 胡萝卜100克，鸡蛋100克，姜、葱各少许，盐适量。

做法

1. 将鸡蛋去壳，入碗打散，拌匀成蛋浆；再将姜、葱洗净，姜切成末，葱切成段，备用。
2. 将胡萝卜去皮，洗净，切成细丝，入沸水汆烫，捞出滤去水分备用。
3. 油锅烧热，爆香姜末、葱段，投入胡萝卜丝炒透，加入蛋浆，顺一方向快速炒熟加盐即可。

松仁玉米

材料 玉米粒、松子仁各150克，豌豆50克，红椒1个，盐1小匙，白糖适量。

做法

1. 将红椒洗净，切成与玉米粒同样大小的丁。
2. 净锅置火上烧热，放入松子仁用小火翻炒至金黄色，捞出晾凉。
3. 锅中留适量油烧至六成热，下入玉米粒、红椒丁翻炒，加入少许清水、盐、白糖炒匀，再加盖焖1～2分钟。
4. 最后放入松子仁、豌豆，以大火快速翻炒均匀，装盘即可。

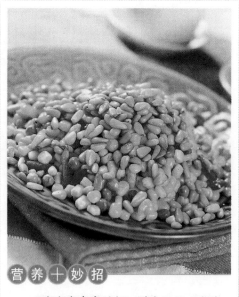

营养 + 妙招

玉米含有丰富的钙、膳食纤维、脂肪、维生素E等多种营养素，孕妈妈在孕早期多吃玉米，可以有效缓解妊娠高血压综合征。

韭菜拌核桃仁

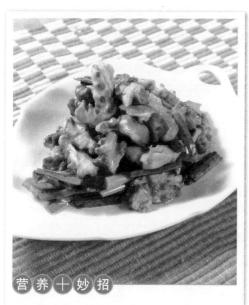

（材料）韭菜段50克，核桃仁300克，盐、香油各适量。

（做法）

❶ 核桃仁先用清水浸泡，剥去外皮，备用。

❷ 韭菜段入沸水中氽烫后洗净，沥干水分，备用。

❸ 将剥去外皮的核桃仁装入盘中，加入氽烫好的韭菜段、盐、香油拌匀即可。

营养十妙招

核桃仁含有蛋白质、脂肪、膳食纤维、维生素E以及多种微量元素，可以满足胎宝宝大脑发育的营养需要。

滑蛋虾仁

（材料）虾仁100克，鸡蛋4个，葱适量，盐、水淀粉各少许。

（做法）

❶ 将虾仁氽烫至熟后过冷水冲凉；葱洗净后切成葱花，备用。

❷ 将鸡蛋打入碗内，加入盐、水淀粉，与葱花一同拌匀。

❸ 取锅烧热，放入2大匙色拉油烧热，下入虾仁滑炒至熟。

❹ 另起锅倒油烧热，转为小火，放入做法2中的鸡蛋糊，用锅铲慢慢以圆形方向轻轻推动，至蛋定型时盛出装盘，撒上炒好的虾仁即可。

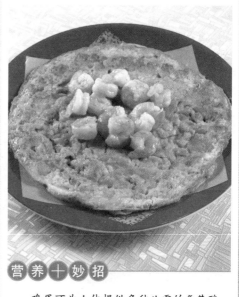

营养十妙招

鸡蛋可为人体提供多种必需的氨基酸；含有丰富的DHA和卵磷脂，对胎宝宝神经系统和生长发育有极大的作用。

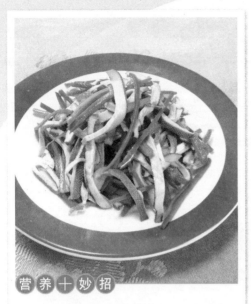

拌芹菜三丝

材料 芹菜100克，豆腐干5片，胡萝卜丝适量，盐1/3小匙，香油1小匙，香菇精少许。

做法

1. 芹菜洗净，切成段；豆腐干先横向片开，再切成丝。
2. 锅中加水煮沸后放入豆腐干丝，再次煮沸后关火，放入芹菜段和胡萝卜丝氽烫，捞出，沥干。
3. 将处理好的豆腐干丝、芹菜段和胡萝卜丝一同放入碗中，加入剩余材料拌匀即可。

营养＋妙招

　　氽烫芹菜的时间不宜过久，以免其中所含的维生素C流失，并失去芹菜原本脆嫩的口感。

鸡片西蓝花

材料 西蓝花100克，鸡胸肉150克，盐、香油、干淀粉各适量。

做法

1. 先在沸水锅中加入少许油和盐略煮，然后将西蓝花洗净，掰成小朵后放入加有油和盐的沸水锅中氽烫，再捞出过凉水，备用。
2. 鸡胸肉洗净后切成片，加入干淀粉抓匀，并入沸水锅中氽烫一下，捞出沥水。
3. 将鸡胸肉片调入剩下的盐腌渍5分钟左右。
4. 再加入西蓝花，调入香油搅拌均匀即可。

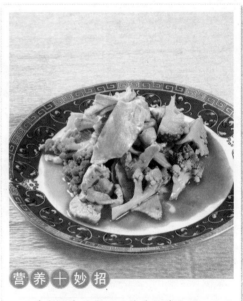

营养＋妙招

　　鸡肉温中补虚，西蓝花补脾和胃，而且二者搭配富含维生素和蛋白质，对孕妈妈的营养补充计划很有帮助。

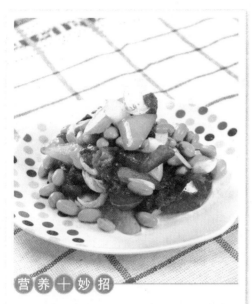

彩色百合

材料 鲜百合1杯，青豆适量，水发黑木耳1小把，红甜椒块、黄甜椒块各1/3个，酱油、醋、盐、香油各适量。

做法

1. 将百合花瓣洗净备用。
2. 黑木耳洗净后撕片；青豆洗净沥水，备用。
3. 锅中加入4杯水煮沸，放入黑木耳汆烫一下，关火后再放入青豆和红甜椒块、黄甜椒块，最后放入百合瓣，烫约10秒钟捞出冲凉，沥干水分备用。
4. 加入剩余材料拌匀即可。

营养＋妙招

百合、黑木耳的巧妙搭配，不仅具有清热解毒的作用，而且营养开胃，孕妈妈可多食，既可增进食欲，又可补充孕早期营养需要。

冬瓜蒸芥蓝

材料 冬瓜300克，芥蓝100克，葱末、蒜末、盐、米醋、水淀粉、香油各适量。

做法

1. 将葱末、蒜末、盐、米醋混入水淀粉中，搅拌成调味汁。
2. 芥蓝择洗干净，切长段；冬瓜洗净，去皮，切片，与芥蓝一同排入盘中。
3. 将做法1中调好的调味汁浇入做法2的盘内。
4. 将蒸锅加热，放入有冬瓜和芥蓝的盘子蒸约20分钟，出锅后滴入香油即可食用。

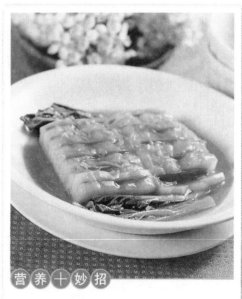

营养＋妙招

冬瓜味道鲜美、芥蓝口感脆嫩，二者搭配烹食，可帮助孕妈妈增进食欲、增强消化能力。

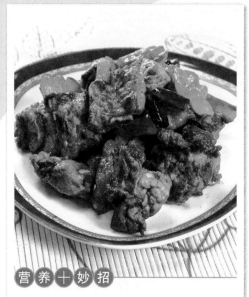

苦瓜煸排骨

排骨块300克，苦瓜块100克，姜片、蒜末、葱段、酱油、盐各适量，干辣椒段少许。

做法

1. 将猪排骨块汆烫，捞出；锅中放入盐及水、姜片、葱段、蒜末、排骨块熬香，捞出沥干。
2. 油锅烧热，放入排骨块炸至色金黄、皮酥脆时捞出；苦瓜块滑熟。
3. 另起锅热油，下干辣椒段炸香，再放入苦瓜块、排骨块、酱油炒匀，烹入盐炒匀即可。

营养十妙招

苦瓜有绿色和白色两种，绿色较苦，适合凉拌或做蔬菜沙拉；白色的苦味较淡，适合炖汤。

大拌菜拌丝瓜

材料 丝瓜1根，虾米、胡萝卜丝、黄瓜丝、粉丝、海带丝、熟白芝麻、醋、生抽各适量，盐1小匙，白糖少许。

做法

1. 丝瓜去皮，切成条；油锅烧热，煸香虾米，添入清水，下入丝瓜条烧熟，装盘。
2. 粉丝、海带丝入沸水中汆烫，捞出沥干。
3. 胡萝卜丝、黄瓜丝、粉丝、海带丝倒入盆中，再加入盐、白糖、醋、生抽调匀，最后撒上熟白芝麻，并倒在丝瓜条上即可食用。

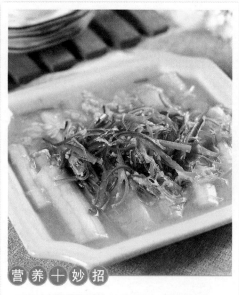

营养十妙招

◎炒制丝瓜的时间一定要短，盐量也要少。
◎大拌菜也可以单独装入小碗，与丝瓜条一同佐食。

助你好孕特别策划
——预防宫外孕

宫外孕是指受精卵因某些原因影响，在子宫腔以外的部位着床发育，也称异位妊娠。孕妈妈如发生宫外孕，须及时终止妊娠，否则会因大量内出血而导致休克甚至死亡。所以，准备怀孕的女性和孕妈妈都应掌握一些相关常识，对孕早期诊断和及时处理宫外孕都非常有好处。

引发宫外孕的诱因

◎经常抽烟。备孕女性如有抽烟的习惯，应尽快戒除，因为抽烟越多，患宫外孕的风险就越高。

◎患有盆腔炎症。通常是由于淋球菌和衣原体引起感染的结果，也是引发宫外孕的重要因素。

◎患有子宫内膜异位症。有可能引起输卵管内组织受损，也易引发宫外孕。

◎经常做人流。女性做人工流产的次数越多，引发宫外孕的可能性也就越大。

自我诊断宫外孕的方法

◎有停经史。研究发现，70%～80%的宫外孕者有停经史，也有少数女性在下一次月经前就已经发生了宫外孕。这种情况下，有可能将阴道出血误认为是末次月经。

◎阴道出血。如果孕妈妈发生剧烈腹痛但无阴道出血，应警惕宫外孕。与此对应，阴道有不规则的出血，色深暗，尿少，则需警惕宫外孕的发生。

◎突发盆骨或者腹痛。绝大多数宫外孕患者常有起自下腰部，呈撕裂样、刀割样疼痛，这种突发性剧痛开始会在一侧有强烈刺痛，然后会蔓延到整个腹部，这时要特别警惕是否发生了宫外孕。

◎晕厥与休克。孕妈妈还要注意一种特殊情况，就是宫外孕可导致急性大量内出血，伴有剧烈腹痛，引起头晕、面色苍白、脉搏细弱、血压下降、冷汗淋漓甚至出现晕厥与休克。一旦发生这类情况，应立即去医院就诊。

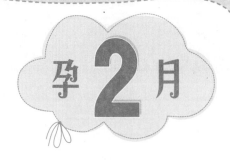

孕2月 还需继续补充叶酸

一般来说，多数孕妈妈进入孕期的第2个月，就已经知道自己怀孕了，而且有一部分孕妈妈开始出现了妊娠反应，如恶心、呕吐、食欲不振等，症状一般由轻到重。当然，也有的孕妈妈几乎没有任何反应。

❀ 饮食要点月月查

胎宝宝发育

本月的胎宝宝仍然呈现为胚芽的状态，能够分辨头部、身体以及手和脚，嘴巴、耳朵也出现了，眼睛还长在两侧，但人脸的模样已经基本形成；心脏开始划分出心室；骨骼处于软体状态；大脑发育迅速；内外生殖器的雏形已经形成，但性别还无法分清。

孕妈妈变化

本月的孕妈妈神经会变得很敏感，常常会感觉疲劳、困倦、急躁不安等；子宫已增大到如鹅蛋般大小；乳房增大明显，乳头变得更为敏感；腹部尚没有明显变化；小便次数开始增加。

孕2月饮食原则

◎孕2月是胎宝宝器官形成的关键期。孕妈妈在日常饮食中除了要继续补充必需营养素，还要避免一切可能致畸的因素。不过，孕妈妈也不必过于担心，即使不小心吃了一些不该吃的食物，只要不是长期食用，也不会造成严重影响。

◎孕妈妈的饮食还是应尽量丰富，一定不能偏食、挑食。另外，孕妈妈要常食和多食富含叶酸的食物，如牛奶、动物肝脏、土豆、水果等。

◎本月胎宝宝对营养素的需要量仍不大，孕妈妈只要保持饮食均衡，即可满足胎宝宝的营养需求。如果孕妈妈体质和营养状况一直良好，一般不需要特意加强营养。

◎自身营养状况不佳、体质较弱的孕妈妈，则需要及早改善营养状况，把增加营养当成孕早期最重要的事。

◎孕妈妈如果有恶心、呕吐现象，可以适当吃点儿能减轻呕吐的食物，如饼干、烤面包、米粥等。

本月主打营养素推荐

蛋白质

本月，由于孕妈妈腹中胎宝宝尚小，所以摄入的热量不必增加过多，但孕妈妈这个月要适当增加蛋白质的摄入量，孕2月每天蛋白质的供给量一般以80克为宜。

另外，孕妈妈要保证正常进食，不必追求食物的数量，而要注重食物的质量，以满足胎宝宝生长发育的需要。

无机盐

本月孕妈妈如果早孕反应严重，会因为剧烈呕吐而引起体内水盐代谢失衡，所以孕妈妈要注意补充无机盐，可多吃干果，可以补充无机盐和必需脂肪酸，且有利于胎宝宝大脑发育。

维生素

本月孕妈妈还需继续补充叶酸、B族维生素、维生素C、维生素A等营养素，要多吃新鲜的蔬菜、水果等。这些营养素都是胎宝宝生长发育必需的物质。

➡ 孕妈妈要多吃新鲜的蔬菜、水果，这些食物中都富含维生素等营养素。

◎ 孕2月每日营养套餐方案 ◎

餐 次	套 餐 方 案
早 餐	馒头1个，小米粥1碗，煮鸡蛋1个，蔬菜或咸菜适量
加 餐	鲜牛奶1杯，苹果1个
午 餐	蔬菜炒鸡蛋1盘，红烧鱼1盘，米饭适量
加 餐	馒头片2片，柑橘1个
晚 餐	素菜1盘，凉拌蔬菜1小盘，蔬菜炒肉丁1盘，面条1碗

❀ 孕2月饮食细节与禁忌

孕吐期间要养成良好的饮食习惯

一般从这个月起，孕妈妈就开始有孕吐等早孕反应了。孕吐一般会在怀孕4~8周的时候开始，在第8~10周时达到顶峰，然后在第12周时回落。不过，也有部分孕妈妈的早孕反应很强烈，孕吐现象持续的时间会更长，呕吐剧烈而持续，可令孕妈妈全身困倦无力、消瘦、脱水、少尿甚至引发酸中毒等危重病症，对母胎健康影响都很大，应及时请医生治疗。由此可见，孕吐期孕妈妈加强饮食调理十分重要。

有早孕反应也要吃早餐

孕妈妈有孕吐现象时，大部分都会有晨起恶心的症状，这是因为长时间没有吃东西，体内血糖含量降低了。所以，孕妈妈应注意，孕吐时一定要吃好早餐，可在早晨起床前先吃点儿含蛋白质、碳水化合物的食物，如牛奶加小面包。食后稍等一会儿再起床，可有效缓解孕吐症状。

孕吐期间宜少食多餐

发生孕吐现象期间，孕妈妈应少食多餐，可坚持一天5~6餐，每2~3小时进食一次，或者症状轻时想吃就吃。如果进食后发生呕吐，也不必着急，可以听听音乐、散散步，待症状缓解后再进食。如果孕吐反应不是很强烈，则要抓紧机会增加食量，补充营养，必要时可在睡前适量加餐。

用水果或果汁来刺激味觉

呕吐剧烈时可以尝试利用柠檬、脐橙等水果入菜，以增加食欲；也可以试一试用橙汁、酸梅汤等来缓解恶心、呕吐症状。

饮食宜清淡营养、易消化

孕吐较重的孕妈妈，日常饮食应做到富于营养，清淡可口，容易消化，可适当食用富含维生素B_1、维生素B_6的食物，可以增进食欲，减少不适感。食物种类应从简单到多样化，尽可能照顾孕妈妈的饮食习惯和口味。

多吃富含优质蛋白质的食物

孕妈妈等到孕吐症状减轻、精神好转、食欲增加后，可适当吃些瘦肉、鱼、虾、蛋类、乳类、动物肝脏及豆制品等富含优质蛋白质的食物。

孕吐期间宜食的食物

早孕反应会给孕妈妈带来食欲不振、恶心呕吐、厌食等严重症状，孕妈妈会因此而不爱吃饭，口味也会变得很挑剔。

所以，这时为孕妈妈准备的食物要精心选择，要既能满足其营养需求，又有利于缓解早孕反应。下面针对孕早期的特点，为孕妈妈推荐几种孕吐期间宜食的食物，详见下表。

宜食食物	营 养 及 作 用
柑橘	柑橘中90%为水分，而且其中富含维生素C、叶酸和大量的膳食纤维，能够帮助孕妈妈保持体力，还可以补充因孕吐引起的体内水分缺失
麦片	早上吃一份麦片粥，能让孕妈妈保持一上午的精力充沛，还能降低体内胆固醇的水平。孕妈妈最好选择天然、无糖的麦片，粥里还可加一些果仁、葡萄干或蜂蜜
香蕉	孕妈妈受到呕吐困扰的时候，可适量食用香蕉，能快速提供能量，抗击疲劳
瘦肉	瘦肉中的铁含量最丰富，也最易被人体吸收。由于孕期孕妈妈体内的血液总量有所增加，对铁的需求量也成倍地增加。补充足够的铁元素，能够通过血液供给胎宝宝足够的营养，还可对抗孕吐引起的身体疲劳
全麦面包	全麦面包能为发生孕吐的孕妈妈提供丰富的铁和锌，还有助于提高膳食纤维的摄入量
鸡蛋	鸡蛋可以作为孕妈妈摄取蛋白质的最佳来源，因为发生孕吐时，很多孕妈妈看见肉就觉得恶心鸡蛋中所含的各种氨基酸对孕妈妈也很重要，可以食用煎鸡蛋配新鲜蔬菜，既简单又丰盛，也可以煮鸡蛋或蒸鸡蛋吃
干果	各种干果热量高，维生素含量也很丰富，其中还含有胎宝宝大脑发育必需的不饱和脂肪酸，是方便、美味、营养的零食，可随身携带，随时补充孕吐时期孕妈妈体内缺乏的热量及维生素，还能满足孕妈妈想吃甜食的欲望

孕妈妈吃"酸"也要讲科学

怀孕初期，多数孕妈妈都会有食欲下降、恶心、呕吐的现象，因而食物中需要有能刺激味觉的成分。酸味就是这样的角色。它能促进胃液的分泌，刺激肠胃蠕动，帮助孕妈妈增加食欲。从营养角度来看，酸性食物也有助于满足孕妈妈和胎宝宝营养的需要，孕妈妈多吃些酸性食物，有利于钙、铁的吸收。

另外，大多数酸性食物都富含维生素C，维生素C对宝宝心血管的生长发育和造血系统的形成都有重要的作用，还可增强母体的抵抗力。由此可见，孕妈妈喜食酸性食物符合生理及营养需要，但也应讲究科学，因为并非所有的酸味食物都适合孕妈妈食用。

适合孕妈妈吃的酸味食物主要有以下几种：

◎酸奶：含有丰富的钙、优质蛋白质以及多种维生素和碳水化合物，可以帮助孕妈妈增强对营养的吸收，还有助于排出有毒物质。

◎酸味蔬果：杨梅、橘子、西红柿、猕猴桃、青苹果等蔬果，都带有天然的酸味。这些酸味蔬果含有充足的水分和膳食纤维，不但可以帮助孕妈妈增加食欲、促进消化，还有利于孕妈妈预防便秘，从而强化对子宫和胎宝宝正常发育的保护能力。

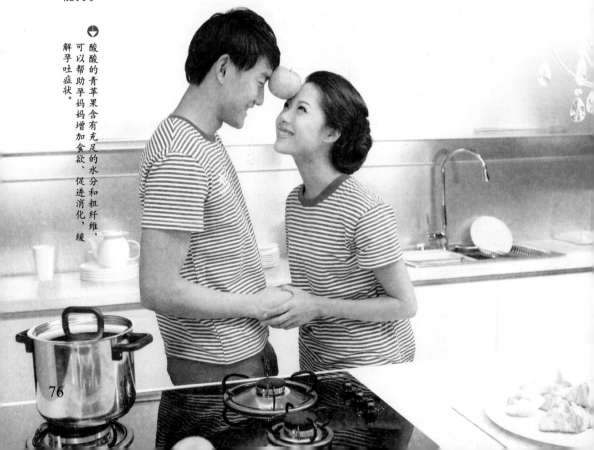

酸酸的青苹果含有充足的水分和粗纤维，可以帮助孕妈妈增加食欲、促进消化，缓解孕吐症状。

不适合孕妈妈多吃的酸味食物主要有以下几种：

◎山楂：山楂虽属于酸味食物，但却不适宜孕妈妈食用，因为它有强烈的活血化瘀作用，孕妈妈如果大量食用，容易引发流产。

◎腌酸菜：这类食物也带有一定的酸味，但由于人工制作的因素，令其中的蛋白质、维生素、无机盐等营养成分几乎损失殆尽。而且腌菜中的亚硝酸盐含量较高，这种物质如摄取过多，可以致癌，显然，如果孕妈妈过多食用这类食物，对自身健康和胎宝宝的发育都无益。

睡前不能吃的食物

以下5类食物，孕妈妈在睡前不宜食用，否则不仅不利于睡眠，反而还会引起失眠。

◎胀气食物：孕妈妈如果在睡前食用易胀气的食物，如圆白菜、洋葱、豆类、青椒、茄子、土豆、甘薯、芋头、玉米、面包、柑橘类水果等，易引起腹胀感，妨碍正常睡眠。

◎辛辣食物：辣椒、蒜及生洋葱等辛辣的食物，孕妈妈不宜在睡前多食用，否则易造成胃部灼热及消化不良，从而干扰睡眠。

◎高盐食物：盐分过高的食物会促使人体血管收缩，血压上升，导致情绪紧张而造成失眠，孕妈妈食用过多，还有可能引发妊娠高血压综合征。

◎油腻食物：孕妈妈的晚餐不可过于丰盛油腻，否则会加重肠、胃、肝、胆等器官的负担，兴奋神经中枢，从而导致失眠。孕妈妈可在早餐或午餐时适量食用点儿油腻食物，晚餐则应吃得清淡一点儿，这样能起到安眠的作用。

◎粗纤维食物：孕妈妈的食物宜软不宜硬，尤其做米饭时，应尽量软一点儿。而有些纤维过粗的蔬菜就更不容易消化了，比如，蒜苗、芥菜等食物，孕妈妈即使要吃，也应该炒烂一些，且不要放太多油、盐。另外，也可以水煮、清炖、清蒸这类食物。

孕妈营养视线

孕妈妈晚餐不宜吃得过多

许多孕妈妈喜欢把晚餐安排得比较丰富，大吃特吃，但这样做对健康极为不利。因为晚饭是对夜间休息时能量和营养物质需求的供给。但晚饭后活动量毕竟有限，而睡眠时人体对热量和营养物质的需求并不太大，晚饭吃得过饱，不仅可能造成营养摄取过多，还会增加肠胃负担，从而影响到正常的睡眠。所以，孕妈妈的晚餐最好吃得少、吃得好，食物以清淡为主。

常吃鱼、虾好处多

研究发现，由于孕妈妈和胎宝宝对蛋白质的需要量日益增多，孕妈妈在孕期需要食用比平时多约25%的含蛋白质食物。尤其是动物类食品，如鱼、虾、肉、蛋、奶等，都含有丰富的蛋白质，孕妈妈应多食用。

以鱼类为例，海鱼中含有丰富的微量元素，而且还含有氨基酸、卵磷脂、钙等，都是胎宝宝生长发育的必需物质。另外，鱼类脂肪中还富含多价不饱和脂肪酸，这种不饱和脂肪酸是有益于胎宝宝大脑发育的营养物质，对新生宝宝的智力、记忆力和思维能力等的发育也有积极影响。所以，孕妈妈应该多吃鱼类，以利于胎宝宝脑部神经的正常发育，这样生出来的宝宝会更聪明。

此外，许多鱼、虾类食物中还含有较多的镁。孕妈妈体内如果缺镁，可引起先兆子痫，导致孕妈妈出现妊娠高血压综合征，严重者可出现抽搐和昏迷甚至死胎。所以，孕妈妈一定要注意摄入鱼、虾类食物。

饮食不可过饥过饱

有的孕妈妈偏食、挑食的习惯很严重，遇上自己喜欢吃的菜，就吃得多些，一旦控制不住，就会吃得过饱。而遇上不喜欢吃的菜，孕妈妈又会少吃或不吃，结果就会形成饥饱不一，长此以往，孕期所需的营养很难得到保证，对自己的身体健康和腹中胎宝宝的生长发育都不利。

吃得太多

孕妈妈对饮食不加节制，会增加肠胃负担，造成肠胃不适，还易造成胎宝宝供血不足，影响生长发育。如果孕妈妈长期饮食过量，不但胃肠会不堪重负，还会造成胎宝宝发育过大，从而会导致难产。

吃得过少

孕妈妈如果吃得过少，

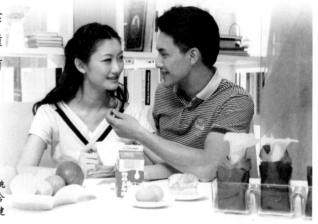

◑ 孕妈妈要尽量避免偏食、挑食，饮食要营养均衡、适量合理，良好的饮食习惯对孕育健康的胎宝宝非常有益。

78

胎宝宝就得不到足够的营养。尤其是有些孕妈妈由于受到早孕反应的干扰而不愿吃饭，本人即使并不觉得饥饿，但实际上已影响到自身健康及体内胎宝宝的生长发育。

多吃瘦肉有好处

瘦肉营养丰富，富含蛋白质、脂肪、碳水化合物、无机盐及维生素等多种营养素，这样都是维护孕妈妈健康和胎宝宝发育不可缺少的营养物质。其中，尤以铁和蛋白质最为突出，更易为孕妈妈吸收利用。

瘦肉中的铁

一般谷类食物中的铁元素含量较低，尤其是各种植物性食物中的铁含量，往往不能满足孕期的需求。但是，各种肉类中的铁含量却很高。特别是瘦肉中含铁较多，又以血色素铁的形式存在，孕妈妈食用后，消化吸收率更高。

瘦肉中的蛋白质

瘦肉中蛋白质的营养价值也很高，是一种利用率高的优质蛋白质，可帮助孕妈妈在较短的时间内提高血红蛋白水平，从而改善贫血症状或预防孕期贫血。

需要注意的是，瘦肉爆炒着吃更健康。因为爆炒瘦肉既可以保存瘦肉中的营养成分，又能消耗掉瘦肉中的多余脂肪，且比煮、炖等方法更易消化和吸收。爆炒瘦肉时，最好选择里脊肉，其所含的脂肪也较少一些，还可以搭配香菇、蘑菇和黑木耳等菌菇类食品，炒出来的瘦肉味道更加鲜美，而且营养也较高。因为这些菌菇类食品是"素中之荤"，营养价值都很高，特别是黑木耳，更有助于降低血液黏稠度，对心脑血管有很好的补益作用，特别适合孕妈妈食用。

孕妈妈不宜多吃油条

孕妈妈应尽量避免食用油条。主要原因在于：油条中的铝元素会影响胎宝宝大脑发育。因为炸油条时，明矾的使用率较高，而明矾中含有相当数量的铝元素，孕妈妈如果经常吃油条，就会摄入大量的铝元素，日积月累，摄入的铝量就会相当惊人。实验表明，孕妈妈体内的铝元素可以通过胎盘侵入胎宝宝的大脑，影响胎宝宝的大脑发育，增加生育痴呆儿的概率。

孕妈妈为什么想吃奇怪的食物

许多孕妈妈都会发现，自己在怀孕期间特别想吃某些很奇怪的东西，也许这种食物自己以前从没想过要吃，此时却恨不得马上就要吃到口。有的孕妈妈还会想吃根本不是食物的东西，比如，灰烬、黏土、粉笔、煤、冰、洗衣用浆粉、发酵粉、肥皂、牙膏、咖啡渣甚至烟蒂等。这是怎么回事？

　　孕妈妈对此不要感到惊讶。因为对于很多孕妈妈来说，都有这种对食物的渴望。目前，还没有足够有说服力的解释可以说明这种现象，但一般认为，有可能是孕妈妈生理、心理和文化的因素共同作用的结果。有些研究还显示，这种怪异的口味与缺铁有关，不过在一些食物或不是食物的东西里面并没有很高的铁含量。还有些患有缺铁性贫血的孕妈妈特别想吃冰，而过一段时间又不再想吃了，有时这也被视为缺铁性贫血症的症状之一。

　　但不管怎样，孕妈妈都不可因为自己的怪异口味而胡乱吃东西。如果自己特别想吃非食物的东西，最好向医生咨询其中的原因，必要时可以做个体检，查看身体或精神上是否有潜在的问题。另外，孕妈妈应坚持正确的饮食习惯，如每天都要吃早饭、确保食物的多样性和健康性，这样都能在一定程度上抑制对一些奇怪物品的进食欲望。

➡ 孕早期时，孕妈妈坚持正确的饮食习惯，有助于抑制对一些奇怪物品的进食欲望。

孕妈营养视线

孕妈妈喝牛奶的妙招

　　牛奶及奶制品是孕妈妈在整个孕期的必需食物之一，但有些孕妈妈喝牛奶后会觉得胃里不舒服，而经医生检查后又认为本身没有对牛奶的过敏反应，那么，这类孕妈妈应该如何喝牛奶呢？可以试试下面的办法：主食垫底，不空腹喝牛奶，可先吃些易消化的主食；化整为零，把牛奶分成数次喝，每次只喝一点儿；用酸奶替代鲜奶，也是一个不错的选择。

不宜多吃热性香料

热性香料的种类很多，做菜调味时往往会经常用到，比如，八角、茴香、小茴香、花椒、胡椒、桂皮、五香粉、辣椒粉等，但用量过多则对孕妈妈的身体健康不利。

给孕妈妈做的菜肴中大量使用热性香料，有可能会导致便秘或粪石梗阻。因为怀孕期间，孕妈妈的体温也相应增高，肠道变得也较干燥，而香料性大热，具有刺激性，一旦过量食用，很容易消耗肠道水分，使胃肠腺体分泌功能减弱，从而造成肠道干燥、便秘或粪石梗阻。

另一方面，孕妈妈如果发生便秘，会影响胎宝宝的生长发育。发生便秘后，孕妈妈排便时必然用力屏气，就会引起腹压增大，压迫子宫内的胎宝宝，时间一长，易引发胎动不安、胎儿发育畸形、羊水早破、自然流产、早产等不良后果。

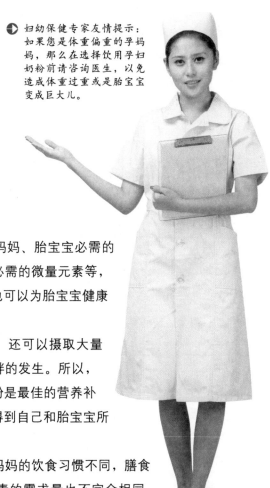

妇幼保健专家友情提示：如果您是体重偏重的孕妈妈，那么在选择饮用孕妇奶粉前请咨询医生，以免造成体重过重或是胎宝宝变成巨大儿。

孕妇奶粉，方便又营养

品质良好的孕妇奶粉含有孕妈妈、胎宝宝必需的各种营养成分，如维生素和各种必需的微量元素等，可以为孕妈妈补充足够的营养，也可以为胎宝宝健康发育提供必需的营养元素。

同时，孕妈妈常喝孕妇奶粉，还可以摄取大量的热量，避免过量饮食，减少肥胖的发生。所以，孕妈妈每天早晚各喝一杯孕妇奶粉是最佳的营养补充途径，方便又有效，可以安心得到自己和胎宝宝所需的营养。

需要注意的是，由于每位孕妈妈的饮食习惯不同，膳食结构也不同，所以对于各种营养素的需求量也不完全相同。因此，孕妈妈也不要因为孕妇奶粉营养价值很高，就大喝特喝，没有节制。

有些水果孕妈妈不宜过量吃

孕妈妈经常吃水果有利于自身健康及胎宝宝的生长发育，但有些水果过量食用则会产生副作用，孕妈妈一定要注意把握食用量。

葡萄

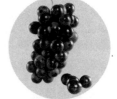

葡萄可补血、消除疲劳、利尿、增进食欲，但孕妈妈却不可吃太多葡萄，因为葡萄含糖量较高，易导致孕妈妈发生肥胖及血糖增高，还易产生内热、引起腹泻等。

柿子

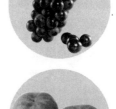

柿子味道甘甜、汁液丰富，而且其中富含多种维生素和无机盐，有清热润肺、生津止渴的养生保健作用。但柿子在体内遇酸便会凝结成块，进而与蛋白质结合，产生沉淀，影响健康。而且柿子的收敛作用很强，孕妈妈经常吃，容易造成大便秘结。

西瓜

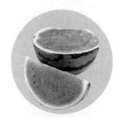

西瓜中的糖分比较高，孕妈妈一次吃太多，很容易使血糖水平上升，对自身和胎宝宝都有不利影响。孕妈妈吃西瓜时要有所节制，一次一两块是没什么问题的。

梨

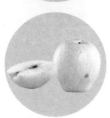

梨有止咳、润肺、利尿、通便的作用，但孕妈妈如果吃太多的梨，则会损伤脾胃。

不宜过量吃菠菜

菠菜中含有大量的草酸，草酸进入人体后容易与铁结合，生成草酸盐，会影响锌、钙的吸收。而锌和钙是孕期不可缺少的无机盐，对孕妈妈和胎宝宝都有非常重要的作用。

孕妈妈如果体内缺锌，会感到食欲不振、味觉下降；缺钙则可能引发骨质疏松。锌和钙缺乏，对胎宝宝的身体和大脑发育也都会造成直接的伤害。

所以，孕妈妈不宜多吃菠菜，即使吃少量菠菜，也要在做菜前将菠菜放入开水中氽烫一下，以减少草酸的含量。

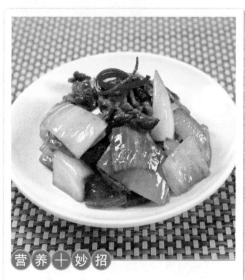

羊肉含有蛋白质、钙、磷、铁等，而且热量也很高，能快速为孕妈妈补充体力。但羊肉性温，多食会助热伤阴，引起不适。

爆炒羊肉片

材料 羊肉300克，洋葱1个，红椒丝、姜丝、葱末、盐、酱油、干淀粉各适量，面酱2小匙。

做法

1 洋葱切片；羊肉切薄片，加植物油、酱油、干淀粉拌匀。

2 油锅烧热，放入姜丝、葱末、面酱同炒，加入羊肉片快速翻炒至八成熟，备用。

3 加入洋葱片、红椒丝同炒至肉熟透，加盐调味即可。

糖醋鱼块

材料 鲤鱼1条，洋葱60克，鸡蛋1个（取蛋清），青椒、红椒各1个，干淀粉、水淀粉、番茄酱、醋、白糖、盐各适量。

做法

1 鲤鱼洗净，切成块，加蛋清、盐、醋、白糖拌匀，腌约5分钟；青椒、红椒和洋葱分别洗净，切丝备用。

2 鱼块裹上干淀粉，入油锅中炸约3分钟，沥干油分，下洋葱丝和青椒丝、红椒丝、炸鱼块、番茄酱拌炒均匀，用水淀粉勾芡即可。

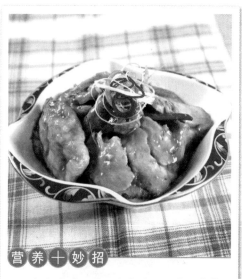

鲤鱼味甘性平，有安胎之功效，非常适合孕早期的孕妈妈。而且鲤鱼肉味鲜美，其中的营养价值也很丰富。

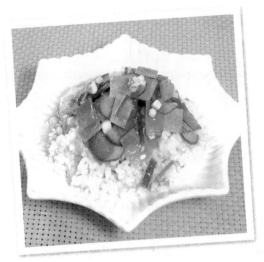

虾仁墨鱼浇饭

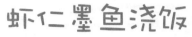

材料 米饭2碗，虾仁丁、墨鱼丁、葱段、胡萝卜片、小黄瓜片、姜片、盐、香油、水淀粉各适量。

做法

① 爆香姜片、葱段，放入胡萝卜片、虾仁丁、墨鱼丁、小黄瓜片略炒加盐、香油，煮沸后加入水淀粉勾芡。

② 将做法1中的材料浇在米饭上。

南瓜炒羊肉丝

材料 羊肉丝150克，南瓜丝200克，洋葱丝、青椒丝、红椒丝各少许，面豉酱1大匙，盐、酱油、干淀粉各适量。

做法

① 羊肉丝加植物油、酱油、干淀粉拌匀。

② 油锅烧热，下面豉酱翻炒，再加入羊肉丝及其余材料炒熟即可。

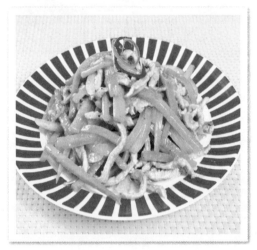

双耳炒肉片

材料 猪肉150克，黑木耳（泡发）、银耳（泡发）各200克，西芹段、姜丝、青椒丝、红椒丝各少许，盐、酱油各适量。

做法

① 猪肉切片，加油、酱油拌匀，腌10～15分钟。

② 油锅烧热，下入腌好的猪肉及剩余材料炒熟即可出锅装盘。

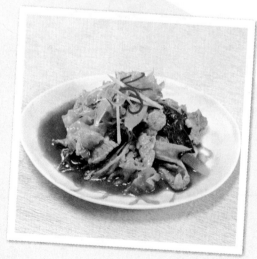

百叶腰子汤

材料 猪腰花250克，百叶丝100克，姜片、香油、盐各适量。

做法

1. 猪腰花洗净，沥干，抹上盐腌渍后氽烫；百叶丝洗净。
2. 锅内热香油，爆香姜片，加入料酒、盐，注入适量水煮沸。
3. 放入百叶丝煮2分钟后捞出垫底，再放入腰花煮40分钟即可。

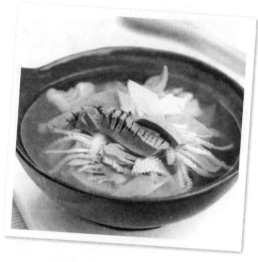

椰肉炖土鸡

材料 土鸡半只，椰子肉30克，红枣50克，姜、盐各适量。

做法

1. 土鸡切小块，氽烫后捞出洗净。
2. 椰子肉切片；红枣洗净，去核。
3. 煲锅中倒入适量清水煮沸，加入土鸡块、椰子肉片、红枣、姜片、盐，移入煲锅中煮2小时即可。

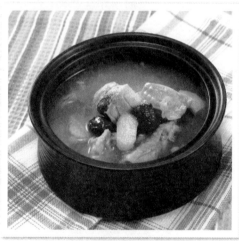

枸杞鲢鱼汤

材料 鲢鱼块400克，豆腐200克，莴笋、枸杞子、姜片、盐各适量。

做法

1. 鲢鱼块洗净；豆腐洗净后切成块状；莴笋去皮，洗净，切片。
2. 将鲢鱼块入油锅煎至变色，加适量清水、枸杞子、豆腐块、莴笋片、姜片，煮熟后加入盐调味即可食用。

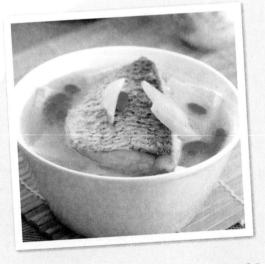

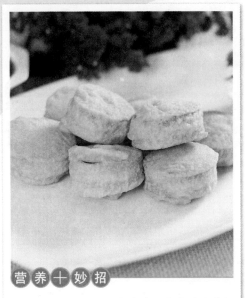

酥炸茄盒

材料 茄子2个，猪肉末100克，葱末适量，脆炸糊适量，盐、老抽、白糖各少许。

做法

① 茄子去蒂，切厚片，再切夹刀片，备用。

② 猪肉末加盐、葱末、老抽、白糖拌匀成馅料。

③ 茄片中酿入肉馅，再裹匀脆炸糊，入热油中炸至金黄，捞出沥油即可。

营养十妙招

茄子是一种深绿色蔬菜，其中的营养很丰富，孕妈妈可以经常吃。但这道酥炸茄盒是油炸型食物，孕妈妈应有所节制。

冬瓜海带汤

材料 冬瓜300克，海带结250克，姜5片，盐1小匙，香菇高汤400毫升，香油适量。

做法

① 冬瓜洗净，以刀面刮除表皮，留下绿色硬皮，并将冬瓜切成块状，备用。

② 海带结洗净，备用。

③ 将适量清水与香菇高汤一齐倒入锅中，加入做法1中处理好的材料与姜片，先以大火煮开后再改用中小火续煮约15分钟。

④ 冬瓜煮至略呈透明后加入盐调味，滴入香油即可食用。

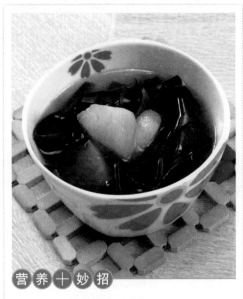

营养十妙招

冬瓜与海带营养都很丰富，二者搭配同食，既能提高身体免疫力，还不会发胖，又有消脂降压、清热利尿的作用。

助你好孕特别策划
——预防孕吐

孕妈妈由于体内激素分泌增加，常常会感到恶心，甚至会发生呕吐。此外，孕妈妈体内会分泌一种黄体酮，用来稳定子宫、减少子宫平滑肌的收缩，但这种黄体酮也会影响胃肠道平滑肌的蠕动，从而易造成孕妈妈消化不良，还会导致反胃、呕酸水等现象。孕妈妈如果呕吐严重，会导致体内缺水，呕吐导致的长期饥饿还会导致体内营养环境失衡，令健康受到严重危害，进而也会影响到胎宝宝的正常生长发育。需要警惕的是，孕妈妈剧烈呕吐还可能是由葡萄胎引起的，因为葡萄胎会使血液中的绒毛膜促性腺激素水平显著增高，从而引起剧吐。

早孕呕吐，听听专家怎么说

孕妈妈发生早孕呕吐时，要注意多饮水，多吃蔬菜和水果，还要配合合理的膳食，做到什么时候能吃就吃，什么时候想吃就吃。此外，孕妈妈如果发生了孕吐，在吐之后还要尽量吃东西，尽可能摄取更多的营养素，这样才有利于保持体内营养的供给。在择食和摄食方面，孕妈妈要做到不偏食、不挑食，保证每日热量和营养素的基本供应，保证母体和胎宝宝的健康。

维生素B$_6$可缓解孕妈妈呕吐

维生素B$_6$是一种孕早期经常用到的维生素，它在氨基酸代谢中扮演着重要角色，能增进大脑内一种重要的抑制性神经递质的生成，从而达到抑制呕吐的作用。所以，孕妈妈可以用维生素B$_6$来缓解孕吐反应。但是，孕妈妈不可以自己随便服用维生素B$_6$，否则就容易掩盖呕吐的症状，从而延误治疗，此时应该在医生的指导下合理用药。

有助于孕妈妈缓解呕吐的食材

孕妈妈可以多选择西红柿、苹果、柑橘等新鲜的蔬菜水果，不但味道酸甜，营养也很丰富，还有助于孕妈妈缓解孕吐。

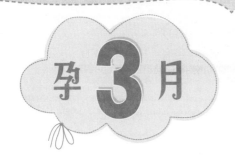

孕3月 少食多餐，食物多样

进入孕期的第3个月，许多孕妈妈仍然有明显的早孕反应，但只要在心理上积极应对，再加上合理的膳食营养，就能够轻松克服。因为仅从时间上和痛苦程度上看，早孕反应也不过相当于普通人得了几次感冒而已。

❀ 饮食要点月月查

胎宝宝发育

本月，胎宝宝的身长可达到10厘米左右，体重30～40克；胎盘已经逐渐成形；脸部轮廓日渐分明；内脏器官的发育已经基本完成，大部分肌肉组织正在逐渐具备完整的形态；外生殖器已经发育并分化完毕，可辨认出胎宝宝的性别。

孕妈妈变化

本月，孕妈妈的子宫如拳头大小，但腹部隆起仍然不是很明显；乳房有沉重感，乳头、乳晕的颜色继续加深；皮肤会失去光泽变得发暗，眼睛周围、面颊处会出现妊娠斑；小便次数明显增多，小腿也会出现抽筋现象。

孕3月饮食原则

本月，由于胎宝宝体积尚小，所需的营养还不是很多，但孕妈妈要注重所补充营养素的质量。另外，本月也是孕妈妈自身补充营养的关键时期。

◎孕妈妈在饮食上，除了要继续坚持少食多餐外，膳食调配也应多样化，要以新鲜、清淡、易消化、少油腻的食物为主，做到营养丰富、全面。

◎本月是胎宝宝脑组织增殖的激增期，也是成长发育的关键阶段，孕妈妈应注意多吃富含DHA、胆碱的海产品以及花生等健脑食物。

◎孕妈妈如果胃口好转，可适当加重饭菜滋味，以增进食欲，但仍应忌食过于辛辣、咸、冷的食物。

本月主打营养素推荐

蛋白质

孕妈妈要尽量保证蛋白质的摄入，植物蛋白和动物蛋白都可以。孕妈妈可以经常食用各种蔬菜、水果以及牛肉、羊肉等，以补充蛋白质。

无机盐

孕妈妈一定要保证叶酸、铁、必需氨基酸、维生素A、钙、磷、钾、锌、硒等营养素的摄入，既有助于预防贫血，也有助于胎宝宝神经系统的良好发育。只要保证食物、饮料的多元化，一般可以满足机体的需求。如枸杞子、甜杏仁等，经常食用，不仅可以补充无机盐，而且可以强身健体，增强免疫力。

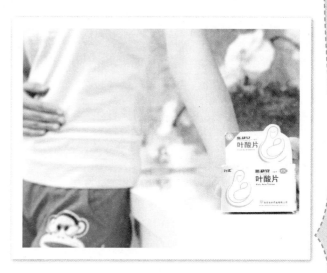

➡ 孕妈妈在这一阶段，仍然需要保证叶酸的供给。

◯ 孕3月每日营养套餐方案 ◯

餐　次	套　餐　方　案
早　餐	花卷（或豆包）1个，米粥1碗，鸡蛋1个，青菜适量
加　餐	牛奶1杯，消化饼干2片，苹果1个
午　餐	素菜1小盘，凉拌蔬菜1小盘，鱼肉菜1小盘，豆腐汤1小碗，米饭1碗
加　餐	全麦饼干2片，鲜榨果汁1杯
晚　餐	蔬菜炖豆腐1小碗，清蒸鱼1小盘，蛋黄莲子汤1小碗，米饭适量

❀ 孕3月饮食细节与禁忌

控制盐的摄入量

　　许多孕妈妈在怀孕期间，由于早孕反应强烈，恶心、呕吐的情况时有发生，因而导致口淡无味，特别喜欢吃咸食。但孕妈妈吃过咸的食物不仅对自身健康有害，对胎宝宝的生长发育也不利。因为怀孕期间，相比普通女性，孕妈妈生理上已经发生了一些特殊的变化，此时如进食过咸，容易引起体内水钠潴留，进而易出现水肿，增加心脏和肾脏的负担，甚至会严重损害孕妈妈的心、肾功能，还可能诱发妊娠高血压综合征。因此，孕妈妈必须限制食盐的摄入量。

　　但这也并不意味着孕妈妈吃得越淡越好。如果孕妈妈饮食中摄取盐分过少，甚至几乎没有盐，就容易引发肌肉痉挛、恶心、抵抗力降低，胎宝宝的生长发育也将深受其害。专家指出，对孕妈妈来说，饮食可稍淡些，每日食盐不超过5克即可。

孕妈妈要注意预防腹泻

　　孕妈妈如果发生腹泻，最常见的原因就是肠道感染，引起腹泻的致病微生物一般有沙门菌、痢疾杆菌、病毒等。另外，有一种李斯特菌，也是造成孕妈妈腹泻的常见菌，孕妈妈一旦感染，可导致流产或早产。可见，孕妈妈发生腹泻不仅关系到自身的健康，更可能影响到胎宝宝的健康，所以一定要注意预防腹泻。

　　在日常饮食中，孕妈妈要避免食用软奶酪、未充分加热的鸡肉、巴氏消毒奶、未充分加热的牛羊排、冻猪舌等，尤其不可食用冰箱内长时间贮存的食物，而应尽量食用新鲜蔬果、肉类等食物。

　　另外，孕妈妈在发生腹泻期间，可以多食用一些易消化的稀饭。如果同时伴有其他病症，则需要及时去医院就诊。

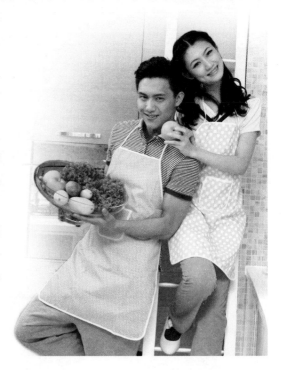

🔴 孕妈妈应注意尽量食用新鲜食物，以
　　防孕期发生腹泻。

90

孕妈妈不能混吃的食物组合

有些看似营养丰富的食物，往往却会引起孕妈妈的身体不舒服，为什么？因为有些食物是不宜搭配在一起食用的，否则可能引起孕妈妈身体不适，甚至还有可能引发其他的严重症状。孕妈妈要注意，下面这几种食物就不宜搭配在一起吃。

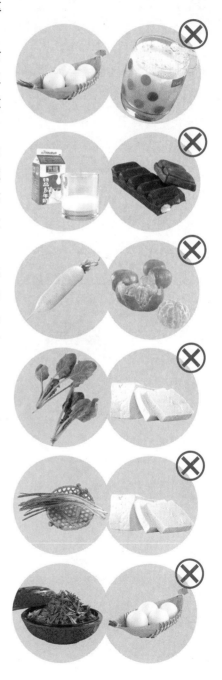

◎鸡蛋+豆浆：会降低蛋白质吸收。豆浆中含有胰蛋白酶；鸡蛋清里含有黏性蛋白，与豆浆中的胰蛋白酶结合，会降低人体对蛋白质的吸收率。

◎牛奶+巧克力：容易发生腹泻。牛奶中蛋白质和钙含量丰富；巧克力中含草酸。二者混合后食用，其中的钙会与草酸结合成一种不溶于水的草酸钙，不但影响吸收，还易引发腹泻等症状。

◎萝卜+橘子：易诱发甲状腺肿大。萝卜经代谢后会产生硫氰酸，这是一种抗甲状腺的物质。橘子、苹果等水果中的类黄酮物质在肠道内被细菌分解，转化成羟基苯甲酸等，可加强硫氰酸抑制甲状腺的功能，进而诱发甲状腺肿大。

◎菠菜+豆腐：易患结石症。豆腐里含有氯化镁、硫酸钙；菠菜中含有草酸。二者同食，可生成草酸镁和草酸钙，不能被人体吸收，而且还易引发结石症。

◎小葱拌豆腐：影响钙吸收。二者同食后，会生成白色沉淀物，即草酸钙，会影响人体对钙的吸收。

◎茶叶煮鸡蛋：影响铁的消化和吸收。茶叶中除含生物碱外，还含有酸性物质，一旦与鸡蛋中的铁元素结合，对胃有刺激作用，且不利于孕妈妈对铁的消化吸收。

适量吃巧克力有利于胎宝宝发育

研究发现，孕妈妈在怀孕期间适量吃巧克力，所生的宝宝与那些不吃巧克力的孕妈妈所生的宝宝相比，更喜欢微笑或表现出开心的样子。而在孕期相对容易紧张的孕妈妈，如果能适量吃一些巧克力，其所生的宝宝会表现得不怕陌生人。另外，喜欢吃巧克力的孕妈妈所生宝宝普遍呈现出比较健康向上的情绪，研究人员据此认为，这与巧克力中所含的某种化学成分有关，孕妈妈在食用巧克力后，会把这种化学物质传递给正在发育中的胎宝宝，从而使得其出生后表现出积极乐观的情绪。

但孕妈妈不宜过食巧克力。因为巧克力内含有咖啡因，如果孕妈妈过量摄入咖啡因，会影响胎宝宝的生长发育，甚至导致流产或早产。另外，过多食用巧克力，会使孕妈妈体内缺乏一些必需的营养素，从而会影响孕妈妈的身体健康。而且，巧克力所含糖分过高，可能诱发孕妈妈患妊娠糖尿病。

孕期常吃枣可增强抵抗力

红枣既是药物，也是食物，对于孕妈妈大有益处。红枣中含有非常丰富的维生素C，可增强孕妈妈身体的抵抗力，促进对铁的吸收；叶酸含量也十分丰富，可参与血细胞的生成，促进胎宝宝神经系统的发育；红枣中的维生素A对孕妈妈也很重要，据统计，孕妈妈对维生素A的需要量比普通女性要多出20%～60%；红枣中芦丁的含量也在百果中名列前茅，有助于预防妊娠高血压综合征以及缓解抵抗力低下等症状。

红枣虽好，但孕妈妈们也不能吃得太多。因为红枣的枣皮不易消化，过量食用有损孕妈妈的消化功能，易造成胀气、便秘等症，本身已有腹胀现象的孕妈妈更不宜食用，可以改喝红枣汤；红枣味甜，多吃容易生痰生湿，所以湿热重、舌苔黄的孕妈妈也不宜多吃，否则会因为水湿积于体内，从而引发水肿。孕妈妈在每天饭后吃上几颗就够了。

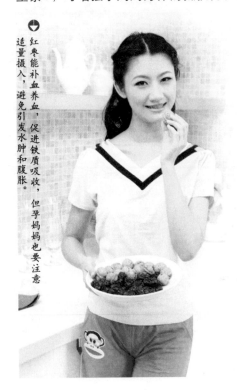

红枣能补血养血，促进铁质吸收，但孕妈妈也要注意适量摄入，避免引发水肿和腹胀。

孕妈妈应该怎么喝牛奶

孕妈妈不仅要从饮食中摄取维持自身健康的营养，还要提供胎宝宝所需的营养，以满足胎宝宝的生长发育需要，同时为分娩和产后哺乳做好营养准备。牛奶因其富含钙、优质蛋白质等丰富的营养，成为孕妈妈日常饮食中不可缺少的一部分。牛奶虽好，孕妈妈饮用时也要讲究一定的方法，这样才能起到好的作用。那么，牛奶怎样喝才能发挥其最大作用呢?

◎不宜空腹喝。空腹喝牛奶，会使牛奶无法长时间在肠道内留存，所以不利于人体对牛奶中各种营养物质的吸收。如果在吃一点东西后再喝牛奶，便可以使牛奶浸入这些食物中，这样可进行充分的吸收和利用。孕妈妈可在喝牛奶之前吃些面包或糕点。

◎不宜过量饮用。孕妈妈喝牛奶时，一次的饮用量不要太多。否则，过量的牛奶会造成孕妈妈胃肠蠕动紊乱，导致肠胀气或上腹部不适。

◎宜先热牛奶后加糖。有的孕妈妈喜欢喝甜牛奶，喜欢在纯鲜牛奶加糖后再加热饮用，但这样的牛奶并不适合孕妈妈饮用，因为其中的赖氨酸与果糖在高温下产生了一种有毒物质——果糖基赖氨酸。所以，在牛奶煮热后稍晾片刻再加糖更好。

◎牛奶、果汁不宜同时饮用。果汁中的酸性物质会与牛奶中的蛋白质结合而产生凝块，影响消化和吸收，还会造成胃肠饱胀。所以，孕妈妈饮用牛奶时，不宜同时饮用果汁。

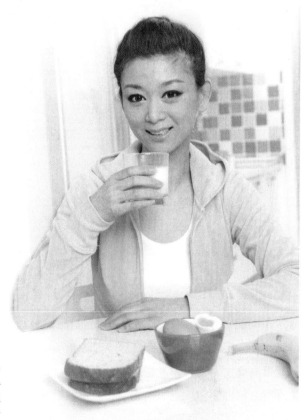

牛奶虽然富含钙、优质蛋白等营养成分，但如果饮用不当可能会阻碍营养的吸收，所以孕妈妈饮用牛奶时要讲究方法，注意营养的搭配。

孕期适量吃粗粮更健康

粗粮泛指糙米、玉米、燕麦、紫米、全麦面包等五谷杂粮，还有甘薯、芋头、南瓜等未精致加工过的食物。吃粗粮有益健康，因为粗粮中保存了许多细粮中没有的营养，膳食纤维比较多，富含B族维生素等。对于孕妈妈来说，适当补充粗粮，不但能补充细粮中所没有的营养，而且粗粮里的膳食纤维可降低人体内血浆胆固醇水平，降低餐后血糖和血胰岛素升高的反应，有促进肠胃蠕动、帮助消化的作用，可以防止孕期便秘。

适合孕妈妈吃的粗粮主要有以下几种：

玉米

含有丰富的不饱和脂肪酸、淀粉、胡萝卜素、无机盐、镁等多种营养成分；玉米油富含维生素E、维生素A、卵磷脂及镁等营养素。孕妈妈经常食用玉米制作的食物，可以加强胃肠蠕动，促进身体新陈代谢，加速体内废物排泄。

甘薯及其他薯类

所含的氨基酸、维生素远远高于细粮，而且其富含淀粉和钙、铁等无机盐。此外，甘薯中还含有一种类似于雌激素的物质，孕妈妈经常食用，能令皮肤白皙、娇嫩。

各种豆类

大豆、绿豆、黑豆、红豆、芸豆、豌豆等豆类，都富含膳食纤维，具有良好的润肠通便、降压、降脂、调节血糖、预防结石等作用。

糙米

其胚芽含有蛋白质、维生素及锌、铁、镁、磷等无机盐，都是孕妈妈每天需要摄取的营养素。

荞麦

含有其他谷物不具有的叶绿素和芦丁，还富含B族维生素，可为孕妈妈提供大量营养；其中的丰富赖氨酸成分还能促进胎宝宝发育和增强孕妈妈的免疫力。

不过，粗粮也并非吃得越多越好。粗粮不容易消化，孕妈妈过多吃粗粮会影响对蛋白质、无机盐和某些微量元素的吸收，从而会导致营养缺乏，降低身体的免疫能力。因此，孕妈妈应控制每天粗粮的摄入量，且最好粗细搭配，粗粮与细粮比例以6∶4较为适宜。

缓解孕妈妈晨吐的方法

孕吐几乎是每个孕妈妈都要经历的过程。尤其是在清晨，孕妈妈更容易产生头晕、恶心、呕吐、食欲不振、肢体乏力等早孕反应。那么，怎样才能减轻这些不适呢？

食用酸味食物

酸性食物能刺激孕妈妈胃酸分泌，提高消化酶活性并促进胃肠蠕动，从而可以增加食欲。孕妈妈可以食用一些能刺激味觉的酸性食物，如柠檬，富含维生素C，可健脾开胃，孕妈妈可以自制些柠檬汁，既可补充维生素和无机盐，又有助于缓解孕吐，此外，孕妈妈在起床后嗅一嗅柠檬，也有助于缓解晨吐。但柠檬酸性较强，有胃酸多和胃溃疡症状的孕妈妈不可多食。

膳食以清淡、少油腻、易消化为主

孕妈妈发生恶心呕吐，多在清晨空腹时较重，为减轻孕吐反应，孕妈妈的饮食不可过于油腻，同时要以易消化为原则，可吃些较干的食物，如烤馒头片、烤面包片、饼干等。另外，土豆富含碳水化合物，还含有较多的维生素B6，能有效缓解早孕反应。因此，孕妈妈不妨在清晨吃些用土豆制作的食物，可帮助缓解厌油腻、呕吐的症状，还有助于防治妊娠高血压综合征。

孕妈营养视线

缓解孕吐小妙方

◎自制姜茶。切两片硬币大小的生姜，然后用开水浸泡5～10分钟。取出生姜，在水中加入红糖、蜂蜜或柠檬就可以了。

◎吃个苹果。早晨吃一个苹果，对缓解恶心和呕吐很有帮助，而且有助于保持肠道畅通，预防便秘。

◎每天吃根黄瓜。黄瓜的清香会让孕妈妈食欲大增。

◎利用蜂蜜应对孕吐。起床前，将一勺蜂蜜含在嘴里，可以帮助身体吸收一部分血糖，使血糖浓度不致过低，这样孕吐的次数自然就减少了。

孕早期补充营养小技巧

◎孕妈妈的饮食结构应尽量保持多样化，做到营养均衡、全面，避免养成挑食、偏食的习惯。

◎孕妈妈如果体力消耗大，每天应进食足够多的食物，以给自身及胎宝宝补充充足的营养物质。

◎有的孕妈妈不爱吃粗粮，常吃精米、精面，更应多补充B族维生素，而常吃杂粮和粗粮者则不必多补充。

◎孕期在夏季时可多吃新鲜蔬菜，在秋季时则可多吃新鲜水果。

◎孕妈妈不可忽视主食的供给，但也不必过多地增加主食，需要增加的是副食品的种类和数量，尤其要保证副食品中含有足够的蛋白质。

◎不喜欢吃肉、蛋、乳制品的孕妈妈，体内最易缺乏优质蛋白质，这些孕妈妈可以多吃豆类和豆制品。

孕早期应少吃方便食品

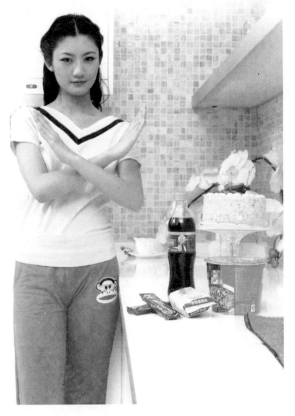

许多女性都喜欢吃方便食品，如方便面、火腿肠等，即使怀孕后也不愿放弃。方便食品虽然大多吃起来方便又有滋味，但医学专家指出，方便食品对孕妈妈健康与胎宝宝发育都没有什么好处。因为方便食品的安全性很难得到保证，在生产过程中往往还会添加大量的防腐剂，这些成分对孕妈妈的健康也很不利。另外，这类食品中的优质脂肪含量很少，经常食用，会使孕妈妈的体内缺乏必需脂肪酸，而良好的胎盘及丰富的血管的构建特别需

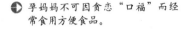
孕妈妈不可因贪恋"口福"而经常食用方便食品。

要脂肪酸，脂肪酸也是胎宝宝大脑发育的重要成分。所以，孕妈妈不宜食用方便食品，以免对孕妈妈和胎宝宝产生不利影响。

应少吃罐头食品

如果孕妈妈喜欢逛食品超市，就会发现花花绿绿的罐头食品比比皆是，这给许多孕妈妈带来了一丝惊喜，因为这些罐头食品食用起来又省时又省力，而且有些罐头食品（如水果罐头）还可弥补产地、季节的缺陷，即使在寒冷的冬季也可以调节余缺，丰富孕期的饮食。因而，许多孕妈妈以多吃罐头来增加营养，特别是有些早孕反应较明显的孕妈妈，更喜欢以此来提高食欲，增加营养。

其实，罐头食品风味虽好，孕妈妈却不宜多吃。孕妈妈如果常吃罐头食品，对自身健康及胎宝宝发育非常不利。原因主要有以下几点。

含食品添加剂

罐头食品在生产的过程中，往往都要加入香精、甜味剂、人工合成色素、防腐剂等添加剂，这些人工合成的化学物质对胚胎组织发育有一定影响。因为在胎宝宝发育的早期，细胞和组织要严格按一定规律进行繁殖和分化，对一些有害化学物质难以做出反应及解毒，因而很容易导致畸胎。

长时间存放

罐头保质期较长，因而市售的罐头食品存放时间往往也较长，甚至超过保质期，质量已经发生变化，孕妈妈吃了对健康不利。

可能被细菌污染

罐头食品如果消毒不彻底或密封不严，就会被细菌污染，产生对人体有害的毒性物质，孕妈妈如果误食这种罐头，可造成食物中毒，危害相当严重。

而且，由于胎宝宝处于快速生长发育阶段，每一天都在变化，身体各组织对化学物质的反应非常敏感且自身解毒功能低下，而罐头食品却会影响胎宝宝身体，尤其是大脑的健康发育，甚至还可因某些化学物质的蓄积而引起慢性中毒，可影响胎宝宝的细胞分裂，造成发育障碍，引起流产或早产。

此外，罐头中的维生素因为经过加热处理以及存放时间长等原因，也会有相当多的损失。研究发现，如果罐头食品经加热处理，其中的维生素C可损失10%～60%，B族维生素可损失20%～80%，其他营养素也会发生不同程度的损失。所以，孕妈妈忌以罐头食品为自己"补充"营养，还是食用各类新鲜食品为好。

益于孕早期体重控制的健康食物

　　孕妈妈的日常饮食要做到少食多餐，这就意味着挑选的食物要"精明强干"。以下几种食品，既能满足孕妈妈挑剔的胃口，又能保证低脂低热量，只要不过量食用，就不会导致肥胖。

◎低脂酸奶：富含钙和蛋白质，且很容易消化吸收。即便是对于患有乳糖不耐症的孕妈妈也是如此。孕妈妈常喝酸奶还有助于胃肠健康。

◎全麦面包：全麦面包可以保证孕妈妈每天摄入20～35克的膳食纤维。同时，全麦面包还可以为孕妈妈提供丰富的铁和锌。

◎绿叶蔬菜：绿叶蔬菜富含维生素及各种无机盐，比如，菠菜含有丰富的叶酸和锌；甘蓝富含钙质。孕妈妈可以随时在汤里或饺子馅里加入新鲜的绿叶蔬菜。

◎豆制品：对于素食的孕妈妈来说，豆制品是首选的健康食品，可以提供很多孕期所需的营养，如蛋白质。

◎香蕉：可以为孕妈妈提供能量，从而快速缓解疲劳。被呕吐困扰的孕妈妈也可经食用香蕉，能有效缓解孕吐。

◎瘦肉：孕期对于铁的需求量会成倍地增加。孕妈妈体内储存的铁不足，会感到易疲劳。瘦肉中的铁是供给孕妈妈铁元素的主要来源之一，也最易于被人体吸收。

　　● 孕早期孕妈妈需要通过饮食调整做好体重管理，
　　以便为自身健康和胎宝宝的正常发育做好准备。

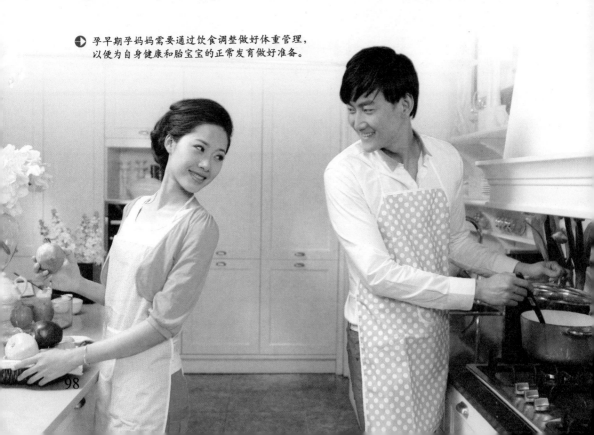

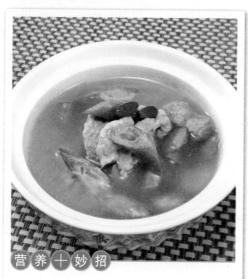

四季豆瘦肉汤

材料 四季豆100克，瘦肉200克，脊骨150克，姜、枸杞子、盐各适量。

做法

1. 将瘦肉切块；脊骨剁块；姜去皮，切片，备用。
2. 煲内烧水，待水沸时，放入瘦肉块、脊骨块氽烫一下，取出并洗净血水，备用。
3. 取沙煲，放入四季豆、瘦肉块、脊骨块、姜片、枸杞子，加入清水，慢火煲2小时后调入盐即可。

营养十妙招

四季豆健脾化湿，有补益脾胃的作用。猪瘦肉和猪脊骨不仅补虚益气，还有强筋健骨的作用，对孕妈妈的健康有益。

白菜猪肉汤

材料 猪肉400克，白菜、娃娃菜各100克，姜4片，青椒丝、红椒丝各适量，盐1小匙，香油少许。

做法

1. 白菜洗净切片；娃娃菜洗净，切长条。
2. 猪肉洗净，氽烫去除血水，再放入沸水中，加姜片及料酒煮5分钟，捞出切片。
3. 先将白菜片放入肉汤内，再加入猪肉片、娃娃菜条同煮。
4. 加盐调味，拣除姜片，撒上青椒丝、红椒丝，淋香油即可。

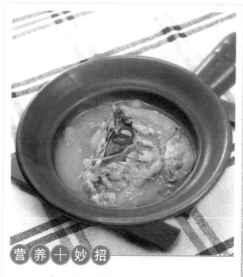

营养十妙招

此菜可为人体补充蛋白质、维生素等多种营养成分，有利于孕妈妈补充营养及胎宝宝发育，孕妈妈可多食。

99

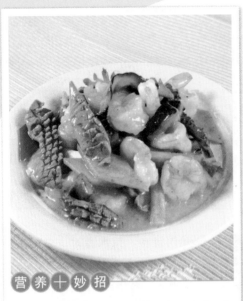

腰花爆香菇虾仁

材料 猪腰、虾仁各100克，香菇、胡萝卜、芦笋各50克，红椒片、姜末、蒜末、料酒、蚝油、水淀粉各适量。

做法

❶ 香菇切块，胡萝卜切片，芦笋切段，均入沸水锅氽烫，沥干后备用；虾仁洗净；猪腰去白筋洗净，先切花再切片，氽烫后沥干，备用。

❷ 油锅烧热，放入姜末、蒜末与红椒片炒香，加入除水淀粉外的其余材料拌炒至熟，最后加水淀粉勾芡、收汁即可。

营养十妙招

这道菜荤素搭配，原料众多，营养比较丰富和全面。因猪腰腥膻味较重，所以需用料酒烹饪以去腥，孕妈妈平时要少用料酒。

芦笋香菇炒肉丝

材料 芦笋段250克，猪瘦肉150克，水发香菇4～5朵，姜丝、葱段、盐、酱油、干淀粉、水淀粉各适量。

做法

❶ 香菇洗净，切条；猪瘦肉切丝，加植物油、酱油、干淀粉拌匀，腌渍10～15分钟。

❷ 油锅烧热，下姜丝炒香，再放肉丝炒至八成熟，捞出沥干油分；烧热余油，放入芦笋段、香菇条、盐同炒，加少量水焖2分钟，加入肉丝、葱段同炒至熟透，用水淀粉勾薄芡出锅装盘即可。

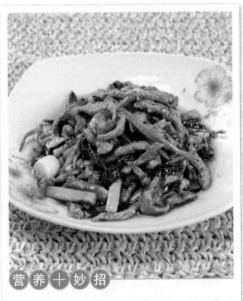

营养十妙招

芦笋所含的多种维生素以及微量元素的质量都优于普通蔬菜，孕妈妈经常食用，可有效补充孕期所需营养。

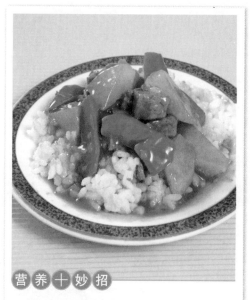

萝卜牛腩盖饭

材料 牛腩100克，蒜片、胡萝卜、白萝卜、米饭、牛肉高汤、盐、番茄酱各适量。

做法

① 胡萝卜、白萝卜分别洗净，切滚刀块；牛腩洗净，切块。

② 锅置火上，放入少量色拉油烧热，加入蒜片爆香，加入胡萝卜块、白萝卜块翻炒，接着加入牛腩块炒5分钟左右，再加入番茄酱拌炒均匀。

③ 加牛肉高汤，沸腾后转小火炖煮至牛腩熟，用盐调味，盛出盖在饭上即可。

营养 ✚ 妙招

牛肉味道鲜美，享有"肉中骄子"的美誉，其中的磷、铁、锌的成分也很多，有较强的补血作用，很适合孕妈妈食用。

海南鸡饭

材料 米饭200克，鸡腿块100克，蒜末1大匙，葱段、姜片各少许，熟黑芝麻、盐、葱姜汁各适量。

做法

① 鸡腿块汆烫后去除血水。

② 锅中放入鸡腿块及葱段、姜片、适量水煮熟，关火，浸泡至汤汁稍凉时取出鸡腿块，鸡汤留下。

③ 油锅烧热，炒香蒜末，再倒入鸡汤进行翻炒；鸡块放盘内，一旁盛入米饭，并在米饭上撒熟黑芝麻；另将葱姜汁放在小碟内，倒入2大匙热油后，加盐调匀，供蘸食鸡腿块时使用。

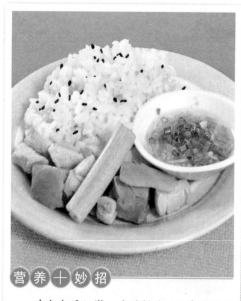

营养 ✚ 妙招

鸡肉肉质细嫩、味道鲜美，适合多种烹调方法，不但适于热炒、炖汤，而且还是比较适合冷食凉拌的肉类之一。

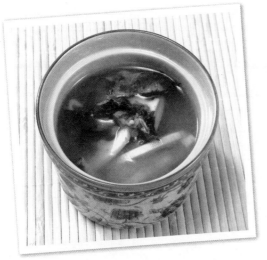

莲藕紫菜煲猪肉

材料 莲藕400克，猪肉块300克，紫菜20克，姜2片，盐适量。

做法

1. 将猪肉块氽烫后捞出，沥干。
2. 紫菜泡水3分钟，去除杂质；莲藕洗净，去皮，切片备用。
3. 煲锅中加水煮开，加入除盐之外的所有材料以大火煮滚，改中火继续煲2小时，加盐调味即可。

大虾白萝卜汤

材料 净虾4只，白萝卜300克，盐、高汤、葱花、香油各适量。

做法

1. 白萝卜去皮，洗净后切丝，与虾一同氽烫至熟，捞出备用。
2. 油锅烧热，倒入高汤，放入虾、白萝卜丝煮4分钟，再加入盐烧沸，撇去浮沫，淋上香油、撒葱花即可。

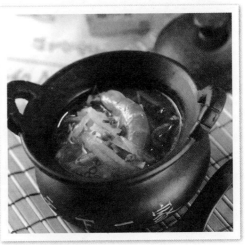

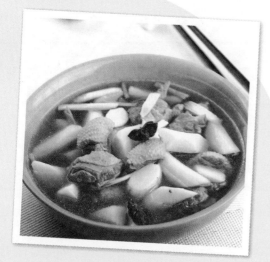

芋头鸭肉汤

材料 鸭肉块300克，芋头块250克，蒜苗段50克，姜片、蒜片、盐、酱油、大料各适量。

做法

1. 油锅烧热，下入鸭肉块炒至变色。
2. 另取锅，放入清水、大料，煮沸后放入鸭肉块、芋头块、姜片、蒜片、酱油续煮约30分钟，加入蒜苗段、盐调味。

干贝蔬菜粥

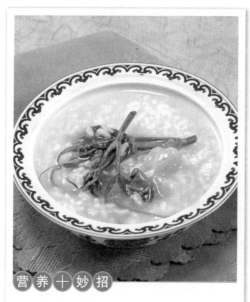

材料 大米160克，空心菜适量，干贝4个，盐半小匙。

做法

1. 干贝放在水中浸泡至软，浸泡干贝的水留下，煮粥时可放入。
2. 空心菜择洗净，沥干备用。
3. 大米洗净，沥干，拌入盐及油腌20分钟。
4. 将做法1中的水放煲内煮开，放入大米及干贝煮开，改用中火，将锅盖半盖，煲45～50分钟至白粥绵滑。
5. 放入空心菜，加入适量盐调味即可食用。

营养 + 妙招

干贝又称瑶柱，具有平肝化痰、补肾清热的作用。大米补虚强身，用其煮粥，香气浓郁、柔软可口。

丝瓜排骨粥

材料 大米1杯，花生60克，排骨、丝瓜块各150克，葱花、盐各少许。

做法

1. 大米洗净，沥干，拌入盐和适量油，腌渍一会；排骨剁块，汆烫，沥干。
2. 将花生、排骨块放入煲中，大火煮开，转小火煲30分钟，再加大米煲成粥。
3. 油锅烧热，放入丝瓜块炒香，倒入粥内煲熟。
4. 放盐拌匀，最后撒上葱花即可出锅食用。

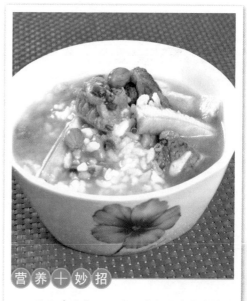

营养 + 妙招

丝瓜清淡爽口，是夏季解暑消暑的时蔬之一，含有多种维生素，比如B族维生素、维生素C、维生素B_2等，营养价值很高。

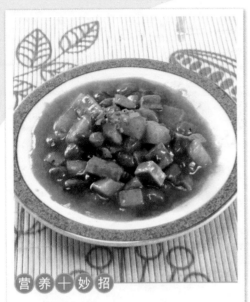

营养十妙招

因豆腐含有植物蛋白，过量食用会引起消化不良，而萝卜特别是白萝卜的助消化功能比较强，因此二者适宜同食。

吉祥三宝

材料　豆腐干、白萝卜各150克，花生米、白糖各适量，香油、盐各少许。

做法

❶豆腐干、白萝卜分别用清水洗净，均切成丁入，沸水锅中氽烫，捞出沥干，然后与花生米一起装盘，备用。

❷用盐、白糖、香油调成味汁，淋入盘中拌匀即可。

冬瓜烧油菜

材料　冬瓜100克，火腿50克，虾仁30克，油菜3棵，蒜末、姜末、盐各适量，白糖少许。

做法

❶火腿切成片；冬瓜去皮，切厚片，备用。

❷油菜择洗干净，然后一切两半，备用。

❸虾仁用清水泡好。

❹锅置火上，下入油烧热，加入姜末、蒜末炒香，添适量清水，下入火腿片、虾仁、冬瓜片、油菜，烧至熟后加盐、白糖调味即可出锅装盘。

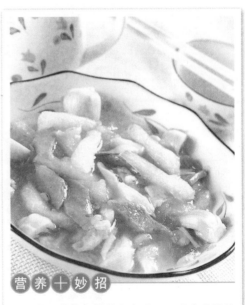

营养十妙招

冬瓜若与火腿搭配食用，可以为孕妈妈提供丰富的蛋白质、脂肪、维生素C和钙、磷、钾、锌等无机盐。

魔芋炒西蓝花

材料 西蓝花朵、魔芋卷各250克，蒜末、红椒片、盐、白糖各适量。

做法

❶ 油锅烧热，放入蒜末、红椒片炒香，加入西蓝花朵、魔芋卷，大火快炒至软。

❷ 最后加入盐、白糖以及少许水，改小火炒至熟软即可盛起。

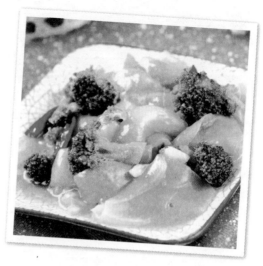

黄瓜素炒青豆

材料 黄瓜块150克，青豆100克，青椒片、红椒片、葱花、蒜末、清汤、盐各适量。

做法

❶ 油锅烧热，放入葱花、蒜末爆香，再放入青豆、黄瓜块、青椒片、红椒片翻炒均匀。

❷ 下清汤、盐调味，翻炒片刻，待炒熟后即可出锅装盘。

素炒三丁

材料 炸花生米80克，莴笋、白萝卜、胡萝卜各50克，姜末10克，盐、白糖、水淀粉各适量。

做法

❶ 三种蔬菜分别洗净、切丁，汆烫后捞出沥干。

❷ 油锅烧热，放入除水淀粉之外的材料翻炒，最后用水淀粉勾芡即可食用。

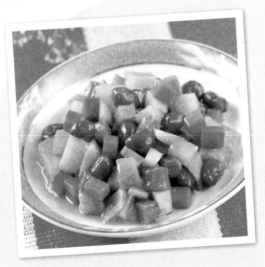

怀孕期间，孕妈妈由于身体受激素影响，加上腹中胎宝宝成长需要许多能量，因此很容易产生疲惫感或身体酸痛感。孕期疲惫虽然不算严重的身体不适，但它会加重孕妈妈的心理负担且影响心情，所以应该积极地对待，尽量从饮食和生活作息上进行调整。

在饮食上，孕妈妈应注意摄取富含维生素B_1和维生素E的食物。维生素B_1可以促进碳水化合物的代谢，帮助肝糖的生成并转变成能量，可以迅速恢复体力、消除疲劳；调整身体上的压力与情绪的不安状态。维生素E则有扩张末梢血管的作用，不但可以改善手脚的末梢血液循环，还可以将营养输送到脑部，对于脑部的血液循环也有很好的帮助。此外，孕妈妈可适量食用香蕉，因为香蕉中富含的镁具有消除疲劳的效果，孕妈妈每天吃1~2根香蕉可改善孕早期疲惫现象。而且，香蕉能快速补充能量，其中的糖分可迅速转化为葡萄糖并很快被人体吸收，是一种很好的能量来源。

在日常作息上，孕妈妈应注意多休息，尽量保持充足的休息和睡眠，以保证有足够的血液输送给胎宝宝，增加供氧量。在孕早期过后，大多数孕妈妈的精力都会恢复很多。

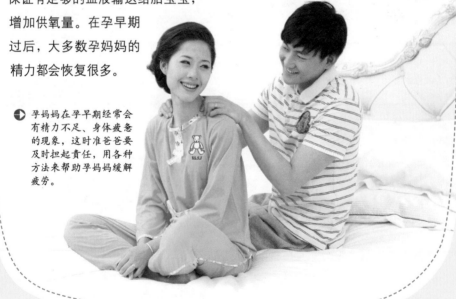

➡ 孕妈妈在孕早期经常会有精力不足、身体疲惫的现象，这时准爸爸要及时担起责任，用各种方法来帮助孕妈妈缓解疲劳。

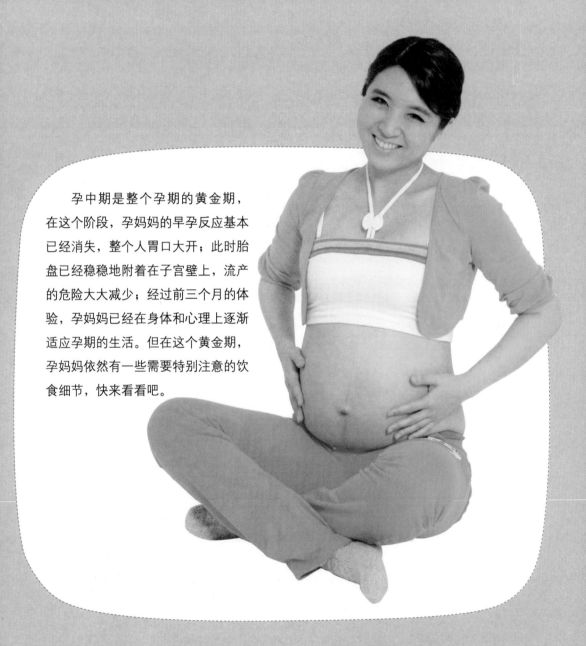

第四章

孕中期：母爱在互动中升华

孕中期是整个孕期的黄金期，在这个阶段，孕妈妈的早孕反应基本已经消失，整个人胃口大开；此时胎盘已经稳稳地附着在子宫壁上，流产的危险大大减少；经过前三个月的体验，孕妈妈已经在身体和心理上逐渐适应孕期的生活。但在这个黄金期，孕妈妈依然有一些需要特别注意的饮食细节，快来看看吧。

孕中期饮食营养总则

❀ 孕中期的营养要求

进入孕中期的孕妈妈越来越需要更多的营养了。这时，孕妈妈要摄取更为丰富的食物种类，且不能偏食、少食。只要保证饮食多样化，食物的摄取量足够且合适，孕妈妈就可以轻松度过这段时期。

增加蛋白质摄入量

孕中期是胎宝宝发育的关键阶段，孕妈妈的膳食中应增加足量的、可供应大脑发育需要的蛋白质。我国营养学会建议，从事极轻体力劳动的孕妈妈每日膳食中摄入蛋白质总量应为80克。

脂肪供给要适量

孕中期，孕妈妈的体内开始存积脂肪了，这是为分娩和产后哺乳做必要的能量储备。大约在孕24周时，胎宝宝也开始储备脂肪了。所以，孕妈妈此时应摄入适量的脂肪，摄入量一般以占全部热量的25%～30%为宜，尤其应注意摄取植物油。

热量要相应增加

孕妈妈在这一阶段，体内的基础代谢增强，所以需要的热量也就相应增加了，但其摄入量应与消耗保持平衡，摄入过少不足以保持营养素的供应，而过多摄入也无益处。我国营养学会建议，孕中期孕妈妈每月主食摄入量应达400克，并应注意粗细粮的搭配。

增加维生素的摄入量

进入孕中、晚期，孕妈妈应逐步增加叶酸的摄取量。孕妈妈应适当摄入动物肝脏、绿色蔬菜、酵母等食物，这些食物中叶酸含量最丰富。同时，为防止孕妈妈此时患巨幼细胞贫血，所以要多补充维生素B_{12}。维生素B_{12}主要存在动物肝脏、奶、肉、蛋、鱼中，植物性食品一般不含维生素B_{12}。

供给适量的无机盐

孕妈妈应注意选择小白虾、虾皮、奶及奶制品等含钙高的食物；多吃海带、紫菜等含碘丰富的食物；还要增加锌的摄入量，以促进胎宝宝大脑器官的发育。

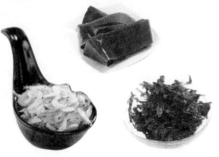

❀ 孕中期的饮食安排

这一阶段，孕妈妈对怀孕的适应性增加了，早孕反应也减轻了，食欲大为好转，胃口大增，因而应适当增加饮食量。

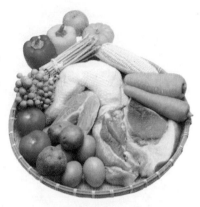

➡ 进入孕中期，孕妈妈的饮食种类要更加丰富。饮食的多样化有助于孕妈妈保持身体健康，也有利于胎宝宝发育。

食量适度增加

孕中期，孕妈妈随着子宫增大，餐后常因胃部受到挤压而出现饱胀感，因此可增加餐次，每餐摄食量也可有所增加。但还是应适度进食，否则会造成营养过剩，导致体重增加过多，给分娩带来不必要的困难。

主食摄入量要增加

孕妈妈仍应把米、面等主食作为热量的主要来源，提倡孕妈妈以米、面搭配些杂粮食用，如小米、玉米、燕麦片等。

适量食用一些动物性食品

孕妈妈应适量食用一些动物性食品，如鱼、禽、蛋、瘦肉等，因为其中的优质蛋白质是胎宝宝生长和孕妈妈营养供给的物质基础。

不要忽视植物油的摄入

脂肪中的必需脂肪酸是胎宝宝身体和大脑发育的必需物质，必须及时补充。因此，孕妈妈应增加大豆油、花生油、菜子油等烹调植物油的量，也可多吃些核桃仁、花生等油脂含量较高的食物。

合理烹调，减少维生素损失

孕妈妈要注意选择维生素含量丰富的食物，而且要特别注意防止在烹调加工时造成维生素损失。可以在烹调蔬菜时先洗后切，现切现做，烧炒蔬菜时大火快炒。另外，根据孕妈妈的营养需求和饮食原则，最好不用油煎、火烤、油炸、烟熏等烹调方法，否则会使食物在高温加热的情况下失去营养价值，还可能会由于结构的变化而不易被人体消化吸收。有些营养素（如脂肪）经过不恰当的烹调方法，还会产生对人体有害的物质，所以孕妈妈要注意。

孕 4 月　食欲旺盛，胃口大开

从孕4月开始，孕妈妈的肚子就会渐渐隆起了，早孕反应也逐渐减轻和消失，胃口一下子变得非常好，因而此时是补充营养的良好时机。

❀ 饮食要点月月查

胎宝宝发育

本月，胎宝宝增长迅速，肺脏已基本形成，呼吸运动变得发达起来；胃肠道充分发育；胎盘发育完成，脐带将胎宝宝与孕妈妈连为一体，形成维持胎宝宝发育的系统。

孕妈妈变化

本月，孕妈妈的腹部明显地凸出、乳房增大、子宫已经长到如小孩头的大小；早孕反应基本消失，胃口变好了；扩大的子宫也会压迫肠道，影响其正常的功能。

孕4月饮食原则

◎粗细搭配、荤素搭配。本月孕妈妈由于孕早期的不适基本消失，饮食情况大有改善，流产的危险也降低了。膳食不要吃得过精，宜粗细搭配、荤素搭配，以免造成某些营养素吸收不够。

◎应增加主食的摄入。应选用标准米、面，也可食用小米、玉米、燕麦片等粗粮，但不要一次吃得过多、过饱，也应经常调换品种，避免一连几天大量食用同一种食品。

◎增加动物性食物摄入。动物性食物中富含的优质蛋白质可以供给胎宝宝生长发育和维护孕妈妈健康所需的营养。此外，一些海产品中也富含蛋白质，孕妈妈也应经常食用。

◎注意补充海产类食物。进入本月，胎宝宝的甲状腺开始制造自己的激素了，而碘是保证甲状腺正常发挥功能的重要营养素。如果孕妈妈摄入碘不足，那么胎宝宝出生后就易出现甲状腺功能低下的情况，会影响新生宝宝大脑的发育。孕妈妈在平时应经常食用鱼类、贝类和海藻等食物，每周可以吃2~3次。这些食物都是含碘丰富的食物，但每次的食用量不宜过大。

本月主打营养素推荐

蛋白质

孕妈妈每天蛋白质的摄入量应增加15克，达到75～95克。此时早孕反应仍然严重，不能正常进食的孕妈妈更应多摄入优质蛋白质。

热量

保证热量的供给对孕妈妈和胎宝宝来说，都很重要。孕妈妈要适量增加热量的供给，以满足自身健康及胎宝宝生长发育的需要。我国的膳食营养素推荐供给量规定，孕中期热量每日增加约200千卡。

水

孕妈妈应注意每天保证饮用水的供给量，可每天饮用6～8杯白开水。但是，果汁不宜饮用太多，因为果汁甜度太高，不利于宝宝骨骼发育。

维生素

本月，孕妈妈要相应增加各种维生素的供给，如维生素A、维生素D、维生素E、维生素B_1、维生素B_2和维生素C等的供给，可选择各种蔬菜和水果，如胡萝卜、茄子、葡萄、橙子等。

无机盐

钙、铁等无机盐对胎宝宝血、肉、骨骼的生成起着重要作用，这时也应增加摄取量。每天铁元素需求量可增加至25～35毫克，碘、锌、镁、铜、硒等其他营养素也要适量摄取。

◎ 孕4月每日营养套餐方案 ◎

餐　次	套　餐　方　案
早　餐	面条1碗，豆包1个，鸡蛋1个，蔬菜适量
加　餐	牛奶1杯，饼干2片，水果1个
午　餐	瘦肉炒蔬菜、凉拌西红柿、炖豆腐各1小盘，米饭适量
加　餐	全麦饼干2片，果汁1杯
晚　餐	鸡蛋炒蔬菜、豆腐炖菜、海鲜炒菜各1小盘，肉末粥1小碗，花卷1个

❀ 孕4月饮食细节与禁忌

孕妈妈要少吃精制主食

有的孕妈妈不爱吃粗粮，只爱吃那些精米精面等细粮，但细粮由于加工方法过于精细，导致其中的营养成分大量损失，长期食用，易引起孕妈妈营养素摄取不足，尤其是引起微量元素和维生素的缺乏，而微量元素为人体所必需，对孕妈妈和胎宝宝来说都极为重要。孕妈妈如果缺乏微量元素，可能会引起早产、流产、死胎、畸胎等严重的后果。

所以，孕妈妈在日常生活中应尽量食用"完整食品"，即未经过加工或部分经过精细加工的食品，这样的食物营养更为丰富，尤其是微量元素更丰富，经常食用，可保证对孕妈妈和胎宝宝的营养供应。此外，孕妈妈也可多食用一些普通的谷类和面粉。

玉米等粗粮，孕妈妈要经常食用

玉米等粗粮中蛋白质、脂肪、糖类、维生素和无机盐含量都比较丰富。具体如下：

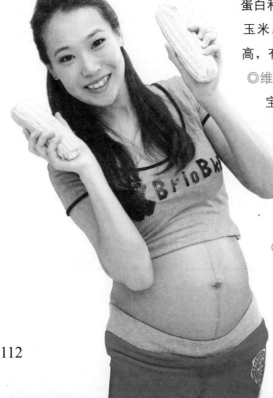

◎蛋白质含量丰富。其特有的胶质蛋白、球蛋白和白蛋白所占比例都很高。尤其是甜玉米，其中的天冬氨酸、谷氨酸含量较高，有助于胎宝宝大脑发育。

◎维生素含量较多。维生素也有益于胎宝宝的大脑发育。其中，黄玉米含有的维生素A对宝宝的视力发育很有好处。

◎膳食纤维含量较多。多吃玉米有利于帮助孕妈妈消除便秘，从而维护肠道的健康。

◎脂肪酸含量较高。玉米中的亚油酸、油酸等脂肪酸含量也很高，对胎宝宝大脑的发育有好处。

➲ 玉米营养丰富，孕妈妈要经常食用。

进食豆类食品不可过量

我国的传统饮食讲究"五谷宜为养，失豆则不良"，即豆类在饮食结构中不可或缺。富含蛋白质的豆类对于孕妈妈来说，也是非常具有营养价值的食品。与肉类相比，其热量和饱和脂肪酸含量不多，而膳食纤维量则更多，有助于孕妈妈预防便秘。同时，豆类食品中丰富的亚油酸和磷脂对人体非常有益，还能促进胎宝宝神经发育。亚油酸还可降低血中胆固醇，有助于孕妈妈预防妊娠高血压综合征。但孕妈妈食用豆类食物也不可过量，还应注意以下禁忌。

脾胃不好的孕妈妈要少吃豆类食物

豆类食物中含有大量的蛋白质，孕妈妈食用过多会引起消化不良，导致腹胀甚至腹泻，还会阻碍铁的吸收。因此，脾胃功能差的孕妈妈，尤其是患有急性和慢性浅表性胃炎的孕妈妈要少食豆制品。

肾脏不好的孕妈妈也不可多食豆类食物

豆类食物中的植物性蛋白含大量的嘌呤碱，如果食用过多，易加重肾脏的代谢负担，所以，孕妈妈如果肾脏功能差，不宜过多食用豆类食物。

少吃发酵类豆制品

发酵类豆制品是通过接种霉菌后，经过发酵而成的传统食品。传统工艺制作的发酵类豆制食品经过微生物作用后产生的有机酸、醇、脂、氨基酸等，易于孕妈妈消化吸收，同时还增加了维生素B_{12}的含量，能帮助孕妈妈造血。但现在一些厂家采取化学手法制作发酵类豆制品，孕妈妈应注意辨别。

孕妈营养视线

孕妈妈可交替饮用豆浆和牛奶

科学饮食，讲究食物互补和总体平衡。牛奶和豆浆也是如此，二者有许多相似的营养特点，但不能互相替代和做简单比较。比如，牛奶含钙高，但含铁量低；豆浆含铁高，但含钙量低。所以，孕妈妈应既喝牛奶，又喝豆浆，两种食物交替饮用，可取长补短，互补营养上的不足。

早餐对孕妈妈极为重要

有些女性孕前就有不吃早餐的习惯，怀孕后这一习惯仍然没有改掉。其实孕妈妈长期不吃早餐，对自身身体健康和胎宝宝发育都非常不利。这是因为通常人们在上午的活动量较大，所以应摄入充足的营养，才能保证身体需要。所以说，早餐是人们一天中最重要的一餐，无论是普通人还是孕妈妈，都应该吃营养充足的早餐。孕妈妈要吃好早餐，需要做好以下几点：

孕期早餐不可缺少主食

主食，尤其是粗粮，是膳食中B族维生素的重要来源，而B族维生素是宝宝神经系统发育所必需的。B族维生素对孕妈妈孕早期的恶心、呕吐也具有很好的减轻作用，能够促进消化液的分泌，增进食欲。此外，谷类食物中含有一定的植物固醇和卵磷脂，可促进胎宝宝大脑发育。孕妈妈在整个孕期需要的精力和能量都比较多，所以一定要注意在食物中保证主食的供给，这样才能满足自身健康和胎宝宝发育的需要。

努力增进食欲

孕妈妈要努力克服早晨不爱吃饭的坏习惯，可以早点儿起床，散步、做操或参加家务劳动等，做一段体力消耗较少的活动，以激活器官的活动功能，这样有助于增进食欲，加速前一天晚餐时摄取的剩余热量的消耗，待体内产生饥饿感后就会想吃早饭了。

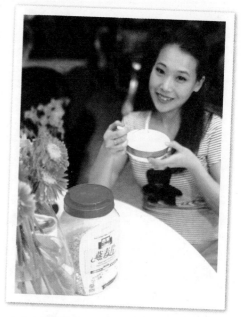

另外，孕妈妈在早晨起床后，也可以饮一杯温开水，使肠胃功能活跃起来，不仅有助于缓解便秘，还能增加血液的流动性，活跃各器官功能，从而增进食欲。

选择合适的就餐时间

对于孕妈妈来说，最合适的早餐时间是起床后20～30分钟，一般以早上8：00左右为宜，这时食欲最旺盛，

🔵 孕妈妈要注意早餐的质量，进食燕麦粥就是一个不错的选择。

吸收能力也最强。另外，早餐与中餐以间隔4～5小时为好。如果进食早餐时间过早，就需要将午餐的就餐时间提前。

注意早餐的营养搭配

孕妈妈的营养早餐应注意各类食物的合理搭配，包括富含膳食纤维的全麦类食物，以及质量好的牛奶、蛋类等蛋白质类食物和蔬菜、水果等。不过，早上不用食用过多的蔬菜和水果，吃几片水果片或喝点儿果汁即可。

但早餐不要食用过甜、过油的食物，也不要吃太凉的食物，因为食物过凉，会降低肠胃的消化能力。尤其是在秋冬寒冷季节里，如果食用的食物过凉，更容易引起腹泻等不适。

孕期喝饮料要注意的事项

饮料不能代替白开水

有些孕妈妈认为饮料既能解渴，又能增加营养，因而常用饮料来代替白开水，其实这种认识不正确。

因为各种果汁、饮料中都含有较多的糖分及其他添加剂，如果饮用过多，较长时间在胃里停留，就会对胃产生不良刺激，影响消化和食欲，还会增加肾脏的排泄负担。饮料中过多的糖分还容易引起孕妈妈肥胖。因此，孕妈妈不宜用饮料代替白开水。

不宜饮用冰镇饮料

孕妈妈饮用太冷的饮料可导致胃肠血管痉挛、缺血，引发胃痛、腹胀、消化不良等症。同时，太冷的饮料也会对胎宝宝的发育造成不良影响，易使胎宝宝躁动不安。

饮用汽水不可过量

孕妈妈如果饮用汽水过量，可能导致缺铁性贫血。

在正常的情况下，食物中的铁很难被胃肠道吸收。怀孕期间，孕妈妈本身和胎宝宝对铁的需要量比任何时候都要大得多，如果孕妈妈过多饮用汽水，会由于汽水中含有磷酸盐，与食物中的铁发生化学反应，形成难以被人体吸收的物质，因而会降低血液中的含铁量，从而导致孕妈妈缺铁，不但会影响孕妈妈的健康，也会影响到胎宝宝的发育。同时，由于充气汽水含有大量的钠，孕妈妈饮用汽水过量，还可能加重水肿症状。由此可见，孕妈妈不宜经常饮用汽水。

孕期可防电脑辐射的食物

电脑早已成为经常在办公室工作的人群的主要办公工具，但长时间使用电脑，会产生一些对人体有害的辐射，尤其是怀着宝宝的孕妈妈，长时间使用电脑的危害更大，所以孕妈妈要常吃以下这些防辐射的食物。

含硒食物

如芝麻、麦芽、酵母、蛋类、龙虾、金枪鱼和大蒜、蘑菇等食物富含硒。硒具有抗氧化的作用，因而能起到抗辐射的作用。

含番茄红素的食物

如西瓜、西红柿、红葡萄柚等红色水果富含番茄红素——一种抗氧化的物质，具有极强的清除自由基的能力，有抗辐射、预防心脑血管疾病、提高免疫力、延缓衰老等功效，因此适合孕妈妈食用。

碱性食物

如海带。海带是放射性物质的"克星"，含有海带胶质，有助于排出侵入人体的放射性物质。此外，海带还是人体内的"清洁剂"，其奥妙在于海带是一种碱性食物，有利于保持身体处于弱碱性的环境。

含维生素A、β-胡萝卜素的食物

如动物肝脏、鸡肉、蛋黄、胡萝卜、菠菜等。此类食物富含维生素A和β-胡萝卜素，不但有助于抵抗电脑辐射的危害，还能保护和提高视力。

富含维生素C、维生素E的食物

油菜、豆类、圆白菜、萝卜等十字花科蔬菜富含维生素E；鲜枣、橘子、猕猴桃等新鲜水果富含维生素C。维生素C和维生素E都属于抗氧化维生素，具有抗氧

孕妈营养视线

孕妈妈应该怎样吃海带

孕妈妈食用海带时，最适合的吃法就是与肉骨或贝类等食物相搭配清煮做汤。但在食用海带时，为了保证安全，应将海带用足够的水浸泡24小时，并在此过程中勤换水。

化活性，可以减轻电脑辐射导致的过氧化反应，从而减轻辐射的损害。

含脂多糖、维生素A的食物

如绿茶、绿豆等。绿茶能降低辐射的危害，因为茶叶中的脂多糖有抗辐射的作用。绿豆含有帮助排泄体内毒物、加速新陈代谢的物质，其中的许多生物活性物质具有抗氧化作用，可有效抵抗各种形式的污染。

多吃一些，加强营养

孕妈妈在进入孕中期后会发现自己特别能吃，很多食物以前并不喜欢，现在反倒成了最喜欢的东西，尤其是看到平时爱吃的甜品或者饮料时，会更加眼馋。因此，孕妈妈应该抓紧时机，好好利用这段时间，多吃点儿爱吃的食物，加强营养，增强体质，以便为将来分娩和产后哺乳做准备。如果孕妈妈偏好某些食品，也可以偶尔放松一下对自己的要求，但要有节制，不可过量。另外，孕妈妈也应注意，要尽量用健康食品来替代可能给胎宝宝带来损害的食品。

胎宝宝最爱"吃"的食物

准妈妈喜欢吃的食物不一定是胎宝宝所喜欢的。那么，孕期时有哪些食物对于孕妈妈来说既解馋又有营养，而且还对胎宝宝发育很有利呢？我们一起来看看吧：

◎猕猴桃：完美的维生素C来源。

◎酸奶+麦片：富含丰富的钙质、蛋白质及膳食纤维。

◎全麦饼干：富含碳水化合物，可补充能量。

◎蔬菜面包片：富含多种维生素及无机盐。

◎南瓜：清甜可口，且含有多种维生素及无机盐。

◎蓝莓：富含维生素C，可以经常食用。

◎香蕉+全麦面包：富含钾及蛋白质，是一种营养的孕期零食组合。

◎圆白菜卷：维生素A和维生素C含量很多的食品，是素食主义者的最爱。

◎芒果：含有丰富的维生素A，有助于促进胎宝宝的发育成长。

◎樱桃：富含维生素C，是给胎宝宝的甜甜的礼物。

◎苹果片+奶酪片：富含膳食纤维和钙。

◎酸橙：含有丰富的维生素A和维生素C。

◎葡萄：富含维生素C。

这些食物能让孕妈妈"百病不侵"

富含维生素C的果蔬

调查发现，每天从食物中摄取维生素C较少的孕妈妈，发生先兆子痫的概率是健康孕妈妈的2～4倍。因此，孕妈妈应注意摄取富含维生素C的新鲜蔬果。

蜂蜜

孕妈妈在睡前饮一杯蜂蜜水，可缓解多梦易醒、睡眠不香等不适，改善睡眠质量；上午或下午饮水时滴数滴蜂蜜，还能有效地预防便秘。

葵花子

葵花子富含维生素E，孕妈妈如果缺乏维生素E，容易引起胎动不安或流产后不易再孕。所以，孕妈妈应多吃一些富含维生素E的食物，既可满足营养需要，又有助于安胎。

冬瓜

冬瓜性寒味甘，水分丰富，具有止渴利尿的作用。用冬瓜和鲤鱼一起熬汤，对缓解孕期下肢水肿有良好的作用。

南瓜

南瓜营养极为丰富，孕妈妈食用南瓜，不仅能促进胎宝宝的脑细胞发育，增强其活力，还可防治妊娠水肿、妊娠高血压综合征等孕期并发症。

土豆

土豆中含有丰富的维生素B_6，具有止吐作用，有助于缓解孕妈妈在孕早期出现的恶心、呕吐和食欲不佳等症状。同时，土豆也是防治妊娠高血压综合征的保健食物。

动物肝脏

孕期，孕妈妈的血容量比孕前增加，血液被稀释，容易出现生理性贫血，但孕妈妈和胎宝宝都需要铁，一旦缺乏，容易患孕期贫血或引起早产。所以，在孕期一定要注意摄取富含铁的食物，各种动物肝脏铁含量较高，孕妈妈要常吃，以每周吃一次为宜。

孕妈妈的夜宵怎么吃

进入这一阶段，孕妈妈对营养的需求量比孕早期增多了，尤其是在晚上，经常需要适当吃点儿夜宵，才能避免睡不着觉。但孕妈妈吃夜宵时，也要注意以下事项。

◎高油脂、高热量的食物，如油炸食物、烧烤等垃圾食物，不要食用。

◎吃夜宵后不宜马上入睡，而应至少半小时后再睡觉。

◎空腹不宜吃甜品，否则会使胃酸分泌过多而引发胃部不适，进而影响睡眠。

◎夜宵的量不宜过多，以不超过全天进食份额的1/5为宜，品种可以多样。

◎夜宵不要太咸，否则会喝大量的水，使得夜尿增多，不但影响夜晚睡眠，还易引发妊娠水肿。

进食要细嚼慢咽

进入孕期后，孕妈妈的胃肠、胆囊等消化器官能力逐步减弱，肌肉的蠕动也变得很慢了，消化腺的分泌也有所改变。

这时，孕妈妈需要在吃东西时尽可能地多咀嚼，做到细嚼慢咽。把食物嚼得很细，能使唾液与食物充分混合，还能更好地刺激消化器官分泌消化液，从而促进消化，吸收食物中的营养。

另外，有的孕妈妈患有牙龈炎、牙龈水肿充血等症，甚至牙齿松动，致使咀嚼功能减退，此时吃东西更应尽量把食物嚼碎、嚼细，这样不仅有利于消化，也有利于保护牙齿。

需要指出的是，孕妈妈如果进食过快，食物没有经过充分的咀嚼，就不能和消化液充分接触，这样的食物进入肠胃后，与消化液接触的面积会大大缩小，从而会影响到与消化液的混合，这样就会有一部分食物中的营养成分不能被人体吸收，大大降低了食物的营养价值。

此外，孕妈妈对食物的咀嚼不够，还会加大胃肠的消化负担，甚至会损伤消化道黏膜，很容易患上肠胃病。孕妈妈长期进食过快，还会使消化液的分泌量减少，而人体消化的过程就是把大分子结构变成小分子结构，这样才能充分吸收营养物质，这个过程完全是靠消化液中的各种消化酶来完成的。所以，孕妈妈在进食时慢慢咀嚼食物，才可通过神经反射引起的唾液和胃液的分泌，使消化液增多，消化食物的质量会更好。

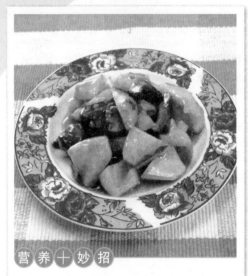

营养十妙招

孕妈妈在怀孕期间食用适量的香菇，除了可以提升母体与胎宝宝的免疫力，还有抗老化和降低胆固醇等多种好处。

黄瓜烧香菇

材料 黄瓜1根，香菇5朵，葱半根，酱油2大匙。

做法

① 黄瓜削皮，对半剖开，挖除瓜籽，切大块。

② 香菇用冷水泡软，切片，备用。

③ 葱洗净，切花。

④ 净锅烧热，倒入1大匙油，放入香菇片及黄瓜块翻炒几下，加入酱油调味，再煮12～15分钟后至黄瓜块、香菇片软一点儿，撒入葱花即可。

菌菇炒面

材料 金针菇、水发黑木耳各100克，青豆20克，面条500克，牛奶、酱油、盐各适量。

做法

① 金针菇切除根部，洗净；黑木耳洗净，切成细丝，备用；面条放入沸水中煮至八成熟，捞出。

② 青豆氽烫至八成熟捞出。

③ 锅中倒入适量油烧热，加入金针菇、黑木耳丝炒香，然后加入牛奶、酱油、盐及清水煮沸。

④ 再加入面条、青豆炒至汤汁略微收干，装盘即可。

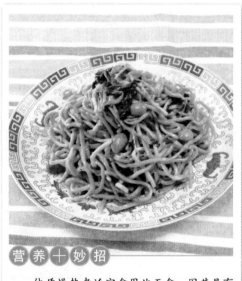

营养十妙招

体质燥热者适宜食用此面食，因其具有清热润燥的作用。但肾功能不全者不适宜食用此面。

烩海参

材料 海参块300克，青椒片80克，胡萝卜片、姜片、葱段、蒜末、蚝油、白砂糖、盐、香油各适量，高汤100毫升，水淀粉2小匙。

做法

❶ 海参块氽烫，捞出沥干；爆香姜片、葱段、蒜末，再加入青椒片、胡萝卜片、海参块略炒。

❷ 加入其余材料煮熟后用水淀粉勾芡。

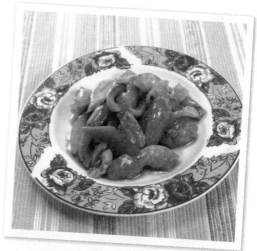

竹笋炒香菇

材料 竹笋块200克，香菇丁、蒜片、葱段、冰糖、酱油各适量。

做法

❶ 净锅倒油烧热，将蒜片、葱段炸香，再下入竹笋块、香菇丁过油后捞出，再用冷开水冲掉油渍。

❷ 另取净锅，加水煮沸，放入酱油煮香，再放入香菇丁、竹笋块、冰糖一起焖煮至材料入味即可。

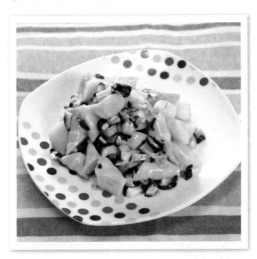

四季豆炒胡萝卜

材料 四季豆100克，胡萝卜1根，干百合、蒜末、盐各适量。

做法

❶ 四季豆择洗干净，切成段，入沸水中氽烫至八成熟；胡萝卜洗净，切成片；干百合泡发好。

❷ 锅置火上，倒油烧热，下入蒜末煸香，再加入四季豆段、胡萝卜片、百合翻炒至熟，加盐调味。

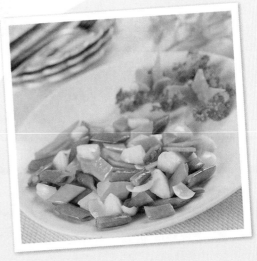

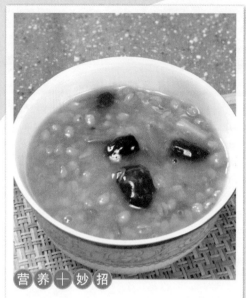

红枣糙米粥

材料 猪瘦肉25克，红枣20克，糙米40克，芹菜30克，高汤、盐、酱油、干淀粉各适量。

做法

1. 瘦猪肉汆烫后去血水，剁泥，与干淀粉、酱油混合均匀腌渍入味，汆烫后捞起沥干。
2. 糙米洗净，以冷水浸泡约1小时；芹菜去叶、根，洗净切段，备用。
3. 取汤锅，加入高汤、1碗清水及猪瘦肉泥、红枣、糙米，以中火煮开，再转小火，并放入少许盐，继续煮约30分钟，起锅前加入芹菜段再继续煮约3分钟即可。

营养＋妙招

糙米中含有丰富的维生素E，能加速体内的血液循环，净化血液。孕妈妈常吃，既可补充热量，又能增强体质。

山药红枣白果汤

材料 山药300克，红枣8颗，白果、冰糖各适量。

做法

1. 戴好手套，然后将山药去皮，洗净，切成大块状；并泡入适量清水中洗去黏液，捞出后沥干水分，备用。
2. 红枣、白果分别洗净，备用。
3. 将红枣、白果与山药块放入锅中，加入适量清水煮约20分钟，再放入冰糖，烧煮至山药软绵后即可熄火，盛入碗中放凉即可食用。也可以将汤放进冰箱中冷藏，随吃随取即可。

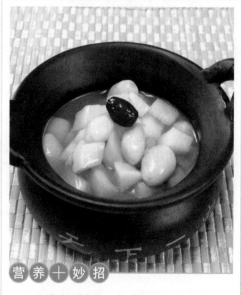

营养＋妙招

山药益气补虚、健脾和胃，出汗较多、反复感冒的气虚型孕妈妈在春天应该适当增加山药的摄入量，以改善气虚症状。

海鲜蒸蛋

材料 鸡蛋4个，蛤蜊12个，虾仁6个，白果6粒，豆苗少许，盐半小匙，香油1大匙。

做法

❶ 蛤蜊泡一夜水吐净沙粒，与虾仁一起汆烫至蛤蜊微张口，取出。

❷ 鸡蛋磕入碗中搅散，倒入多于3倍蛋液的水，加入其余材料混合，入蒸锅蒸熟即可。

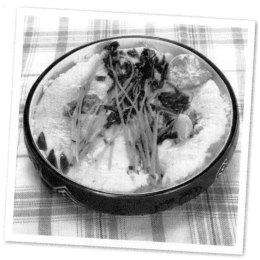

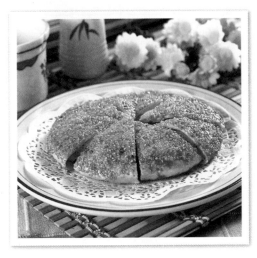

芝麻牛肉饼

材料 面粉500克，牛肉末300克，白芝麻、姜末、葱末、酵母、盐、老抽、白糖各适量。

做法

❶ 面粉加水、酵母和成面团，稍饧片刻，摘成大剂，擀薄片；牛肉末加入其余调味料调成馅料。

❷ 将面片加入馅料，包起，再擀成面饼，撒白芝麻，烤熟切块。

黄焖鸡爪

材料 鸡爪250克，姜片、葱段、酱油、水淀粉、盐、白糖各适量。

做法

❶ 锅中热油，将鸡爪下油锅中煎1分钟左右。

❷ 再加入葱段、姜片、酱油、盐、白糖调味后加少量水烧开，转用小火焖10分钟左右，用水淀粉勾芡即可。

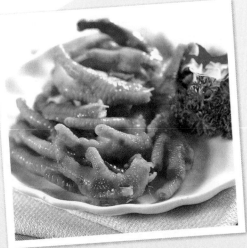

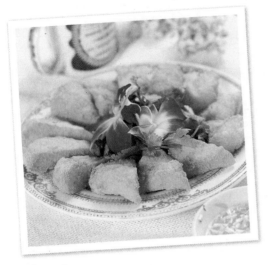

鳕鱼松

材料 鳕鱼泥750克，鸡蛋（取蛋清）4个，低筋面粉少许，盐、白糖、干淀粉各适量。

做法
1 蛋清打散，加入盐、白糖、低筋面粉搅匀，和成面团。
2 将鳕鱼泥裹入面团内，擀成面饼，切块，用干淀粉糊上。
3 面饼下油锅中煎至两面金黄即可。

家常炒饭

材料 米饭250克，香肠丁50克，鸡蛋（打散）1个，豌豆、葱花各适量，盐少许。

做法
1 鸡蛋加少许盐调匀。
2 将鸡蛋液炒散，再下入豌豆和香肠丁炒匀后转为中火，加入米饭、盐翻炒均匀，起锅前加入少许葱花炒匀即可。

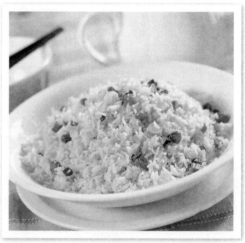

水煮青豆

材料 青豆200克，胡萝卜、酱油、香油、盐各适量。

做法
1 将青豆煮烂，捞出；胡萝卜去皮，一半搅汁，一半切末。
2 将胡萝卜汁倒入青豆中，并搅拌均匀，调入酱油拌匀，然后撒入胡萝卜末，并淋入香油即可出锅装盘。

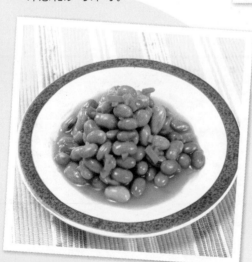

孕妈妈要注意不能滥用药物，以防止药物通过胎盘屏障进入胚胎。有些药物，如抗生素、激素及安眠药等，除了药物本身的毒性或副作用外，还可能造成胎宝宝畸形。

不同孕龄时用药对胎宝宝的影响

◎受精前到孕4周末：受精前到孕后3周内，如果受精卵受到药物影响，易引起流产。

◎孕5周～孕8周末：此时，胎宝宝的中枢神经形成，心脏、眼睛等器官也开始形成，极易受药物等外界因素影响而导致畸形。

◎孕9周～孕12周末：这一阶段是胎宝宝手指、脚趾等小部位的形成期，虽然受药物影响的程度不像前8周那么大，但用药时还要慎重。

◎孕13周～孕16周末：胎宝宝受药物影响的可能性依然存在，孕妈妈对于激素的使用要特别注意。

◎孕17周到分娩：药物使胎宝宝产生畸形的可能性已很小，但不合理用药还是有可能影响到胎宝宝的发育。

容易引起胎宝宝畸形的药物

◎治疗糖尿病类的药物。如糖斯平、达麦康等，可致胎宝宝肢体畸形、兔唇、死胎等。

◎激素类药物。如黄体酮、雄激素、可的松。口服避孕药可致胎宝宝生殖器官畸形，如女胎男性化、阴蒂肥大、阴唇融合，男胎尿道下裂等畸形。

◎抗生素类药物。如链霉素、庆大霉素、四环素、土霉素、新霉素等。链霉素、庆大霉素类药物可损害胎宝宝第八对脑神经，导致先天性耳聋，还可损害肾脏功能；土霉素可通过胎盘屏障进入胎宝宝体内，可与新形成的骨、牙中所沉积的钙相结合。妊娠5个月后的孕妈妈服用，可使新生宝宝乳牙出现荧光、变色，牙釉质发育不全等。

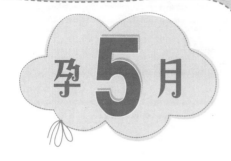

孕5月 增加食量，补充营养

孕妈妈已经进入了孕期第5个月，此时的胎宝宝又比上个月长大了一些，孕妈妈的肚子也更大了一些。孕妈妈如果去接受产前检查，会得到一个令人欣喜的消息：已经可以听到胎心音了！这说明胎宝宝进入了发育的关键期。

🌸 饮食要点月月查

胎宝宝发育

胎宝宝在孕妈妈的腹中渐渐长大，体型逐渐变得匀称；视网膜已经发育，对光线会有所反应；心脏发育不断完善，跳动非常明显。

孕妈妈变化

孕妈妈的外貌与体型都出现了较大的变化，子宫的增大使下腹部越发隆起，乳房和臀部变得丰满了，皮下脂肪增厚，体重增加；妊娠还会带来一些生理变化及不适：清晨刷牙时，牙龈易出血；还会感到腰背酸痛。

孕5月饮食原则

本阶段，胎宝宝的大脑、骨骼、牙齿、五官和四肢都将进入快速发育的时期，孕妈妈的体内基础代谢也会因此逐渐增加，所以对各类营养的需求会持续增加，尤其是对主食的摄入量需增加更多，但要注意所摄入主食的多样性，可交替食用大米、高粱米、小米、玉米等各种主食。

这一阶段也是胎宝宝骨骼发育的关键期和视网膜发育的起始阶段，所以饮食中应注意补充维生素A、钙和磷。补钙时可以选择含钙丰富的牛奶、孕妇奶粉或酸奶来补钙，还要补充维生素D，以促进钙的吸收。对于长期在室内工作、缺乏晒太阳机会的孕妈妈更应如此。含维生素A较多的食物主要有动物肝脏、奶、蛋黄及鱼、胡萝卜、南瓜、杏、李子等。

从这个月起，孕妈妈的基础代谢率也大幅度增加了，每天所需的营养要比以前更多，因而进食会逐渐增多，需要注意预防时而出现的胃胀满现象，可服用少量酵母片，以增强消化功能。

本月主打营养素推荐

热量

本月孕妈妈应比未怀孕时摄入更多的热量。为满足热量需要，应注意调剂各种食物的品种，做到饮食均衡营养，尤其要进食富含热量的粗粮、坚果类食物。

脂肪

本阶段是胎宝宝大脑发育的关键期，需要足量的脂肪支持，所以孕妈妈应多吃鱼头、核桃、芝麻、栗子、香菇、紫菜、牡蛎、虾等富含脂质的食物。值得一提的是，鱼油中不饱和脂肪酸的含量要高于鱼肉，而鱼油又相对集中在鱼头，所以孕妈妈应注意适量多吃鱼头。

蛋白质

孕妈妈本月蛋白质的摄入量也要比上月相应增加，可经常进食含有丰富蛋白质的鱼肉，以保证子宫、乳房发育和维持胎宝宝大脑的正常发育。

无机盐

孕中期为保证钙等无机盐的摄入量，每天应饮用适量牛奶或奶制品。对牛奶不耐受的孕妈妈，可改用酸奶。此外，孕妈妈还要多吃蔬菜、水果来补充各种无机盐。

维生素

维生素可以促进胎宝宝生长发育，孕妈妈要多吃含维生素丰富的蔬菜、水果，以补充维生素A、维生素C、维生素D和B族维生素。

◎ 孕5月每日营养套餐方案 ◎

餐　次	套　餐　方　案
早餐	鸡肉末粥1碗，豆包1个，煮鸡蛋1个
加餐	酸奶1杯，核桃仁适量
午餐	素炒青菜1小盘，蔬菜烧牛肉1小盘，鱼头豆腐汤1小碗，米饭适量
加餐	牛奶1杯，腰果适量
晚餐	排骨炖菜1盘，素炒蔬菜2小盘，面条1碗

❀ 孕5月饮食细节与禁忌

孕妈妈可以食用蜂王浆吗

蜂王浆中含有大量人体必需氨基酸，能给大脑组织提供合成神经胶质细胞的重要原料，增加神经胶质细胞的数量，因而具有提高智力的作用。

孕3～4个月的胎宝宝，脑神经细胞开始形成和增殖，非常需要营养；而进入孕5～6个月，直至出生，又是胎宝宝脑神经细胞发育的激增期，且这种发育具有一次完成的特点。所以，孕妈妈需要从食物中摄取足够数量的优质蛋白质，以供胎宝宝生长发育之用。

孕妈妈少量摄取蜂王浆，具有促进胎宝宝脑组织细胞生长发育的作用。但是，虽然蜂王浆是滋补性饮料，孕妈妈也不可经常或大量服用。因为蜂王浆中含有激素，会刺激子宫，引起宫缩，从而会干扰胎宝宝的生长发育，还可能使胎宝宝过大，不利于分娩而易出现难产的情况。

吃油质鱼类可提高未来宝宝视力

鱼肉味道鲜美，不论是煎炒还是做汤，都清鲜可口，激发食欲，是孕妈妈日常饮食中不可或缺的食物。鱼肉营养价值极高，含有丰富的优质蛋白质；脂肪含量较低，且多为不饱和脂肪酸；无机盐、维生素含量较高，含有磷、钙、铁等无机盐，含有大量的维生素A、维生素D、维生素B_1、烟酸。这些都是人体需要的营养素。尤其是各种油质鱼类，更是孕妈妈应该在日常生活中经常食用的健康食品。

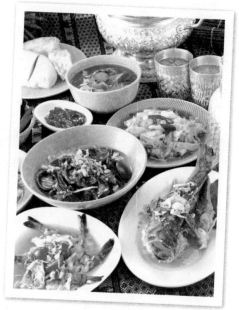

怀孕期间，孕妈妈的饮食营养关乎着未来宝宝的视力。孕妈妈如果平时多吃沙丁鱼、鲭鱼等油质鱼类，有助于提高新生宝宝的视力水平。这是因为油质鱼类中含一种构成神经膜的ω-3脂肪酸，其含有的DHA有助于促进大脑内视神经的发育，从而帮助胎宝宝视力健全发展。

➡ 鱼肉不仅味道鲜美，而且还含有多种有利于胎宝宝发育的营养素，孕妈妈要注意摄取。

怀孕就应该吃两个人的饭量吗

许多孕妈妈都认为，怀孕后是在"一人吃两人的饭"。但专家指出，孕妈妈不应因怀孕就大幅改变饮食方式，而应以能为自身及胎宝宝发育提供足够营养为进食原则。具体应做好以下几点。

◎不宜摄取过多热量，同时应在医生的指导下通过合理的饮食、运动等方式消耗足够的热量。

◎孕期需要特别强调的是，每天应增加300千卡的热量供应（相当于3杯脱脂牛奶所含的热量）。

◎要坚持每天少食多餐，可以进餐3次、加餐2次的方式进食，不要大吃大喝。

◎应多吃富含叶酸、维生素C和维生素A的水果和蔬菜，以保证胎宝宝发育的正常营养需要。

◎饮食上，孕妈妈应尽量食用天然、健康的食物，应少吃油炸食品以及过度加工处理的食品。

孕妈妈不宜多吃月饼

月饼辛温燥火

中医学认为，月饼为辛温燥火性食物，一般都"重油重糖"，制作时又多有煎炸烘烤等程序，容易产生"热气"，孕妈妈经常食用，容易引起胃肠积滞，因此，油润甘香的月饼并不适合孕妈妈经常食用，以免伤阴耗液和影响胎宝宝生长发育。

孕妈营养视线

孕妈妈不宜多吃莲蓉月饼

莲蓉月饼因莲子为其莲蓉馅的主要原料，一般认为其营养成分很丰富，含有人体所需的蛋白质、碳水化合物及钙、磷、铁及多种维生素等营养元素，但孕妈妈仍然不宜大量食用。这是因为虽然莲子滋补作用很强，但制成馅料后，加入了大量的糖和油，转变为高脂高糖的食品，如果食用过多，不但会影响血糖、血脂，也不利于胃肠健康。因此，孕妈妈对这种月饼也只宜浅尝，不宜多食。

月饼中的"营养"过剩

制作月饼的用料中，糖、脂肪、胆固醇的含量极高，因而会产生大量的热量。从这个角度讲，食用月饼后如果再食用其他的食物，尤其是米饭，则体内积存的热量就会过剩，从而会影响到孕妈妈摄取其他营养素。

不同体质者食用月饼时有禁忌

阴虚、热盛者应忌食辛燥性质的馅料制作的月饼；有水肿的孕妈妈应忌食馅料太咸的月饼；糖尿病孕妈妈应忌食糖馅月饼；平素虚寒的孕妈妈应忌食寒凉馅料制作的月饼。

孕妈妈应避免食用霉变食物

真菌在自然界中几乎到处都有，尤其是各种食物中产生的真菌，对孕妈妈的身体健康和胎宝宝发育危害更大。一般来说，孕妈妈如果误食了霉变食物，会产生以下危害。

在孕早期，真菌可导致胎宝宝畸形

在孕早期，由于胎宝宝正处于高度增殖、分化时期，一旦孕妈妈误食霉变食物，在真菌的作用下，胎宝宝的染色体会发生断裂或畸变，从而易导致胎宝宝先天发育不良，出现先天性心脏病、先天性愚型等病症，还可导致胚胎停止发育，发生死胎或流产。

母体容易中毒，进而会影响胎宝宝发育

孕妈妈如果因误食霉变食物而引发中毒，进而出现昏迷、剧烈呕吐等症状，或者因呼吸不正常而造成缺氧，都会对胎宝宝正常发育造成不可挽回的重大危害，也是导致流产、死胎或先天畸形的重要不良因素。

真菌可致癌

真菌长期作用于人体，还会致癌，如黄曲霉毒素就已被证实可致肝癌，对孕妈妈和胎宝宝都会造成极大的危害。

孕妈妈不仅要避免食用霉变食物，而且平时在吃鱼、肉、蛋等食品时，一定要煮熟后再食用。否则，未熟透的食品不仅不易吸收营养，病菌也不一定被杀死，对孕妈妈自身和胎宝宝健康发育都不利。

所以，鉴于霉变食物对孕妈妈有这么多的危害，在日常饮食中一定要避免食用霉变食物。

辛辣刺激性食物不宜多食

辛辣刺激性食物主要包括各种调味品，如葱、姜、蒜、辣椒、芥末、咖喱粉等。孕期，由于孕妈妈经常会有食欲不振的情况，而使用这些调味品烹制菜肴，则可以帮助孕妈妈促进食欲、促进血液循环，以及补充孕妈妈和胎宝宝所需的各种营养素，如多种维生素以及锌、硒等无机盐。

但是，这些刺激性食物一般都具有较重的辛辣味，这些辛辣物质被摄入到孕妈妈体内后，会随母体的血液循环进入胎宝宝体内，容易给胎宝宝的生长发育带来不良刺激。在怀孕期间，孕妈妈大多都有血热阳盛的现象，一旦食用过多的性质属辛温的辛辣食物，就会加重血热阳盛所致的口干舌燥、生口疮、心情烦躁等症状，所以孕妈妈不宜过多食用辛辣刺激性食物。

不宜喝炖煮时间过长的骨头汤

怀孕期间，有不少孕妈妈为了滋补身体，也为了给胎宝宝发育补充足够的钙，常喝骨头汤。她们往往认为骨头汤熬煮的时间越长越好，不但味道美，滋补身体的作用也更强。

其实，动物骨骼中所含的钙虽然丰富，但是却不易分解。即使熬煮骨头汤的时间很长，温度很高，也不能将骨骼内的钙质溶化，反而会破坏骨头中的蛋白质。另外，肉类中的脂肪含量一般都很高，而骨头上总会带点儿肉，熬的时间长了，汤中的脂肪含量也会很高。因此，孕妈妈常喝这种骨头汤，不但无益，反而有害。

孕妈妈不宜多吃火锅

生熟混用易得寄生虫病

生肉、生鱼、生菜边涮边吃，是吃火锅的特色，但这些生的食品均易被致病微生物和寄生虫卵所污染，所以吃时必须在滚开的汤中煮熟煮透。这一点对于孕妈妈来说更为重要。另外，孕妈妈应少食火锅，如果食用火锅，熟食应该与未煮熟的食物分别用不同的碟子装，用不同的筷子夹，这样才能防止或减少消化道炎症和肠道寄生虫病的发生。

火锅涮肉易藏匿弓形虫

吃火锅少不了涮肉，而火锅中的肉类更易感染弓形虫。这是因为，人们吃火锅时往往只把肉片稍烫，这种短时间的加热并不能完全杀死病菌，尤其是寄生在肉片细胞内的弓形虫幼虫。孕妈妈一旦食用这种火锅肉片，感染弓形虫时虽无明显不适或仅有类似感冒的症状，但幼虫却可通过胎盘传染给胎宝宝，从而会影响胎宝宝大脑的发育，甚至可发生畸形、流产、死胎。

火锅汤底反复使用会致癌

火锅如果久煮，其中的汤就会产生亚硝酸盐，若再放置过夜重复使用，亚硝酸盐含量则会大幅度增加。亚硝酸盐进入体内可转化成具有较强致癌作用的物质——亚硝胺，从而易致癌，如引起食管癌、胃癌、肝癌和大肠癌等。所以，火锅汤底不可留着反复涮菜。

营养过剩对孕妈妈健康不利

易导致肥胖

孕妈妈摄入过多营养，导致热量产生过多，超过了人体需要，就会令多余的热量转变成脂肪堆积体内，久之就会导致肥胖。孕期出现的肥胖不仅影响分娩，可能产出巨大儿，而且如果产后肥胖情况仍没有消除，还易形成生育性肥胖。

易引发难产和产后出血

孕妈妈如果营养过剩，就会因为过多的脂肪占据骨盆腔而增加胎宝宝通过盆腔的难度，提高难产率和剖宫产率，并导致产后出血率增高。

易诱发妊娠糖尿病

分泌胰岛素的胰腺负担过重，导致胰岛素的分泌量相对或绝对不足，是糖尿病发病的原因之一。怀孕期间，由于孕妈妈要负担母子代谢，对胰岛素的需求量有所增加，胰腺的负担就更重了。如果孕妈妈进食碳水化合物或脂肪过多，导致血液里的葡萄糖和血脂含量过高，就更加重了胰腺的负担，易患上妊娠糖尿病。

易发生妊娠高血压综合征等疾病

孕妈妈摄入过多脂肪，除了易导致肥胖外，还易引起高血压、高脂血症、高胆固醇血症等，而且还可能导致脂肪肝等症。

易引发其他疾病

除了脂肪外，其他的营养物质如果过度摄取，也会导致不良后果。比如，摄入过多钙容易造成肾结石；摄入过多钠可导致高血钠，容易引起高血压；摄入维生素A、维生素D过量会引起中毒；过量摄入碘可致高碘性甲状腺肿。

进入孕中期，更要注意补充钙

孕期补钙是每个孕妈妈都需要做的，但补钙最迟不要超过孕5月，因为这个阶段是胎宝宝骨骼形成和发育最旺盛的时期，而其所需要的钙完全来源于母体，所以这一阶段，孕妈妈消耗的钙要远远大于普通人。用正常饮食来补钙是孕妈妈首选的方式，但也应在此时多补充钙剂。中国营养学会建议，孕妇每日应摄入钙1000~1200毫克。所以，孕妈妈要注意用各种方式摄取钙。一般来说，常见的富含钙的食物主要有以下几种，孕妈妈应注意摄取。

牛奶及奶制品

牛奶含钙量极高，且钙很容易被人体吸收，所以孕妈妈可以把牛奶作为日常补钙的主要食品。孕妈妈喝牛奶补钙要少量多次。另外，酸奶、奶酪、奶片等其他奶制品，也是孕妈妈应该选用的补钙食品。

海带和虾皮

海产品普遍含钙量很高，尤其以海带和虾皮更具有代表性。海带和虾皮不仅可以补钙，还可以降血脂、预防动脉粥样硬化。凉拌海带、海带炖排骨、虾皮汤、虾皮饺子等，都是不错的补钙美食。

豆制品

豆类食品的含钙量也非常高，不过，孕妈妈在吃豆类食品的时候要注意：豆制品宜和肉类一起烹煮，营养美味。

动物骨头

动物骨头里含大量的钙质，但很难被人体直接吸收，所以在烹煮前要先敲碎，再加醋后用小火慢煮。

蔬菜

有很多蔬菜也是钙含量很高的食物，如雪里蕻、小白菜、油菜、茴香、香菜、芹菜等。

孕妈营养视线

别让补钙白忙一场

孕妈妈补钙时要注意，很多食物都含有钙的"克星"，所以在吃富钙食物时不要同时吃这些食物，以免让补钙白忙一场。一般来说，含有植酸、草酸、碳酸以及高钠食品，如苋菜、菠菜、碳酸饮料、可乐、咖啡等，都会影响人体对钙的吸收。孕妈妈要认清这些钙的"克星"，补钙的时候避开吃这些食物，这样才能达到预期的补钙的目的。

孕妈妈如何选用孕妇奶粉

很多孕妈妈认为奶粉的营养价值不如鲜奶，其实这种想法是不正确的。即使孕妈妈膳食结构比较合理、平衡，也可能出现某些营养摄取不足的情况，而孕妇奶粉营养搭配合理，就是专门为孕妈妈准备的一种奶粉，其营养成分是在牛奶的基础上，添加了钙、铁、叶酸、DHA等各种孕期所需要的营养成分。还有很多孕产妇配方奶粉还特别强化了维生素A、维生素D等多种维生素以及铁、锌等多种无机盐。因此，对于孕妈妈来说，孕妇奶粉的营养价值是比较高的，且很易消化，几乎不会对肠胃造成负担。

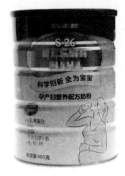

孕早期时，孕妈妈所需热量和营养素基本上与孕前相同，再加上早孕反应，以及胚胎较小、生长比较缓慢，所以不需要马上食用孕妇奶粉，可能也喝不下孕妇奶粉。

到了孕中期，孕妈妈就需要补充孕妇奶粉了。因为此时胎宝宝生长发育加快，所需的营养也越来越多。孕妈妈由于食量、习惯等原因，可能已经难以获得满足胎宝宝生长发育及自身健康所需的诸多营养素。所以，有条件的孕妈妈可以从此时起饮用孕妇奶粉，来弥补营养素摄取的不足。

孕妈妈喝孕妇奶粉正确的喝法应是按照孕妇奶粉的说明进行，每天早晚各1次最好。同时，孕妇奶粉虽好，但孕妈妈也不要喝得过多，也不要同时兼用其他牛奶，否则会增加肾脏的负担，反倒不利于吸收。喝孕妇奶粉时，还要注意看一下奶粉的成分，以免某种营养成分补充过量，最好在医生的指导下进行增减。

孕妈营养视线

怎样选择合适的孕妇奶粉

如果孕妈妈以前没有买过孕妇奶粉，最好不要选大桶装，以防止奶粉不符合自己的口味而造成浪费，不妨多试吃免费试用装或买小包装，觉得合适再买大包装。孕妈妈也需要根据自己的需要、有针对性地来挑选、购买孕妇奶粉，比如，对维生素需求高时，可以挑选配方里维生素种类和含量相对多一些的奶粉。

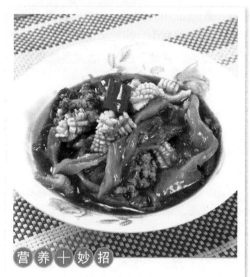

营养十妙招

鱿鱼中的钙、铁、磷元素可以促进骨骼发育，还能增强人体的造血功能，预防贫血，适合孕中期需要补充营养的孕妈妈食用。

鱿鱼卷炒肉末

材料 鱿鱼200克，猪肉末80克，酸菜片40克，红椒圈、葱、姜、蒜各少许，酱油、醋、高汤、香油、水淀粉各适量。

做法

❶ 鱿鱼泡发，洗净，剞十字花刀，再切片；葱、姜、蒜均切碎末。

❷ 油锅烧热后放入猪肉末略炒，再加入酸菜片、红椒圈、葱末、姜末、蒜末拌炒，再加酱油、醋、高汤炒匀煮沸，放入鱿鱼片，焖煮5分钟，倒入水淀粉勾芡，淋入香油炒匀即可。

洋葱炒牛柳

材料 牛肉条150克，洋葱丝、蒜末、酱油、干淀粉、嫩肉粉、盐、白糖、水淀粉、蚝油各适量。

做法

❶ 牛肉条加酱油、白糖、干淀粉、嫩肉粉拌匀，腌渍约30分钟。

❷ 油锅烧热，将牛肉条炸约1分钟后捞起沥油。

❸ 再加入蒜末、洋葱丝，用小火炒至半熟，然后加入蚝油及盐、白糖翻炒片刻。

❹ 再放入牛肉条，大火快炒均匀后以水淀粉勾芡即可出锅。

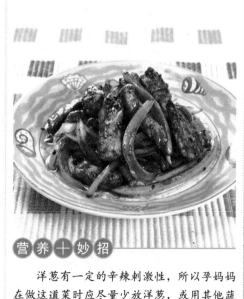

营养十妙招

洋葱有一定的辛辣刺激性，所以孕妈妈在做这道菜时应尽量少放洋葱，或用其他蔬菜，如胡萝卜，代替洋葱。

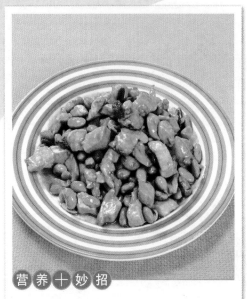

此菜中青豆和鸡肉的搭配非常合理，营养丰富且味道鲜美；绿色的青豆与肉色相得益彰，让人胃口大开。

青豆鸡丁

材料 鸡胸肉丁200克，青豆150克，葡萄干、枸杞子、姜末、盐、水淀粉、酱油、白糖、香油各适量。

做法

❶ 青豆洗净，放入沸水中汆烫至熟，捞出，沥干水分。

❷ 葡萄干、枸杞子分别洗净。

❸ 鸡胸肉丁用盐、水淀粉拌匀，并腌渍10分钟，再放入热油锅中略炸，捞出，沥干油分，备用。

❹ 锅倒入油烧热，放入鸡胸肉丁、青豆、姜末及酱油、白糖焖煮至入味，加葡萄干及枸杞子略煮，加水淀粉勾芡，淋香油即可。

元宝烧肉

材料 鸡蛋1个，五花肉200克，葱段、姜丝、胡萝卜片、香菜、蚝油、水淀粉、香油、酱油各适量。

做法

❶ 鸡蛋煮熟去壳，倒入酱油，涂抹蛋面，让鸡蛋上色，入油锅炸至金黄，捞出；五花肉切小块。

❷ 油锅烧热，爆香葱段、姜丝，再放入五花肉块炒15分钟后倒入适量水、蚝油及胡萝卜片和上色鸡蛋，以中火煮沸后转小火续煮约30分钟。

❸ 再以水淀粉勾芡，淋香油、撒香菜即可。

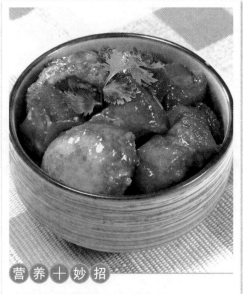

◎五花肉要烧得软烂，这样才能入口酥香。

◎熟鸡蛋可以切成块状，这样更容易与肉的味道相融合，吃起来也更加方便。

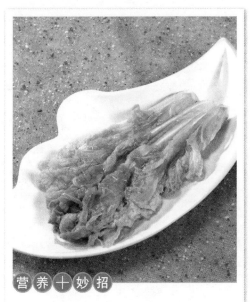

咸香娃娃菜

材料 娃娃菜300克，鸡汤300毫升，水淀粉10克，盐适量。

做法

1. 娃娃菜梗部用刀划开成两瓣，入开水锅中稍氽烫捞起，入凉水中漂凉，备用。
2. 锅中加入鸡汤、盐、娃娃菜烧开入味，再将娃娃菜盛入盘内摆好，锅内原汁用水淀粉勾芡，淋在娃娃菜上即可。

营养十妙招

娃娃菜在开水中氽烫的时间不要太长，否则就会失去脆感，还可能导致流失大量的营养物质。

金针菇鸡肉煲

材料 鸡肉150克，金针菇100克，豌豆10克，生抽、盐各适量。

做法

1. 鸡肉洗净，切成块状；金针菇择洗干净，沥干水分，备用；豌豆洗净，沥水。
2. 鸡肉块放入热油锅内，用小火煎炒片刻。
3. 将金针菇、豌豆放入锅中与鸡块一起翻炒数下，加入生抽、盐，再加入适量的水，搅匀后倒入沙锅内。
4. 烧沸沙锅内的水之后转为小火，煲45分钟即可出锅。

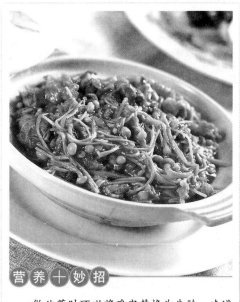

营养十妙招

做此菜时可以将鸡肉替换为牛腩，味道也很好。最好选用新鲜的金针菇，罐头装的金针菇不宜用来炖煮。

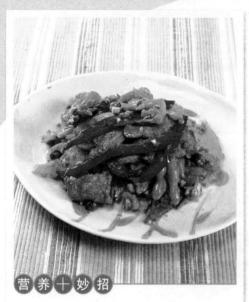

翡翠肉片

材料 猪瘦肉150克，豆角50克，苦瓜1根，红椒丝、蒜末各适量，酱油、盐各少许。

做法

1. 苦瓜洗净，去籽，切片，用盐抓拌均匀，腌约8分钟后洗净，沥干水分；猪瘦肉洗净，切片；豆角洗净切段。

2. 锅中先不放油，倒入苦瓜片、豆角段用中火慢炒5分钟，熟后盛出备用；锅中加油烧热，放入猪瘦肉片爆炒，再放入蒜末、红椒丝、苦瓜片、豆角段及其余材料，翻炒均匀至入味即可。

营养 + 妙招

　　此菜红、绿相间，色彩鲜明，非常激发食欲。而且荤素搭配、原料多样，营养比较全面。

蒜苗炒肉丝

材料 猪瘦肉150克，蒜苗100克，豆瓣酱2大匙，盐、干淀粉、酱油、水淀粉、高汤各适量。

做法

1. 猪瘦肉洗净，切成丝，装入碗内用盐、干淀粉拌匀入味；蒜苗洗净后切成段。

2. 将盐、酱油、水淀粉、高汤兑成芡汁。

3. 油锅烧热，放入猪瘦肉丝炒散至发白，再加入豆瓣酱炒香。

4. 下入蒜苗段炒至断生，倒入做法2中的芡汁，收汁亮油，起锅装盘即可。

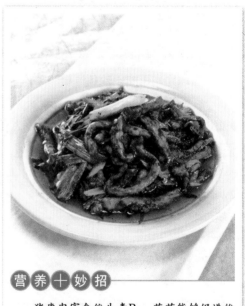

营养 + 妙招

　　猪瘦肉富含维生素B_1；蒜苗能够促进维生素B_1的吸收。两者配伍，可提高孕妈妈对维生素B_1的吸收率。

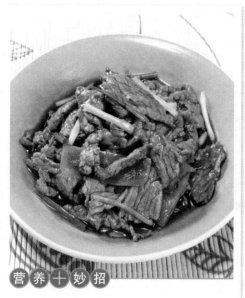

爆炒牛肉

材料 牛肉片300克，葱段、姜片、蚝油、盐、水淀粉、酱油、白糖、小苏打粉各适量。

做法

❶ 牛肉片洗净，加入酱油、白糖、小苏打粉拌匀，腌渍约30分钟。

❷ 锅置火上，烧热，加入3大匙油，放入腌渍好的牛肉片，用筷子拨散牛肉片，过油后捞出沥油。

❸ 锅中留余油烧热，放入姜片以小火煸香，再加入葱段煸至表面略焦，放入过油后的牛肉片及蚝油、盐，以大火炒均匀后，以水淀粉勾芡即可出锅。

营养 + 妙招

　　这道菜不仅有牛肉的紧实口感，还有葱的芳香。但此菜中葱只做增香用，所以应尽量少放。

滑蛋牛肉

材料 牛肉片100克，鸡蛋4个，葱15克，盐、高汤、干淀粉各适量。

做法

❶ 牛肉片放入小碗中，加入1小匙干淀粉充分抓匀，放入沸水中汆烫至水再次沸腾后5秒，捞出入冷水中冲凉，沥干，备用；鸡蛋打散成蛋液；葱洗净切花。

❷ 牛肉片加入鸡蛋液、葱花搅拌均匀；将盐、高汤放入小碗中调匀，备用。

❸ 锅中放油烧热，将做法2的材料再拌匀，一次倒入锅中，翻炒至蛋液凝固即可。

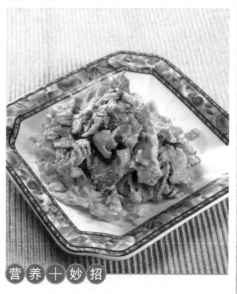

营养 + 妙招

　　牛肉和鸡蛋中都含有丰富的营养素，而且两者都有补虚强身的功效，特别适合孕妈妈食用。

醋炒莲藕片

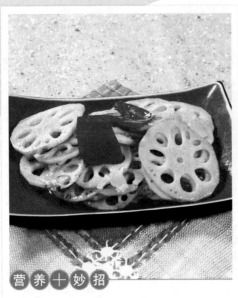

营养+妙招

莲藕有止血作用，可安胎保胎，降低流产的发生概率。而且莲藕中还富含维生素C及钙、磷、铁等多种营养素。

（材料） 连藕200克，姜片20克，红椒片10克，盐、白糖、香油各1小匙，白醋1大匙。

（做法）

❶ 莲藕洗净后切圆薄片状，放入沸水中汆烫3～4分钟，再捞起沥干，备用。

❷ 热锅，加入适量色拉油，放入姜片、红椒片爆香，加入莲藕片、白醋翻炒数下，再加入盐、白糖、香油快炒均匀即可出锅食用。

高汤煨笋干

（材料） 笋干150克，豌豆、姜片、蒜片、枸杞子，高汤、盐、老抽、白糖各适量。

（做法）

❶ 将笋干用清水泡发，切段，沥干，备用。

❷ 豌豆、枸杞子也分别泡发。

❸ 锅置火上，倒油烧热，煸香姜片、蒜片，加入笋干翻炒。

❹ 锅内添高汤，加盐、老抽、白糖调味。

❺ 最后放入豌豆、枸杞子，与笋干一同煨至成熟、入味后即可出锅食用。

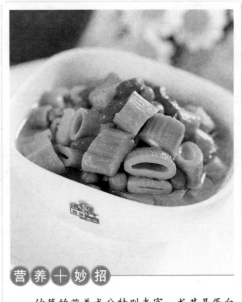

营养+妙招

竹笋的营养成分特别丰富，尤其是蛋白质，含量较高。但孕妈妈不能常吃竹笋，否则容易诱发哮喘、过敏性鼻炎、皮炎等。

助你好孕特别策划
——孕期需警惕羊水异常

羊水异常是指羊水过多或过少。正常情况下，羊水会随着孕妈妈怀孕月份的递增而逐渐增加，一般34周时可达1000~1500毫升，以后逐渐减少，到足月待产时，羊水会迅速减少。如果羊水的增加与消退失去平衡，就会引起羊水异常现象。

羊水异常的表现及危害

◎羊水过多：孕妈妈如果发生慢性羊水过多，症状表现比较慢，一般可能会感到心悸气喘、无法平卧，还可能出现外阴及下肢水肿、静脉曲张等症状；急性羊水过多时，常并发妊娠高血压综合征，极易发生早产等现象。

◎羊水过少：胎宝宝可发生肢体畸形、畸足；子宫如果直接压迫胎宝宝胸部，可导致胎宝宝肺发育不全，孕妈妈羊水过少、黏稠，也可导致产道润滑不足，还可能会使孕妈妈在分娩胎宝宝时发生困难，使产程延长，胎宝宝死亡率高。

羊水异常的原因

◎羊水过多：具体原因不明，可能与胎宝宝畸形（如无脑儿、脊柱裂、消化道畸形、食管或小肠闭锁等），或者孕妈妈患有妊娠糖尿病，或者与孕妈妈孕育了双胞胎、胎宝宝过大、母婴血型不合等因素有关。

◎羊水过少：发生在孕中期，常预示着可能伴有胎宝宝发育异常，尤其是泌尿系统异常或合并宫内感染或染色体畸形等。如果发生在孕晚期，可能预示着胎盘功能降低，胎宝宝宫内缺氧。

羊水异常的饮食调理

◎羊水过多：注意低盐饮食；多吃酸食，少吃甜食；卧床休息；注意日常饮水量，如果吃水果多，可以减少水的摄入量。

◎羊水过少：除需要大量补水外，还可以通过吃西瓜、喝豆浆或牛奶来改善。

孕**6**月

均衡营养，合理增重

进入孕期的第6个月，胎宝宝的发育越来越顺利了。不过，孕妈妈仍然要预防一些"小麻烦"，比如，可能会觉得呼吸困难、腰痛，或者出现了静脉曲张等。这些都是孕期的正常现象，孕妈妈在应对这些问题时一定不要惊慌，只要科学调理，就能够轻松度过这关。

🌸 饮食要点月月查

胎宝宝发育

本月，胎宝宝身体各部位比例逐渐匀称；皮肤出现皱纹，皮下脂肪开始沉积，汗腺逐渐形成，四肢能自由运动了；五官已发育成熟，面目清晰；已有呼吸动作，能够咳嗽、打嗝、皱眉、眯眼，会吸吮自己的大拇指，能够吞咽身体周围的羊水。

孕妈妈变化

本月，孕妈妈的子宫明显增大，小腹隆起已经相当明显，会出现呼吸困难、消化不良等症状；孕妈妈可能会出现下肢水肿，腿肚及膝盖部也可能发生静脉曲张；体重急剧增加，因而容易感到疲劳，同时还伴有腰痛；身体重心向前移，体形会有所改变，由此出现孕妈妈特有的体形。

孕6月饮食原则

进入孕6月，孕妈妈的体形会显得更加丰腴，变成一个大腹便便的标准孕妇模样了，此时孕期营养很重要，但孕妈妈还应以孕期体重变化的幅度来判断营养是否合理。饮食上控制科学的量，体重又在合理的区间，营养一般不会出现问题。

进入这一阶段，由于孕妈妈和胎宝宝对于营养的需求猛增，很多孕妈妈可能会发生贫血，所以要注意摄入充足的铁，多吃含铁丰富的蔬菜、蛋和动物肝脏；这段时间也容易便秘，孕妈妈应常吃富含膳食纤维的新鲜蔬果、酸奶等。

此外，孕妈妈应该注意的是，对食物要有所选择，不利于健康的食物，比如，辣椒、胡椒等辛辣食物和咖啡、浓茶、酒等，一定要尽量少食用。

本月主打营养素推荐

热量

孕6月，孕妈妈摄取的热量要相应增加，但也应因人而异，根据体重的增长情况进行调整。本月，孕妈妈体重增加一般应控制在每周0.3～0.5千克，饮食上，可用甘薯、南瓜、芋头等来代替部分米、面，既能提供热量，又能供给更多的微量元素。

蛋白质

根据世界卫生组织的建议，孕中期孕妈妈的每日蛋白质摄取量应为90克，且动物性蛋白质应占全部蛋白质的一半，相当于摄入牛奶300毫升或2个鸡蛋。

无机盐

孕6月，孕妈妈还应重视钙和铁、碘、镁、锌、铜等的摄入，多吃蔬菜、蛋类、动物肝脏、乳类、豆类、海产品等食物，这些食物中的微量元素对孕妈妈和胎宝宝的健康都很重要。

维生素

孕妈妈在本月对B族维生素的需要量有所增加，平时要多吃富含B族维生素的食品，如动物肝脏、鱼类、瘦肉、乳类、蛋类及绿叶蔬菜、新鲜水果等。

脂肪

孕妈妈孕6月总脂肪摄取量建议为50～60克，每日摄取食用植物油以25克左右为宜。

○ 孕6月每日营养套餐方案 ○

餐 次	套 餐 方 案
早 餐	牛奶1杯，面包适量，煎鸡蛋1个
加 餐	酸奶1杯，橘子适量
午 餐	素炒青菜1小盘，红烧鱼1小盘，家常豆腐1小盘，养血安胎汤适量，米饭适量
加 餐	豆浆1杯，核桃仁适量
晚 餐	鱼汤1小碗，素炒蔬菜2小盘，面条1碗

✿ 孕6月饮食细节与禁忌

如何用饮食消除孕期黄褐斑

　　有些孕妈妈会在不经意间发现，不知何时，黄褐斑已悄然爬上了自己的脸庞，爱美的孕妈妈当然不会任由这些讨厌的"斑纹"肆虐，可是她们往往用过数不清的方法，却难以去除黄褐斑。其实，孕期黄褐斑是可以预防的。许多研究都表明，黄褐斑的形成与孕期饮食关系密切，如果孕妈妈的饮食中能够适量摄取一些名为谷胱甘肽的物质，皮肤内的酪氨酸酶活性就会增加，就可以避免黄褐斑"大举入侵"。下面就推荐几种对防治黄褐斑有很好疗效的食物，孕妈妈们不妨试试。

　　◎西红柿：西红柿富含番茄红素、维生素C，是抑制黑色素形成的最好武器，因而有助于保养皮肤、消除黄褐斑。有实验证明，常吃西红柿可以有效减少黑色素形成。但西红柿性寒，孕妈妈不宜空腹食用，否则很容易造成腹痛。

　　◎猕猴桃：猕猴桃含有丰富的膳食纤维、B族维生素、维生素C、维生素D及钙、磷、钾等无机盐。其中，维生素C具有抗氧化作用，可使皮肤中深色氧化型色素转化为还原型浅色素，从而预防黑色素的形成和沉淀，保持皮肤白皙。但脾胃虚寒的孕妈妈不可多吃，以免引起腹泻。

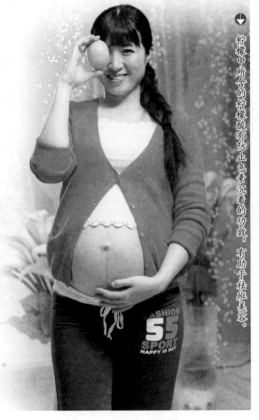

柠檬中所含的柠檬酸有防止色素沉着的功效，有助于祛斑美容。

　　◎柠檬：柠檬中所含的柠檬酸能有效防止皮肤色素沉着，因而也有助于抗斑美容。用柠檬制成的沐浴剂洗澡还能使皮肤滋润光滑。但柠檬极酸，不宜多吃，否则会损伤牙齿。

　　◎牛奶：可以提高皮肤细胞活性、延缓皮肤衰老、刺激皮肤新陈代谢，因而可以起到保持皮肤润泽细嫩的作用。

　　◎绿色蔬菜：圆白菜、菜花、冬瓜、丝瓜等绿色蔬菜含有丰富的维生素C，可消褪色素。孕妈妈经常食用可取得显著的美白效果。

◎带谷皮类食物：谷皮类食物中的维生素E能有效抑制过氧化脂质产生，起到干扰黑色素沉淀的作用。

孕中期怎么吃更利于胎宝宝的脑发育

进入孕中期后，孕妈妈的小腹隆起已很明显了，且有下坠、松弛之感，食物在胃里不易消化，可以实行少食多餐的进餐方式，这样更有利于摄取全面丰富的营养。另外，孕妈妈要多吃一些健脑的食品，对胎宝宝大脑的发育非常有利。

多吃健脑食品

孕中期是胎宝宝大脑开始发育的关键时期，孕妈妈应该注意从饮食中充分摄入对胎宝宝脑发育有促进作用的食物，如核桃、水果、黑芝麻等。其中，黑芝麻含有丰富的钙、磷、铁，同时含优质蛋白质和许多能构成脑神经细胞的氨基酸；核桃的营养丰富，特别对大脑神经细胞发育有益；多吃水果对胎宝宝大脑的发育也有很大的好处，水果为脑细胞的合成提供了大量的维生素。

主食中不可忽视小米和玉米

在各种主食中，小米和玉米是健脑和补脑的有益主食，其富含蛋白质、脂肪、钙、胡萝卜素，维生素的含量也非常丰富，因而营养价值不可忽视。

经常进食深海鱼类

海产品，尤其是深海鱼类，可为人体提供易被吸收利用的钙、碘、磷、铁等无机盐，对于胎宝宝大脑的生长发育有着显著的效用。而且，深海鱼类不易受污染，孕妈妈食用更加安全。

不可盲目服用补品

有些孕妈妈为了胎宝宝大脑的发育，大量食用人参、桂圆、鹿茸、蜂王浆等补品，但补品是不可滥用的。孕妈妈最适宜的补品就是饮食中的蛋白质、维生素、微量元素，而只要做到日常饮食全面、营养充足，一般不需要服用大补之品。

食用富含胆碱的食物

在孕期，胎宝宝主要的营养来自于孕妈妈。但在这一时期，孕妈妈体内的胆碱水平会急剧下降，而胎宝宝脑部的发育需要胆碱提供充足的营养，所以，孕妈妈应该提高自身的胆碱储备。胆碱则主要存在于花生、土豆等食品中。

不可过多食用高脂肪食物

孕妈妈不宜过多食用高脂肪食物。这是因为孕妈妈的肠道消化能力减弱，而吸收脂肪的功能却增强了，因而血脂会相应升高，体内脂肪堆积会有所增多。另外，由于孕期能量消耗较多，而糖分的储备减少，所以孕妈妈身体的分解脂肪能力很弱，常因氧化不足而产生酮体，易引发酮血症而出现严重脱水、唇红、头昏、恶心、呕吐等症状。

同时，孕妈妈如果长期多吃高脂肪食物，会使大肠内的胆酸和中性胆固醇浓度增加，这些物质的蓄积能诱发结肠癌。高脂肪食物也可促进催乳素的合成，从而诱发乳腺癌，对孕妈妈健康和胎宝宝发育都十分不利。

吃鸡蛋不宜过多

许多孕妈妈都喜欢吃鸡蛋，以补充营养、增强体质。然而，鸡蛋虽然营养丰富，但由于孕妈妈肠胃机能有所减退，一旦食用过多，就会增加消化系统的负担，导致体内蛋白质摄入过多，肠道不能完全分解而产生大量氨气。氨气是有毒气体，一旦溶于血液，会分解出对人体毒害很大的物质，对孕妈妈的健康会产生很大副作用，如头目眩晕、腹部胀闷、四肢无力等，严重者可致昏迷，现代医学称这些症状为蛋白质中毒综合征。

可见，食用鸡蛋过多对孕妈妈的身体健康危害很大。所以，孕妈妈切忌一次食用过多的鸡蛋。

一般来说，按照孕期人体对蛋白质的消化、吸收功能，孕妈妈每天食用2~3个鸡蛋即可满足自身健康的营养需要，同时供给胎宝宝生长发育所需的营养。

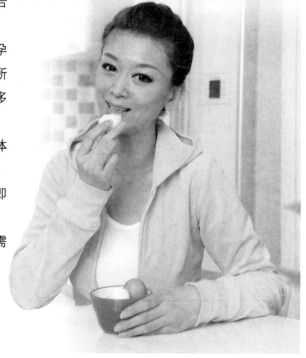

鸡蛋营养丰富，很适合孕妈妈食用，但应注意食用量不可过多，以免对身体造成不良影响。

146

健康从全麦早餐开始

全麦早餐不知从什么时候开始，成为我们日常早餐的主角了。在超市里，我们经常可以看到食品包装袋上"全麦"的字样，那么，全麦早餐到底有什么神奇之处呢？

全麦食物是指用没有去掉麸皮的麦类所做的食物，这样的食物比一般的精制面粉颜色要黑一些，口感也要粗糙一些，但其营养却非常丰富，一般都富含各种维生素、无机盐和抗氧化剂等营养素，并含有大量的水溶性膳食纤维，所以其营养价值很高。

从健康角度来讲，相比普通人，孕妈妈更宜食用全麦食物。常吃全麦食物有助于孕妈妈缓解孕期便秘、控制体重，还有助于预防妊娠糖尿病、动脉粥样硬化等疾病的发生。所以，全麦食品应该成为孕妈妈餐桌上的"常客"，坚持每天早餐都食用。

特别是对于生活在北方的孕妈妈来说，更应该把早餐的烧饼、油条换成麦片粥。麦片可以帮助孕妈妈降低体内胆固醇的水平，保持较充沛的体力。

目前，市面上可以买到的全麦食品包括燕麦片或去壳燕麦粒、带壳大麦、糙米、全麦面粉以及用这些为原料制成的全麦面包、全麦馒头、全麦饼干等加工食品。比如，购买麦片时，孕妈妈最好购买天然的、没有任何糖类或其他添加成分在里面的，不宜买那些口味香甜、精加工的麦片。食用麦片时，可以按照自己的喜好加一些花生、葡萄干或蜂蜜。另外，孕妈妈也可偶尔食用一些全麦饼干类的小零食，能够有效缓解早孕反应。

孕妈营养视线

购买全麦食品要辨明真伪

孕妈妈在选购全麦食品时，一定要注意食物的安全性和真伪。比较难分辨的全麦食品主要有馒头、面包、饼干等加工食品。需要通过配料表分辨全麦的"真伪"。一般来说，只有表中的第1种成分是"全小麦"、"全麦"的才是全麦食品，如果只有"石磨"、"100%小麦"、"碾碎小麦"、"裸麦粗面包"、"多种谷物"、"有机"或"麸皮"等字样，这样的食品都不是全麦食品。

不宜过量食用富含维生素A的食物

研究表明，各种动物肝脏中的维生素A含量较高，孕早期的孕妈妈每天需维生素A3000~5000国际单位，如果每天摄入维生素A超过15000国际单位，则会增加胎宝宝致畸的危险。

进入孕中期，孕妈妈也不可过量食用维生素A，否则对自身健康及胎宝宝发育同样不利。

另外，需要指出的是，牛、羊、鸡、鸭等动物肝脏中的维生素A含量均高于猪肝，尤其是鸡肝中的含量更数倍于猪肝。所以，孕妈妈要注意适量摄取动物肝脏及其制品。

同时，为保证孕期内所需的维生素A，孕妈妈可适量吃一些富含β-胡萝卜素的新鲜果蔬，胡萝卜素可以在人体内转变为维生素A，同时还可提供叶酸，有助于预防胎宝宝先天性无脑畸形。

不可滥用鱼肝油

许多孕妈妈担心缺乏营养素会影响胎宝宝生长发育，因而总是会进补很多食物。但孕妈妈要注意，进补营养素最好先征求医生的意见，不要自己滥补。比如，鱼肝油就不可以随便补。鱼肝油虽然是孕期不可或缺的营养补充剂，可以为孕妈妈健康及胎宝宝发育提供大量营养，但是如果过量食用，也会引起不良效果。

鱼肝油中富含维生素A和维生素D，孕妈妈适量补充鱼肝油，可以促进孕妈妈对钙的吸收，有利于母体健康和胎宝宝发育，但鱼肝油也并非服用越多越好，否则会对孕妈妈和胎宝宝造成危害。因为对于普通人来说，需要维生素A的量极微，日常的饮食已足够满足生理需要。除非经医生确认，孕妈妈确实需要服用鱼肝油，否则不要滥服。

孕妈妈如果长期大量食用鱼肝油，可以引起食欲减退、皮肤发痒、毛发脱落及维生素C代谢障碍等症状，这些对胎宝宝生长发育都是有害无益的。维生素A服用量过大，还可能引起胎宝宝骨骼畸形、腭裂以及眼、脑畸形等。可见，孕妈妈如过量服用鱼肝油，不但会引起孕期不适，从而影响自身健康，对胎宝宝正常发育也会产生很大危害。

孕妈妈如果因治病需要，确实需要服用鱼肝油，也应按医嘱服用，可以减少用量和次数来服用。但最好的补充营养的方法还是饮食调节。所以，孕妈妈应该多吃营养而健康的食品，而不要过于依赖各种补药。

根据季节调整饮食

中医历来讲究养生要依照四时更替，合理安排饮食和生活，孕妈妈当然更不例外。

春季

【饮食原则】多吃甜，少吃酸。

【饮食建议】在中医学说中，春天是阳气初生的季节，这时宜食辛甘发散类的食物，不宜食酸味食物。因为甘入脾，甜食可以补脾，所以孕妈妈可多吃红枣、山药等补脾食物，以补充气血、解除肌肉的紧张。同时，因为酸入肝、可收敛，不利于阳气生发、肝气疏泄，影响脾胃运化，所以春季要少吃酸性食物。孕妈妈还要注意饮食均衡，多吃低脂肪、高蛋白、高维生素、高无机盐的食物以及新鲜蔬菜，少吃些酸辣、油炸、烤、煎类食品。

夏季

【饮食原则】多吃苦，也吃酸。

【饮食建议】夏季气候炎热，易出汗，易耗气伤阴，所以孕妈妈要适当吃些苦味食物，能清泄暑热、除燥祛湿，从而健脾、增进食欲。此外，孕妈妈还可以吃些酸味食物，如柠檬、草莓、乌梅等，能止泻祛湿，能预防流汗过多而耗气伤阴，又能生津解渴、健胃消食。

秋季

【饮食原则】少吃辛，多吃酸。

【饮食建议】入秋后气候干燥，孕妈妈的饮食应注重润肺，适合平补。酸味食物可以收敛补肺，所以孕妈妈可以适当多吃些酸味的蔬菜和水果；辛味食物发散泻肺，所以孕妈妈要尽可能少食辣椒、咖喱等辛味食物。同时，孕妈妈还应该多喝水和汤，多吃富含维生素的食物，以缓解秋燥，补益身体。

冬季

【饮食原则】多热食，补阳气。

【饮食建议】冬天来临后，人体阴寒偏盛，阳气偏虚，脾胃运化功能较弱，所以孕妈妈的饮食要注意养阳气，宜食用羊肉、狗肉等滋阴潜阳、热量较高的食物；多食新鲜的蔬菜和水果等富含维生素的食物；多食苦味食物，以补肾养心。但孕妈妈不宜食用生冷、黏硬的食物，以防伤害脾胃的阳气。

不可照搬明星孕妈妈的食谱

女性怀孕后都会因腹中逐渐长大的胎宝宝吃得过多、水肿等原因变得肥胖，但娱乐圈里的那些明星孕妈妈怀孕后似乎照样艳光四射，她们只是腹部微隆，手脚却依然很纤细，很没有"孕味"。难道她们真有怀孕时也可以塑身的绝密食谱吗？其实，很多面世的、流传很广泛的明星孕期食谱，虽然确实有值得借鉴的地方，但却远不是普通的孕妈妈可以照搬的。因为这些明星孕妈妈的食谱，如果从营养的角度来看，很多都存在着这样那样的不足。

◎营养全面，但晚餐缺少主食。有的明星孕妈妈的食谱，早餐、午餐皆以果蔬搭配健康主食，晚餐进食少量牛肉，看上去似乎营养摄入很全面。但是，晚餐中却少了主食，这样一来，所摄取的碳水化合物就不够了。所以，孕妈妈最好一天三餐都有主食。

◎营养均衡，但热量偏低。也有的明星孕妈妈的食谱里有菜、肉、饭、水果，虽然营养均衡，但明显热量偏低。

所以，提醒孕妈妈们，每个女性孕期时体重不同，怀孕、代谢情况不同，营养食谱也都应该是因人而异的，别人的食谱未必适合你自己，不要盲目效仿。

给孕妈妈的美味零食

怀孕后，许多孕妈妈都放弃了平时心爱的零食，以孕育一个健康的宝宝。其实，在怀孕期间，也有很多零食不需要忌口，甚至还可以帮助胎宝宝更健康地生长发育。

只要懂得谨慎选择，注意低脂、低糖、低盐；不含太多的防腐剂；包含热量、钙、叶酸、铁、脂肪酸和膳食纤维等营养成分，馋嘴妈妈还是可以继续享受零食的美味。下面就为孕妈妈推荐几种适合的零食。

◎麦片制成的麻花卷：可以增加膳食纤维的供给。

◎提子巧克力面包：含较多铁和膳食纤维。

◎半个香蕉卷+全麦面包：富含钾和蛋白质，对孕妈妈来说是一种非常营养的零食搭配组合。

◎蓝莓或者蓝莓干：可以为孕妈妈补充维生素C。

◎果粒酸奶+麦片：富含丰富的钙、蛋白质以及膳食纤维。

◎麦片制成的小饼干：富含碳水化合物，可为孕妈妈补充能量。

◎低脂肪南瓜糕点：含有维生素及无机盐。

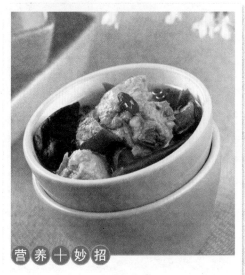

海带香菇腔骨汤

材料 腔骨500克，水发海带150克，枸杞子10克，姜片、盐各适量，醋少许。

做法

1. 将腔骨洗净剁块，放入沸水中氽烫，捞出；海带清洗干净，切段；枸杞子泡洗干净。

2. 锅中倒入适量水，将所有材料（除枸杞子、盐外）一起放入，炖煮至熟，放入枸杞子、盐，再煮5分钟即可盛出。

营养十妙招

海带主要营养成分有蛋白质、脂肪、糖类、碘、钾、钙、膳食纤维、B族维生素、胡萝卜素等，可以帮助孕妈妈预防碘缺乏。

油菜鸡汤

材料 鸡腿300克，油菜150克，姜片20克，枸杞子10克，白糖1小匙，盐适量，鸡高汤2000毫升。

做法

1. 鸡腿洗净、剁块，入沸水中氽烫，去除血污，冲净泡沫后沥干水分。

2. 油菜洗净；枸杞子泡发。

3. 锅中倒入鸡高汤煮沸，放入姜片、鸡腿块、枸杞子，大火煮沸后改小火煮30分钟，再加入油菜续煮15分钟，最后加入白糖、盐调味即可食用。

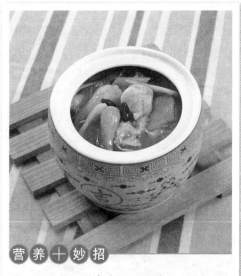

营养十妙招

油菜中含有丰富的维生素A、B族维生素和维生素C等营养成分，可以刺激胃液分泌，增进食欲，帮助孕妈妈消化吸收。

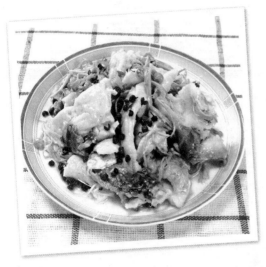

金针菇烩鱼片

材料 金针菇200克，鸡蛋2个（取蛋清），草鱼片、葱花、姜末、干淀粉、花椒、盐、清汤各适量。

做法

❶ 草鱼片加蛋清、干淀粉腌渍；金针菇汆烫，捞出；锅烧热，下入除花椒之外的其他材料烧熟。

❷ 炸香花椒，淋在鱼片上即成。

栗子小米粥

材料 栗子50克，小米100克，枸杞子少许。

做法

❶ 栗子洗净，剥去薄膜；小米洗净，放在清水中浸泡1小时。

❷ 将小米连同泡米的水一同放入煲中，再放入处理好的栗子，加适量水，以大火煮开后，转小火煮约40分钟，撒上枸杞子即可。

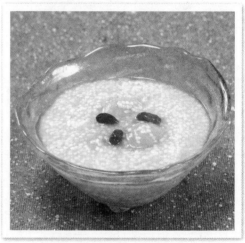

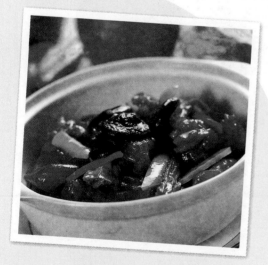

牛筋烧香菇

材料 熟牛筋块500克，香菇6朵，青椒条、红椒条各50克，蒜片、姜片各适量，盐、老抽、冰糖各少许。

做法

❶ 锅烧热入油，下入蒜片、姜片煸香，放入牛筋块翻炒均匀。

❷ 锅内加入其他材料，烧开转大火收浓汁即可。

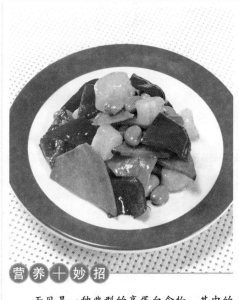

炒鲜干贝

材料 鲜干贝160克，青豆70克，胡萝卜片30克，红椒片、葱花、姜片、蚝油、水淀粉、香油各适量。

做法

1. 鲜干贝放入沸水中氽烫约1分钟捞出，沥干，备用。

2. 锅置火上，加入1大匙色拉油烧热，以小火爆香葱花、姜片、红椒片，加入鲜干贝、青豆、胡萝卜片及蚝油、水一起以中火炒匀。

3. 然后加入水淀粉勾芡，最后淋上香油即可出锅。

营养十妙招

干贝是一种典型的高蛋白食物，其中的蛋白质高达61.8%。不仅如此，干贝中还富含铁、钙、磷等多种营养成分。

鸡肉烧豆腐

材料 冻豆腐片300克，去骨鸡腿肉100克，葱花、姜末、红椒圈、蚝油、酱油、冰糖、盐、高汤、香油、水淀粉各适量。

做法

1. 鸡腿肉切块，倒入水淀粉、盐拌匀腌渍后滑油，捞起沥油。

2. 热锅，倒入色拉油烧热，将葱花、姜末、红椒圈以中火爆香，再放入冻豆腐片略微翻炒，倒入高汤和蚝油、酱油、冰糖及鸡腿肉块翻炒至汤汁稍微收干，再以水淀粉勾芡，淋上香油即可出锅装盘。

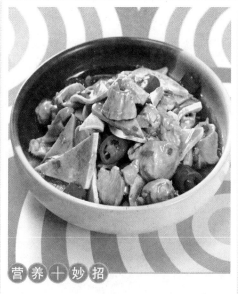

营养十妙招

冻豆腐能为孕妈妈提供充足的钙质，鸡腿肉肉质紧实，口感好。两者搭配，不仅可一饱口福，还能获得丰富营养。

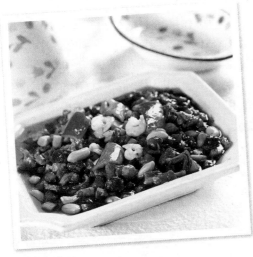

宫爆肚条

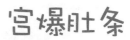

材料 猪肚条300克，肉丁100克，青椒片、红椒片、花生米、净虾仁、葱花、姜丝、蒜片、豆瓣酱、酱油、盐、白糖、香油各适量。

做法

❶ 猪肚条洗净汆烫；将酱油、盐、白糖调制成味汁备用。

❷ 炒香豆瓣酱，放入其他材料炒熟，调入味汁，淋香油即可。

韭黄豆干炒肉丝

材料 牛肉丝100克，韭黄、豆干各80克，青椒丝、红椒丝各少许，盐、酱油、干淀粉各适量。

做法

❶ 牛肉丝用酱油和干淀粉腌约5分钟；韭黄切段；豆干切片。

❷ 牛肉丝炒至变色后盛出，原锅中放入豆干片、青椒丝、韭黄段炒熟，倒入牛肉丝，用盐调味，撒红椒丝。

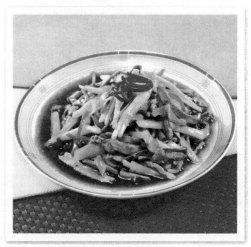

美味鲜菇汤

材料 香菇5朵，金针菇200克，黑木耳丝、蘑菇、胡萝卜丝各适量，盐、香油、高汤各少许。

做法

❶ 香菇洗净后切丝；金针菇切段；蘑菇切片。

❷ 烧开高汤，放入所有蔬菜菌菇，煮沸后加入除香油外的调料，最后淋香油即成。

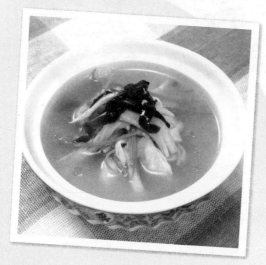

花生肉丁

材料 猪瘦肉丁100克，鸡蛋（取蛋清）、花生米、红椒丝、净冬笋块、盐、干淀粉各适量。

做法

① 猪瘦肉丁用盐、鸡蛋清、干淀粉拌匀；花生下入油锅炸热。

② 将肉丁入油锅滑熟，盛起沥油；下入冬笋块煸炒，放入其他材料大火翻炒，加盐调味即可。

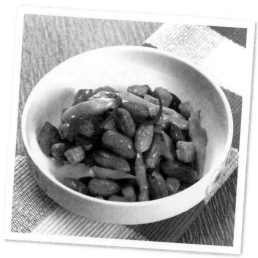

美味蛋羹

材料 鸡蛋4个，香菜叶少许，胡萝卜半根，盐少许，水淀粉1大匙。

做法

① 胡萝卜去皮，切成小菱形片。

② 鸡蛋打入4个小圆碟内，把香菜叶、胡萝卜片摆在鸡蛋上，入锅蒸熟，取出摆入碟内。

③ 锅中放少许油，加入水、盐烧开，用水淀粉勾芡，淋在鸡蛋上即可。

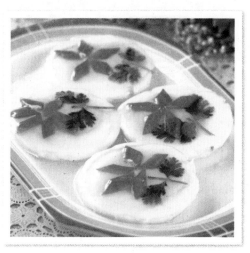

回锅肉炒圆白菜

材料 回锅肉片100克，圆白菜块80克，青椒段、红椒段各10克，豆豉末、盐、白糖各适量。

做法

① 锅置火上，倒油烧热，入豆豉末、红椒段、青椒段炒香，下入回锅肉片炒香。

② 最后加入圆白菜块翻炒成熟，加盐、白糖调味即可。

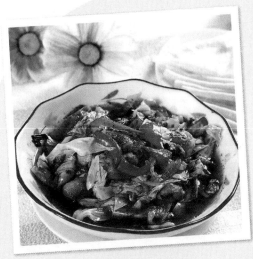

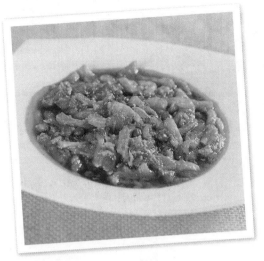

豌豆炒牛筋

材料 牛筋300克，豌豆、姜末、蒜末、盐、白糖、美极鲜、生抽各适量。

做法

1. 牛筋洗净，氽烫后捞出，切条。

2. 炒香姜末、蒜末，下入牛筋条、盐、白糖、美极鲜、生抽、豌豆，以小火煨熟，转大火收浓汁即可。

虾肉奶汤羹

材料 大虾250克，胡萝卜、芥蓝各15克，葱段、姜片、盐各少许。

做法

1. 大虾去掉泥肠，剥出虾仁，洗净，备用；胡萝卜、芥蓝洗净，均切片。

2. 锅内放入葱段、姜片、胡萝卜片、芥蓝片、水，加盐调味，大火烧开，加入虾仁后再煮10分钟即可。

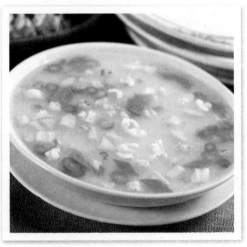

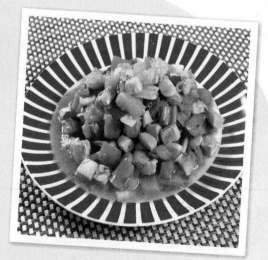

菠萝鸡丁

材料 鸡肉丁200克，菠萝丁、红椒丁、青椒丁、姜片、葱末、蒜片、盐、水淀粉、白糖、鸡高汤各适量。

做法

1. 鸡肉丁加盐、水淀粉拌匀。

2. 爆香姜片、葱末、蒜片，将鸡丁、菠萝丁、红椒丁、青椒丁炒熟，烹入剩余材料拌匀收汁即可。

静脉曲张是孕期常见的生理变化，有的孕妈妈对此可能不会有不舒服的感觉，但也有许多孕妈妈会感到不适，如腿部沉重、疼痛，静脉曲张周围部位的皮肤也可能会有发痒、抽痛或灼热感。有些孕妈妈担心这种情况会给胎宝宝造成负面影响，下面介绍一些相关知识，可以帮助孕妈妈了解和应对静脉曲张。

引发静脉曲张的原因

有些孕妈妈进入孕中期后，下肢或会阴部会出现静脉曲张，这是因为随着胎宝宝的生长发育和羊水量的增加，子宫会压迫盆腔内的静脉和下肢静脉，使静脉血液回流受阻，致使下肢，尤其是腿部的内侧面、会阴、小腿和足背的静脉弯曲鼓露，因而形成静脉曲张。

也有的孕妈妈在孕晚期时，由于体内产生的雌激素水平升高，从而导致外阴部静脉曲张。孕妈妈遇到静脉曲张时不要过于紧张，尤其是初产妇，更不要过于紧张，因为这种妊娠性静脉曲张会随着妊娠的结束慢慢消失。

缓解静脉曲张的饮食法

饮食在缓解静脉曲张的症状中起着重要作用。孕妈妈坚持科学合理的饮食，可以为自身及胎宝宝提供充足的营养，从而可以有效预防和减轻静脉曲张症状。

◎食用低热量食物。为减少身体脂肪堆积，孕妈妈进入孕中期后可以食用低糖、低脂肪的食物，如芹菜、菠菜、鲤鱼、牡蛎、脱脂牛奶等，可以促进血液循环，保持合理体重，避免因过多的脂肪堆积而加重水肿，使腿部和腹部压力增加而加重静脉曲张症状。

◎补充水分，促进新陈代谢。水分是新陈代谢过程中的重要物质，它可以把新陈代谢产生的废物排出体外，保持健康。所以，为了促进食物和各种营养成分的代谢，增强体质，缓解静脉曲张，孕妈妈要多喝水。

另外，孕妈妈也可以多吃蔬菜和水果补充水分。

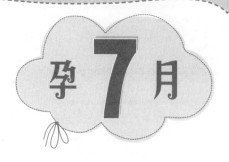

孕7月 搭配营养，控制体重

进入孕7月，孕妈妈会更明显地感觉到胎宝宝的胎动。这是胎宝宝给妈妈带来的惊喜，也是他在用自己的方式在和孕妈妈交流。所以，孕妈妈在感到疲乏时，不妨试着和胎宝宝聊聊天。

🌸 饮食要点月月查

胎宝宝发育

本月，胎宝宝头与躯干的比例已接近新生宝宝；皮下脂肪仍很少，皮肤呈粉红色，有皱纹；骨骼肌肉更加发达；内脏功能已逐渐完善；脑部发育较好，并可自行控制身体的动作。

孕妈妈变化

本月，孕妈妈的子宫增大更明显，体重迅速增加，上腹部也明显凸起胀大；胳膊、腿等部位都可能出现水肿；大约有70%的孕妈妈会从本月起出现妊娠纹。

孕7月饮食原则

本月是孕中期的最后一个月，孕妈妈在饮食方面与前一个月相差不大，但很多和营养有关的问题可能会在这时出现，如孕期贫血、便秘等。这也能从另一方面表示，孕妈妈在前期的饮食可能存在问题，所以才会出现这样的症状。不过，只要孕妈妈掌握合理科学的饮食原则，这些问题都可以很快调整过来。

◎多吃健脑食品。这个阶段，胎宝宝的大脑发育进入了高峰期，脑细胞体积增大，开始迅速增殖分化，所以孕妈妈应该多吃核桃、花生等健脑食品。

◎增加粗粮供应量。从现在开始到分娩，孕妈妈应该增加粗粮的摄入量，尤其是谷物和豆类，更要多吃。因为胎宝宝发育需要更多的营养，而谷物和豆类富含膳食纤维，B族维生素的含量也很高，对胎宝宝大脑发育有重要作用。

◎注意饮食上的宜忌。孕妈妈要多食用富含B族维生素、维生素C、维生素E的食物；吃新鲜蔬菜和水果，适当补充钙；少吃动物性脂肪；浮肿明显者要控制盐的摄取量。

本月主打营养素推荐

蛋白质

对蛋白质的摄取要求与上个月一样，没有特别的要求。

热量

每天需要供应的热量仍需要增加，以满足孕妈妈身体健康及胎宝宝发育的需要，谷类食物中热量较高，可适量增加食用量。

脂肪

本月，胎宝宝大脑发育需要大量脂肪，因此，孕妈妈应增加脂肪摄取量，可适量多摄取植物油，但饮食仍应清淡一些，不可太油腻。

维生素、无机盐

本月仍应注意进食足量的蔬菜水果，以保证摄取适量的维生素、钙、铁、钠、镁、锌、硒等营养素。

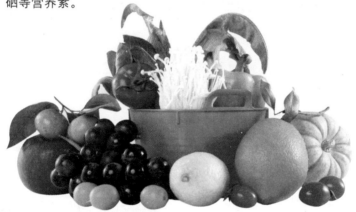

◎ 孕7月每日营养套餐方案 ◎

餐 次	套 餐 方 案
早 餐	花生米粥1碗，肉馅包子1个，煮鸡蛋1个
加 餐	牛奶1杯，腰果4颗
午 餐	素炒青菜1小盘，炖鱼1小碗，炒虾仁1小盘，米饭适量
加 餐	橘汁1杯，苹果1个
晚 餐	红烧鱼1小盘，素炒蔬菜2小盘，紫菜肉末粥、馒头各适量

✿ 孕7月饮食细节与禁忌

过敏体质孕妈妈的生活禁忌

　　研究表明，如果夫妻双方本身就是过敏体质，如对螃蟹等带壳海鲜过敏，那么，将来出生的宝宝为过敏体质的概率将近80%。也就是说，宝宝是否属于过敏体质，跟遗传有很大关系。

　　对于本身已有过敏体质的孕妈妈，如果能做到孕期少吃海鲜或减少接触过敏原，就可以大幅减少宝宝出生后引发过敏的机会。

　　此外，也有些孕妈妈对其他事物有过敏反应，即过敏体质有一定诱发因素，所以要在日常生活中积极杜绝任何吸入性的过敏原。一般来说，除饮食外，常见的过敏原还有以下几种。

宠物

　　宠物们身上的毛发会成为加重过敏症状的罪魁祸首。

家居过敏原

　　地毯、抱枕、填充毛绒玩具等，对孕妈妈都是很危险的，需要用高温处理，经常晒晒或者煮沸，真空包装后收纳也可以。

药物

　　除了气喘型的过敏孕妈妈要遵照医师的指示服药外，其他过敏的症状可以用

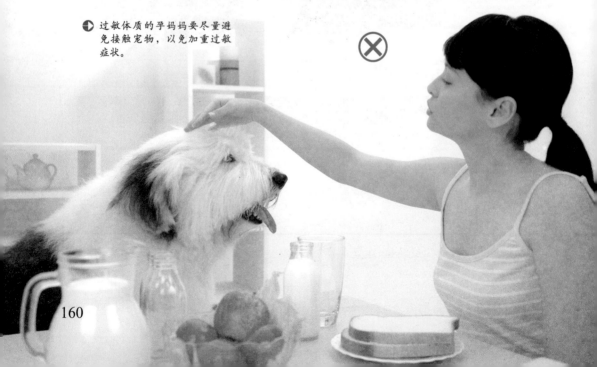

➤ 过敏体质的孕妈妈要尽量避免接触宠物，以免加重过敏症状。

喷雾等保守方法治疗。

花粉

花粉对于过敏体质而言威胁比较大。尤其是有过花粉过敏史的孕妈妈们，更要远离花粉。

孕期怎样吃豆腐更营养

豆腐营养丰富，是我国的传统美食，受到大家的喜爱。烹饪豆腐的方法也有很多，可谓千变万化，各种各样以豆腐为原料的菜丰富着我们的餐桌。那么孕妈妈该怎样食用豆腐，如何搭配，才能让孕妈妈吃得更健康营养呢？一般来说，豆腐和下列食物搭配，可以获得更高的营养。

鱼+豆腐

鱼类苯丙氨酸含量比较少，而豆腐中则含量较高；豆腐蛋氨酸含量较少，而鱼类含蛋氨酸非常丰富，所以二者营养具有互补性，二者搭配，在营养供给上可以做到相辅相成，取长补短，从而提高营养价值。另外，由于豆腐含钙量较多，而鱼中含维生素D，可以促进钙吸收，所以两者同食，可以借助鱼体内维生素D的作用，提高人体对钙的吸收率。因此，特别适合孕妈妈食用。

肉、蛋+豆腐

豆腐蛋白质含量丰富，但缺少人体必需的蛋氨酸，如果单独用豆腐来做菜，其中的蛋白质的利用率会很低。将豆腐和其他的肉类、蛋类食物搭配在一起，则能够有效提高豆腐中蛋白质的营养利用率。

萝卜+豆腐

豆腐中的蛋白质属植物蛋白，多食会引起消化不良。而萝卜，特别是白萝卜能够增强人体的消化功能，若与豆腐同食，有利于豆腐中的蛋白质被人体吸收。

海带+豆腐

豆腐及其大豆制品营养丰富，含有优质蛋白质、卵磷脂、亚油酸、维生素B_1、维生素E、钙、铁等多种营养素。同时，豆腐中还含有多种皂苷，具有阻止过氧化脂质的产生、抑制脂肪吸收、促进脂肪分解的作用。但皂苷又可促进碘的排泄，引起碘流失；海带含碘丰富，二者同食，可有效避免碘流失，从而起到预防孕妈妈缺碘的作用。

孕期这样吃午餐最营养

孕期，孕妈妈的饮食一定要注重营养全面、均衡。其中，每天的午餐由于摄取食物的量比较大，怎样吃好、吃得营养，就成为一个很重要的问题，这一点对于很多上班族孕妈妈来说，就显得更加重要了。其实，不管是去外面吃还是在家里自备，只要注意营养的均衡搭配，就可以满足自己和胎宝宝的营养需求了。

谨慎挑选饮料

挑选饮料时，应注意选择白开水和纯果汁一类的饮料，不要选择含咖啡因或酒精的饮料。

拒绝味重食物

孕妈妈应该少吃过咸的食物，以防止体内水钠潴留，引起血压上升或四肢浮肿。

尤其是外出就餐时更要注意，因为这时所吃的菜往往口味更无法适口。另外，辛辣、重调味的食物也应该拒绝食用。

携带袋装牛奶

孕妈妈妈外出就餐时，要额外补充一些含钙食物。上班族孕妈妈则可以把牛奶带到办公室饮用。

饭后吃个水果

孕妈妈可在午饭后30分钟再吃个水果，以弥补体内维生素的缺乏。

如果孕妈妈是上班族，由于办公室清洗不方便，可以在早上出门前把水果清洗干净，用保鲜膜包裹带到办公室食用。

远离油炸食物

孕妈妈不要食用街头卖的油炸类食物，因为这种食物很难保证卫生，在制作过程中所用的食用油中可能含有很多有害物质。

总之，为了肚子里的宝宝的营养需求，孕妈妈的午餐一定不要随意吃，以上几点要多注意，同时坚持饮食结构合理，保证均衡营养，才能孕育出健康的宝宝。

孕妈营养视线

孕妈妈能进补冬虫夏草吗

冬虫夏草含钙量高，可以促进孕妈妈以及胎宝宝对钙的吸收，还具有帮助孕妈妈缓解患骨质疏松症状的作用。不过，由于冬虫夏草主要是治疗肺病及补肾的，孕妈妈要适当地进补，才可以起到提高免疫力的作用。一般来说，孕妈妈孕早期和孕中期的时候，一个月吃2～3次冬虫夏草比较合理，用量也不宜过多，可遵循医嘱服用，而孕晚期则不要进补。

孕妈妈怎样吃豆类食物

豆类营养丰富，可以供给胎宝宝足够的健脑营养素。大豆中含有相当多的氨基酸和钙，如谷氨酸、天冬氨酸、赖氨酸、精氨酸等，对大脑发育极为重要；大豆还含有丰富的植物蛋白，其必需氨基酸组成与动物性蛋白相似，比较容易被人体吸收利用。因此，从蛋白质角度看，大豆也是高级健脑品。此外，大豆含脂肪量也很高，这些脂肪多数是油酸、亚油酸、亚麻酸等优质不饱和脂肪酸；大豆中还富含钙、铁、磷、维生素B_1、维生素B_2、烟酸等营养素，这些都是智力活动所必需的。

豆制品中的发酵大豆，也叫豆豉，维生素B_2含量非常丰富，在谷氨酸代谢中起着非常重要的作用，而谷氨酸是人脑的重要物质，可提高人的记忆力。其他豆制品的蛋白质、亚油酸、亚麻酸、油酸含量都相当多。

所以，孕妈妈应在孕期适量吃些豆类和豆制品，但不可过量食用。如孕妈妈常喝豆浆可防止贫血或低血压，但豆浆性质偏寒，体质虚寒、消化不良和肾功能不好的孕妈妈最好少喝。

豆腐营养丰富，但一次食用太多，易阻碍铁的吸收，而且容易引起蛋白质消化不良及加重肾脏的排泄负担，出现腹胀、腹泻等不适症状。因此，孕妈妈可以隔几天吃一两块豆腐。

孕妈营养视线

孕妈妈喝豆浆的特别注意事项

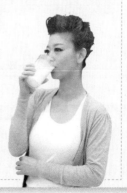

◎不要空腹饮豆浆。

◎饮豆浆不要加红糖，白糖须待豆浆煮熟离火后再加。

◎饮未煮熟的豆浆会发生恶心、呕吐等中毒症状。

◎豆浆中不能冲入鸡蛋，因为蛋清中的黏性蛋白会与豆浆中的胰蛋白酶结合，影响蛋白质的吸收。

◎豆浆不能与药物同饮。

有抑郁倾向时的饮食调理

孕妈妈如果患上产前抑郁症，除了加强心理调节或心理治疗外，在饮食调理上也要精心，这对缓解抑郁心理很有效。而且，饮食治疗没有不良反应，适当补充某些营养物质，调理好每日饮食，可以使孕妈妈精力充沛、心情愉悦。

适量摄取维生素和无机盐

孕妈妈需要每天至少食用适量的水果和蔬菜，尤其是绿色、多叶、含镁丰富的蔬菜。同时，水果和蔬菜中富含的镁、硒、锌和B族维生素，都是抗抑郁必备的微量元素。此外，其中含有的色氨酸、酪氨酸、维生素E、叶酸等，也是激发好心情的营养物质。

摄入充足热量

足够的热量能够使脑细胞的正常生理活动获得能量。因此，孕妈妈的食物要在色、香、味上做文章，以刺激胃口、增强食欲、促进摄入热量物质，从而保证大脑活动所需。

适量食用碱性食物

除五谷杂粮、豆类外，植物性食品多半为碱性食物。多吃蔬菜水果等碱性食物，在避免消极情绪的同时有利于身体健康。

增加蛋白质的摄入量

鱼虾、瘦肉中含有优质蛋白质，可为脑活动提供足够兴奋性介质，提高脑的兴奋性，对改善孕期抑郁症状是有所帮助的。

孕妈营养视线

熏烤食品要避免食用

熏烤食物味美，但孕妈妈却不宜食用。因为熏烤食物通常是用木材、煤炭做燃料熏烤而成的。在熏烤过程中，燃料会发散出一种叫苯并芘的强致癌物质，一旦大量进入人体，易导致癌变。此外，研究者还发现，熏烤的食物中还含有亚硝胺化合物，也具有强烈的致癌作用。所以，孕妈妈为了自身的健康及胎宝宝的安全发育，要尽量不吃熏烤食物。

坚果营养多，孕妈妈要常吃

坚果营养价值高，对于孕妈妈来说很重要。坚果中富含蛋白质、脂肪、碳水化合物以及维生素、各种无机盐、膳食纤维等营养成分。孕妈妈常吃坚果，不但可以加强自身营养，还可以促进胎宝宝发育，尤其是对胎宝宝脑部的发育很重要。

核桃

可以补脑、健脑，对于胎宝宝的脑发育非常有利。核桃还可以增强机体抵抗力、镇咳平喘。孕妈妈可以把核桃作为首选的补脑食物。

葵花子

富含亚油酸，可以促进胎宝宝脑发育，还含有大量维生素E，对于促进胎宝宝血管发育很有益，还能促进黄体酮的分泌，有助于安胎。葵花子中的镁含量丰富，有助于孕妈妈稳定血压和神经系统，每晚吃一把葵花子有助于安眠。

松子

含有丰富的维生素A和维生素E、油酸、亚油酸和亚麻酸以及人体必需的脂肪酸，有利于孕妈妈保持健康及促进胎宝宝发育。

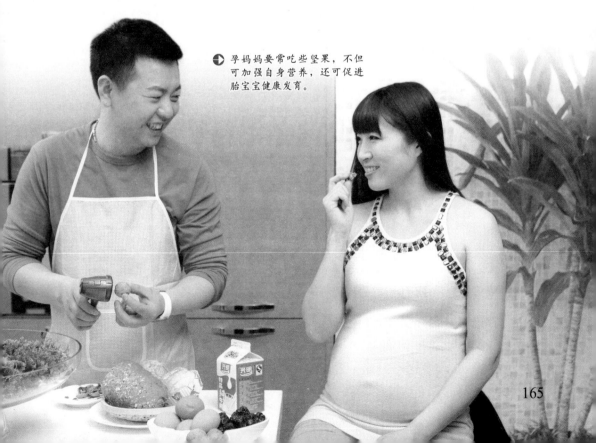

孕妈妈要常吃些坚果，不但可加强自身营养，还可促进胎宝宝健康发育。

五谷杂粮吃不胖

五谷杂粮是人类最早的食物来源之一，主要包括稻米、燕麦、荞麦、小麦、大麦、玉米等，能提供碳水化合物等大量对人体有益的营养成分，不仅能给孕妈妈提供所需的各种营养素，更具有预防癌症、心血管疾病、糖尿病与肥胖等各种疾病的作用。

不少孕妈妈因为要保持好身材，怕孕期发生肥胖，不愿吃淀粉类食物和主食。米饭、面条或面包等精加工类食物由于所含营养成分有限，确实应该少吃，但同时会造成淀粉摄入不足。而五谷杂粮和根茎类食物却能够提供淀粉，且含有丰富的营养素。对于孕妈妈来说，在自己的孕期食谱中，添加适量的五谷杂粮，既能综合摄取多种营养，又能防止体重增加过快，还能易有饱腹感，完全可以满足既不想发胖、又希望胎宝宝健康发育的愿望。

人们平常都极少吃五谷杂粮，多数都吃米饭、面包等精加工类谷物，而这些食物中所含的抗氧化剂与植物性营养素在加工的过程中损失了很多，因而口感虽然比较好，吃后却容易发胖，也无法摄取到原本存在于谷物中的维生素和无机盐。

一些营养专家指出，相对于其他食物，加工后的五谷杂粮里的B族维生素损失少，孕妈妈食用后可以少受便秘困扰。不过，因为粗粮里含有比较丰富的膳食纤

孕妈营养视线

全谷杂粮有哪些

真正的全谷类杂粮主要包括燕麦、大麦、小麦及其他谷物等，一般包含3个部分：麸皮，又称为糠，即谷物的外层，富含膳食纤维、B族维生素、无机盐、蛋白质和其他植物性营养素；胚乳，即谷物中间部分，含有蛋白质、糖类及少量的B族维生素；胚芽，即谷物的核心，营养丰富，含有B族维生素、维生素E和植物性营养素。

维，而人摄入过多膳食纤维，可能影响对微量元素的吸收。例如，在吃奶制品时如果吃膳食纤维含量比较高的杂粮，会影响人体对钙的吸收。所以，孕妈妈宜用五谷杂粮与精细食物搭配食用，这样能更好地帮助孕妈妈吸收营养，并促进消化吸收。

速冻食品宜少吃

时下已进入了快餐时代，越来越多的速食食品被习惯快节奏生活的人接受，因而也有越来越多的美味食品被"速冻"。但是，食品速冻虽然方便快捷，却也存在不少卫生和安全方面的隐患，尤其对孕妈妈来说，可能造成的危害更大，更应该尽量避免食用速冻食品。

营养成分易流失

速冻食品是通过急速低温（零下18℃以下）加工出来的，如贡丸、鱼丸、冷冻水饺、馄饨等。

虽然食物组织中的水分、汁液不会流失，但口感、风味发生变化却难以避免。另外，食物速冻后，其中的脂肪会缓慢氧化，维生素也在缓慢分解，这样一来，其营养价值无法与新鲜食物相比。孕妈妈如果过多地食用此类食品，会造成自身和胎宝宝所需营养的缺乏。

高脂肪、高盐分

速冻食品因为口感不错，深受不少人喜欢，但人们却往往忽略了其中的高脂肪含量。尤其是冷冻水饺、馄饨等由于肉馅多，脂肪含量非常高。

另外，这些速冻食品中都加入了不少味精和高鲜调味料，从而也导致所含的盐分特别高。经常食用速冻食品的人都了解，不用放盐，丸子和汤也会有咸味，而摄入高脂肪、高盐分食物对孕妈妈来说很有危害。

容易受病菌污染

散装的速冻食品更不宜购买。因为销售人员在拆除大包装散卖速冻食品以及顾客挑选过程中，都不可避免人与食品的接触，从而易造成细菌污染。同时，散装食品由于与空气接触面积大，本身就容易与空气中存在的微生物、病毒等接触而污染食物。

此外，这种散装的速冻食品还容易出现水分蒸发、产品干裂与油脂的氧化、酸败等现象，导致食用不安全。

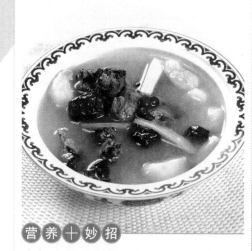

营养十妙招

乌鸡中富含微量元素和氨基酸，营养价值很高。而且乌鸡一直以其养血补虚、强筋健骨的功效而著称，是女性调补佳品。

红豆煲乌鸡

材料 红豆50克，乌鸡块150克，红枣、姜片、葱段、白萝卜块、清汤、盐各适量。

做法

1. 锅内烧水，待水开时放入乌鸡块，用中火汆烫约3分钟至血水煮尽，捞出后洗干净，备用。

2. 取沙锅一个，加入泡好的红豆、乌鸡块、白萝卜块、红枣、姜片、葱段，注入清汤，加盖，用中火煲开，再改小火煲2小时，最后调入盐继续煲约15分钟即可。

苹果炖银耳

材料 苹果2个，红枣、水发银耳各50克，枸杞子适量，姜、冰糖各少许。

做法

1. 苹果去核及皮，切小块；红枣用温水泡好；银耳泡发，去蒂后撕小朵；姜切小片。

2. 取炖盅一个，加入苹果块、红枣、银耳、姜片，倒入适量清水，备用。

3. 炖盅内调入冰糖，加盖，用大火炖约半小时，在出锅前撒入枸杞子即可。

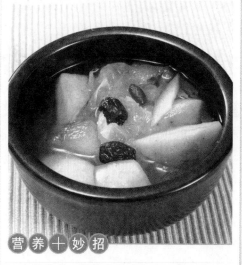

营养十妙招

银耳是一种常用的滋补品，其营养成分非常丰富，尤其是氨基酸，而且银耳中的无机盐含量也很丰富，营养价值很高。

白灼芥蓝

材料 芥蓝150克，红椒丝、葱丝、酱油、盐、香油各适量。

做法
1. 将芥蓝去老叶、外皮，洗净，入盘淋香油、盐腌渍后入沸水中汆烫一下，捞出装盘。
2. 将红椒丝、葱丝放在芥蓝上面。
3. 炒锅内加植物油烧热，倒入酱油浇沸，出锅淋在芥蓝上即可。

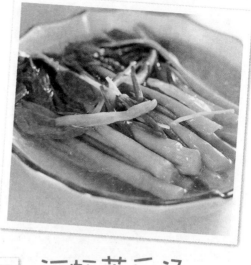

河虾苦瓜汤

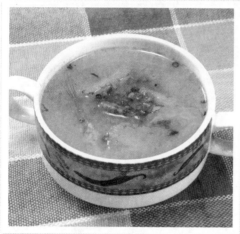

材料 净河虾150克，苦瓜片50克，葱花、姜丝、蒜丝、盐、白糖、香油各适量。

做法
1. 苦瓜片加盐腌渍5分钟，捞出。
2. 锅中倒油烧热，将葱花、姜丝、蒜丝爆香，放入河虾炒至变色，再放入苦瓜片略炒，倒入水，调入白糖烧开，淋香油即可。

排骨蒸饭

材料 排骨段300克，米饭400克，白萝卜片50克，盐、白糖、蚝油各适量。

做法
1. 排骨段汆烫，洗掉血沫；米饭与盐、白糖、蚝油、排骨段拌匀，腌渍2小时。
2. 取沙锅，白萝卜片垫底，将米饭、排骨段放于其上，蒸熟即可。

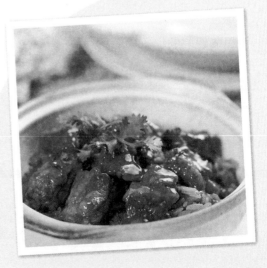

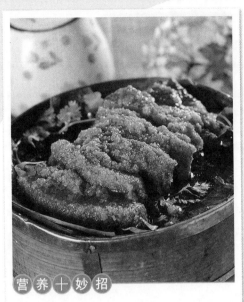

粉蒸五花肉

材料 五花肉100克，米粉适量，荷叶1张，盐、蚝油、酱油、白糖、葱姜汁各适量。

做法

① 五花肉洗净，切成片，加盐、蚝油、酱油、白糖、葱姜汁腌渍入味，备用。

② 将肉片均匀沾裹米粉。

③ 蒸笼内铺上打湿的荷叶，上面放米粉肉片，上笼蒸熟即可。

营养十妙招

　　此菜滑而不腻、入口酥香，而且还带有一丝荷叶的清香，非常美味。但五花肉最好选择瘦肉比较多的，以免摄入过多脂肪。

三下锅

材料 五花肉200克，大白菜5片，白萝卜、胡萝卜各半根，豆瓣酱、葱花、盐、白糖各适量。

做法

① 五花肉去皮，洗净，切成片；大白菜洗净，切大块；白萝卜、胡萝卜分别去皮，切长片。

② 油锅烧热，放入五花肉片煸炒，肉色变白时，放入大白菜块、白萝卜片、胡萝卜片炒熟盛出。

③ 油锅放入豆瓣酱炒香，然后放入做法2中盛出的材料同炒，并加入剩余材料（除葱花外）同烧入味，最后撒入葱花即可盛出。

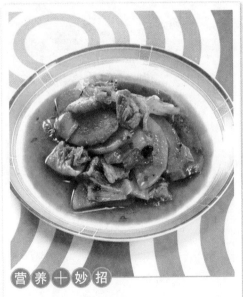

营养十妙招

　　胡萝卜富含β-胡萝卜素，而胡萝卜素可以转化成维生素A。猪肉炒胡萝卜可以提高维生素A的摄入。

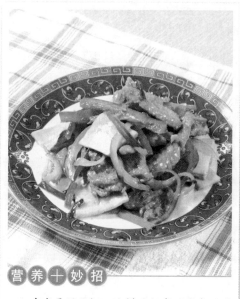

洋葱爆牛柳

材料 牛里脊肉250克，洋葱1个，蘑菇片、蒜苗段、青椒丝、红椒丝、葱花、酱油、白糖、水淀粉、盐各适量。

做法

① 牛里脊肉洗净，切成片，用酱油抓拌均匀，腌约10分钟；洋葱洗净，切成丝。

② 牛肉片入油锅炒至变色后盛出。

③ 原锅留油烧热，放入洋葱丝、青椒丝、红椒丝爆香，放入蘑菇片、蒜苗段、水淀粉、盐炒熟，最后放入牛肉片拌炒均匀，撒上葱花即可。

营养+妙招

　　牛肉要逆纹切，这样吃起来不会有咀嚼不烂的感觉；洋葱有一种辛辣香气，在烹制牛肉时适当放一些，可以去除膻腥味。

空心菜炒牛柳

材料 牛肉250克，空心菜100克，红椒1个，姜、熟白芝麻各适量，盐、酱油各少许。

做法

① 牛肉洗净，切成薄片；空心菜择洗干净，择成寸段状，备用。

② 姜洗净，切成丝；红椒洗净，切成丝。

③ 油锅烧热，下入姜丝爆香，然后再放入红椒丝略炒。

④ 下入牛肉片，翻炒至牛肉变色，然后放入空心菜段、酱油、盐炒匀装盘。

⑤ 最后撒入熟白芝麻即可。

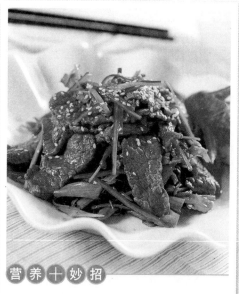

营养+妙招

　　牛肉切成易入口的小片前，可先用刀轻轻在肉块上割几下，切断筋络，这样炒出的牛肉更好嚼。

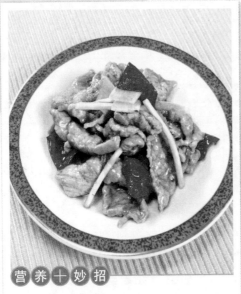

爆炒肉片

猪肉片180克，葱段、红椒片、姜片、鸡蛋（取蛋清）、干淀粉、白糖、水淀粉、香油各适量。

做法

1. 猪肉片洗净后沥干水分，放入碗中加入适量水、蛋清与干淀粉抓匀，腌渍2分钟，备用。
2. 将猪肉片入油锅炒至变色，盛出。
3. 锅中留底油继续烧热，放入葱段、姜片和红椒片，以小火爆香，加入白糖及水炒匀，再加入猪肉片以大火快炒约1分钟，最后加入水淀粉勾芡，并淋入香油即可装盘。

营养十妙招

挑选猪肉时以肉色为粉红色、带光泽，肉身结实，脂肪泛白者为佳；以葱烹调肉类，可加强胃肠消化功能，又能增进食欲。

双椒鸡片

材料 鸡腿肉300克，黄甜椒片40克，红甜椒片60克，姜片10克，鸡蛋1个，干淀粉、酱油、白糖、盐各适量。

做法

1. 鸡蛋打散；鸡腿肉切片，加入干淀粉、蛋液抓匀，备用；酱油、白糖、盐、干淀粉与适量水拌匀成兑汁，备用。
2. 将鸡腿肉片炒变色后盛出；锅底留少许油，以小火爆香姜片，加入黄甜椒片、红甜椒片略炒，再加入鸡腿肉片炒匀，淋上兑汁后快速翻炒至汤汁浓稠即可。

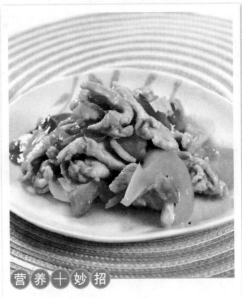

营养十妙招

鸡腿肉中蛋白质的含量比较高，且消化吸收率高，容易被人体消化吸收，有增强体力的作用。

鸭肠爆双脆

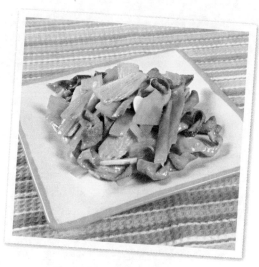

材料 鸭肠段400克，莴笋片200克，蒜片、姜片、盐各适量。

做法

❶ 莴笋片、鸭肠段分别入沸水中氽烫一下，捞出沥干。

❷ 爆香蒜片、姜片，放入莴笋片、盐、鸭肠段翻炒至熟即可出锅。

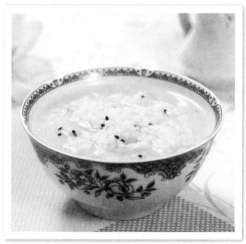

黑芝麻粥

材料 黑芝麻25克，大米适量。

做法

❶ 黑芝麻、大米洗净，浸泡3～6小时，备用。

❷ 将泡好的黑芝麻和大米一同放入锅内，加适量清水，大火烧开之后转小火煮成粥即可。

萝卜炒肉末

材料 白萝卜、猪瘦肉各200克，葱花、姜末、盐各适量。

做法

❶ 白萝卜去皮，洗净，切末；猪瘦肉洗净切末。

❷ 锅置火上，倒入适量植物油烧热，放入萝卜末、瘦肉末、葱花、姜末，以大火翻炒至熟，出锅前放入盐炒匀即可盛出。

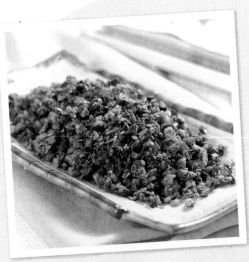

助你好孕特别策划

——胎宝宝并非越大越健康

很多孕妈妈认为，怀孕时胎宝宝长得越大，证明营养越充足，宝宝生下来后也会更健康。其实不然。刚出生的宝宝如果体重过大，虽然看上去很壮实，实则抵抗力低下。下面就详细介绍影响胎宝宝大小的原因及胎宝宝过大的危害。

判断胎宝宝过大的方法

衡量胎宝宝是否过大需要注意两个方面：估算胎宝宝本身的体重；评估孕妈妈的身型和骨盆腔大小。这是因为，如果孕妈妈的身材较为高大强壮，那么胎宝宝体重在很大程度上也可能会较重。

比如，孕妈妈如果身高为150厘米，那么怀了4100克的胎宝宝后，就可能无法自然分娩。同样情况下，身高为170厘米的孕妈妈正常情况下就能顺利地自然分娩。

胎宝宝为什么长得很大

一般来说，如果孕妈妈在整个孕期饮食不规律，体重增加幅度很大，从而导致胎宝宝吸收了过多的营养，就很可能造成胎宝宝体重过大，也很容易给正常分娩带来困难。

孕期怎样避免胎宝宝过大

当发现胎宝宝过大时，首先应排除的是因病理性的妊娠糖尿病所引起的。如果是因妊娠糖尿病引起，须先控制孕妈妈的血糖。

如果胎宝宝过大纯粹是因为孕妈妈在平时摄取营养过多所致，则须严格控制孕妈妈的饮食，均衡饮食营养。孕妈妈在从食物中补充脂肪及蛋白质的同时，还要多吃一些蔬果，以补充维生素及无机盐，避免因单纯摄入过多热量而让胎宝宝长得更大，导致分娩困难。孕妈妈需要注意的是，在控制饮食时不要给自己施压，以免心情波动大，影响胎宝宝生长发育。

第五章

孕晚期：一步步接近幸福

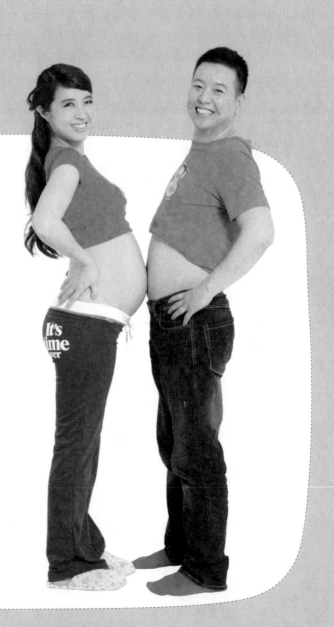

越接近幸福，越盼望幸福早一天来临，那种急切的心情，有谁能理解！就要与宝宝"母子相认"了，孕妈妈可千万别放松，该补的营养还是要补，该回避的误区也不能含糊。只有这样，你才能真正地拥抱幸福！

孕晚期饮食营养总则

❀ 孕晚期的营养要求

孕晚期是指怀孕第29～40周，即孕期的最后3个月。这一期间，胎宝宝生长发育快速，是生长最快的一个阶段。这种情况也使孕妈妈要做好孕晚期的营养补充变得很有难度：孕妈妈的饮食，除了要保证胎宝宝正常发育所需要的营养素之外，自身和胎宝宝体内还需要额外储存一些，以备宝宝出生后存储需要的营养素。

孕晚期是孕妈妈和胎宝宝需要对蛋白质与钙、铁等物质贮存最多的时期。所以，孕妈妈应在孕中期的基础上进行相应调整，有选择性地增加一些特定食物的数量。

注意增加优质蛋白质的摄入量

到了孕晚期，孕妈妈的子宫、乳房和胎盘增大了很多，对营养的需求量也大幅增加。其中，蛋白质约需储留375克，是储留最多的时期。另外，胎宝宝的体重也大幅增加，其蛋白质储留也是最多的时期。

所以，为了保证自身健康和胎宝宝的正常发育，孕妈妈需从膳食中增加蛋白质供给量，尤其是多供给优质蛋白质，应在原有的基础上每日增加25克左右。

适当限制热量的供给

在热量的供给上，一般应不低于孕中期的供应量。但在孕晚期的最后阶段，还是应适当限制脂肪和糖类的摄入量，以免胎宝宝长得过大而影响正常分娩。

供给充足的必需脂肪酸

孕晚期是胎宝宝大脑细胞发育的高峰期，需要补充充足的必需脂肪酸，以满足胎宝宝大脑发育所需。孕妈妈可多吃海鱼。

增加钙和铁的摄入

胎宝宝体内的钙一半以上是在孕晚期储存的，一般来说，孕晚期孕妈妈应每日摄入1500毫克钙。

✿ 孕晚期的饮食安排

孕晚期，为了满足胎宝宝生长发育的需要，孕妈妈要适当增加进餐次数和进食量，保持膳食平衡。膳食组成应多样化，对于各种食物的选择，应根据孕妈妈日常营养需要和饮食习惯而定，食物也应尽量制作得易于消化吸收，以使膳食中各种营养素和能量摄取量足够，能满足孕妈妈本身和胎宝宝的营养需要。每日膳食中要包含五大类食物，各类食物搭配要合理，要保证优质蛋白的摄取量占总蛋白质量的1/3，绿色蔬菜占总蔬菜量的2/3。

一般来说，只要孕妈妈对食物的选配得当，不偏食、不挑食，且适当增加一些副食的种类和数量，便基本上可以满足营养需要。

孕晚期对营养的要求较孕早、中期有所增加和调整，餐次以少食多餐为原则，每日增至5餐以上，将每日进食量合理分配到各餐中。一般来说，要做到早餐吃好、中餐吃饱、晚餐吃少。必要时可适当加餐。

孕妈妈应多吃牛奶、鸡蛋、动物肝脏、鱼类、豆制品、新鲜蔬菜和水果，这些食物都富含蛋白质、无机盐和维生素。此外，还要多吃黑木耳、青菜等含铁、维生素B$_{12}$和叶酸丰富的食物，既可防治孕期贫血，又可预防宝宝出生后患缺铁性贫血。

在饮食的烹调上，调味要尽量做到清淡，注意控制植物油的摄入量，既不可摄取过少，也不可过量摄取，因为植物油如芝麻油、大豆油中含有丰富的必需脂肪酸和维生素E。除此之外，平时还可多吃些芝麻、核桃、花生等。

同时，饮食中也不要过多地摄入盐分和水分，因为孕妈妈容易发生水肿，引起妊娠高血压综合征，可多吃些蔬菜、水果、乳制品来替代盐和水分。

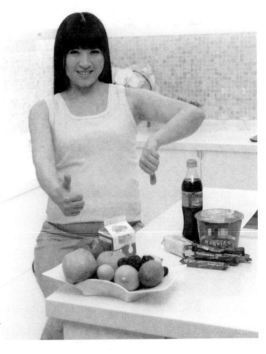

🔵 孕晚期孕妈妈要合理安排饮食，多吃营养价值高的食物，拒绝垃圾食品。

❀ 孕晚期的饮食禁忌

忌高钙饮食

虽然此时钙需要量较多，但孕妈妈不能因此而盲目地大量补钙，尤其是不能过量加服钙片、维生素D等药物，否则可能造成钙过量吸收，易患肾、输尿管结石，对胎宝宝也可能产生危害。

忌高脂肪饮食

进入孕晚期，如果孕妈妈饮食中脂肪含量过高，会增加胎宝宝肥胖的程度，易导致分娩时难产。而且，脂肪摄入多，会升高血脂，也会增加孕妈妈的心脏负担，可能在产前有心慌、胸闷、气急等心脏功能不全的表现。

忌服温热补品

孕晚期时，由于孕妈妈体内代谢加快，胃酸分泌量减少，胃肠道功能减弱，会出现食欲不振、胃部胀气、便秘等现象，用中医的说法，统称为"内热"。如果孕妈妈再经常食用人参、阿胶、鹿茸、鹿胎膏、桂圆、荔枝等温热性的补药、补品，势必导致阴虚阳亢，气机失调，气盛阴耗，血热妄行，引起口干、口腔溃疡、鼻出血等症状，还可能加剧孕吐、水肿、便秘等症状，甚至发生见红、流产或死胎等。

忌油、忌辣

此时孕妈妈多会出现便秘的情形，而食用过油或过辣的食物，则可能会使便秘状况更加严重。所以，孕妈妈要控制食物中的油分和盐分，注意多补充水分、蔬果，有助于排便。

忌多食加工类食品

孕妈妈在孕晚期时易有食欲不振的情形，而吃酸梅等果品可以刺激食欲，但孕妈妈需留意，这些加工食品可能含有过多的食用色素及防腐剂，应避免多食，以免对健康产生负面影响。

忌食寒凉、湿热类食物

一些较为寒凉的食品，如生鱼片、绿豆汤、凉茶、西瓜等，孕妈妈应尽量少食用。此外，大闸蟹、芒果等湿热的食物也应尽量少食用。

❀ 孕晚期不可或缺的高能量食物

孕晚期，孕妈妈对营养的需求更要上一个高度，所以高能量的食物对孕妈妈来说十分重要。

全麦面包

把精粉面包换成全麦面包，可以保证膳食纤维的摄入量，还可以提供丰富的铁和锌。

绿叶蔬菜

菠菜含有丰富的叶酸和锌；甘蓝是很好的钙的来源；颜色越深的蔬菜，维生素含量越高。

豆制品

素食的孕妈妈可多吃些豆制品，可以提供很多孕期所需的营养，如蛋白质。

鸡蛋

鸡蛋是孕期摄取蛋白质的最佳来源，还含有人体所需的各种氨基酸。煎个鸡蛋再配点儿蔬菜，可以让早餐既简单又丰盛。

瘦肉

孕晚期时，孕妈妈如果体内储存的铁不足，就会感到易疲劳，瘦肉中的铁含量丰富，也最易于被人体吸收，孕妈妈应经常食用。

脱脂牛奶

多数食物的含钙量都有限，而脱脂牛奶则富含大量钙，每天饮用适量脱脂牛奶是孕妈妈明智的选择。

香蕉

香蕉可以快速地为孕妈妈提供能量，击退随时出现的疲劳。孕妈妈可以把香蕉切成片放进麦片粥里，也可以和牛奶一起做早餐。

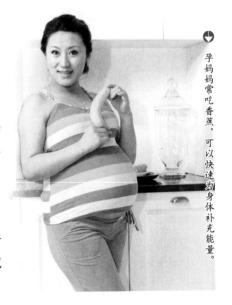

孕妈妈常吃香蕉，可以快速为身体补充能量。

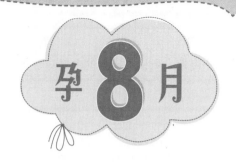

孕8月 少食多餐，补足营养

在这个月，孕妈妈体形已发生重大变化，开始显得笨重、行动不便。同时，由于子宫愈发膨大，胃部自然会受到挤压，这将直接影响到孕妈妈的食欲，解决这个问题的办法就是少食多餐。

🌸 饮食要点月月查

胎宝宝发育

在这个月，胎宝宝的生长发育速度极快，皮肤呈深红色，皮下脂肪增厚，身体显得胖乎乎的，脸部仍布有皱纹，肌肉较为发达；由于宫内的活动余地相对减少，胎宝宝的活动显得较为迟缓，但动作力量会变大；感觉器官已经发育成熟，能够自行调节体温和呼吸。

孕妈妈变化

孕妈妈的子宫迅速增大，腹部隆起极为明显，肚脐突出；动作会越来越迟钝，还特别容易感到疲劳；腰背痛、便秘、浮肿等一些不适在本月可能还会加重，还可能会经常出现腿部痉挛；有些孕妈妈体内黑色素分泌增多，面部妊娠斑加重，皮肤颜色也逐渐发黑，这属于正常现象；增大的子宫会压迫胃和心脏，严重影响到孕妈妈的睡眠。

孕8月饮食原则

进入本月，胎宝宝的体重快速增加，生长速度达到最高峰。同时，孕妈妈的基础代谢率也增至最高峰，会因身体笨重而行动不便。由于子宫占据了大半个腹部，胃部被挤压，从而使进食量受到影响，常有吃不饱的感觉。孕妈妈应尽量补足因此而减少的营养，可一日多餐，均衡摄取各种营养素，防止胎宝宝发育不良。

由于本月胎宝宝开始在肝脏和皮下储存糖原及脂肪，所以孕妈妈除了要继续摄取足够的优质蛋白质、铁、钙等营养素外，也应注意碳水化合物的摄取。

另外，孕妈妈的饮食不可毫无节制，应该注意控制体重每个阶段的增加值，还要多吃有助于预防感染和增强抵抗力的食物，如多吃海带、紫菜、坚果等食品。

本月主打营养素推荐

蛋白质

本月，孕妈妈要增加优质蛋白质的摄入量。

维生素与无机盐

孕妈妈要适量补充各种维生素和无机盐。同时，食物中要少放盐，以预防水肿和妊娠高血压综合征。

碳水化合物与脂肪

本月，孕妈妈要增加碳水化合物和热量的供给。这是由于胎宝宝开始在肝脏和皮下储存糖原和脂肪，从而导致母体内蛋白质和脂肪分解加速。

水

孕妈妈仍然要像以前那样，保证水分的摄取量，每天要喝6~8杯水。

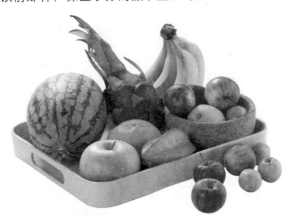

虽然这个月孕妈妈要增加碳水化合物的供给，但也不要过量摄取，尤其要控制含糖量高的水果的摄取量，以免患上妊娠糖尿病。

○ 孕8月每日营养套餐方案 ○

餐 次	套 餐 方 案
早餐	鸡丝粥1碗，煎鸡蛋1个，肉馅包子1个
加餐	牛奶1杯，饼干2片
午餐	炒鱼片1小盘，烩炒猪腰片1小盘，鸡蛋汤1碗，米饭适量
加餐	酸奶1杯，腰果适量
晚餐	清炖牛肉1小碗，蔬菜炒肉2小盘，鲤鱼粥1小碗，全麦面条适量

✿ 孕8月饮食细节与禁忌

食物有助于矫正不良方面的遗传

国外营养学家指出，某些不良方面的遗传不足，孕妈妈在怀孕期间通过食物来矫正是可能的。

◎父母头发早白、枯黄或脱落：如果后天营养充足，即使是父母有"少白头"，宝宝将来患"少白头"的概率也会很小。孕妈妈可以经常摄食瘦肉、鱼、面包、牛奶、蛋黄、豆类、紫菜、核桃、黑芝麻、玉米油、水果及绿叶蔬菜等食物，这些食物都富含B族维生素，对于日后宝宝的好发质有一定的帮助。

◎父母皮肤粗糙：富含维生素A的食物，如蛋黄、胡萝卜、牛奶、西红柿及绿叶蔬菜、水果、植物油等，能保护皮肤上皮细胞，能使日后宝宝的皮肤细腻光润。

◎父母智力较低下：孕妈妈应食海带及其他含碘丰富的食物，以补充胎宝宝对碘的需要，促进胎宝宝甲状腺合成，有利于胎宝宝大脑的正常发育。

◎父母有眼疾：鸡肝、蛋黄、牛奶、鱼肝油、胡萝卜、红黄色水果等食物富含维生素A，可以促进胎宝宝眼部发育，使日后宝宝的眼睛变得更明亮。

◎父母个子矮：决定孩子身高的因素约有70%来自父母，但后天因素的影响也占30%。孕妈妈可以摄食红枣、蔬菜叶、蛤蜊、海带、芝麻、虾皮、海藻及牛奶、蛋黄、胡萝卜等食物，这些食物都富含钙及维生素D，有助于胎宝宝骨骼发育，个子也能相应长高些。

孕妈营养视线

孕妈妈可常食山核桃

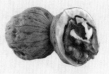

山核桃又名胡桃，营养价值和药用价值都较高，尤其是不饱和脂肪酸含量高，有降低血液中胆固醇的作用，其中的亚油酸还是理想的肌肤美容剂。胡桃中的磷脂具有增长细胞活力的作用，可促进毛发生长，提高脑神经功能，增强机体抵抗力。因此，孕妈妈应经常食用胡桃，可促进胎宝宝骨骼、毛发和脑细胞的生长发育，还有助于预防妊娠高血压综合征的发生。

但是，由于胡桃脂肪含量高，不易消化，肠胃功能不好的孕妈妈最好不要吃得太多。

孕妈妈可以服用人参吗

有些身体虚弱的孕妈妈为了增强孕力，选择了进补人参，但又担心服用人参会有副作用。那么，孕妈妈究竟能不能服用人参呢？

研究表明，人参有明显的抗缺氧作用，可增加机体红细胞膜流动性，对血液循环有显著改善作用，还能增强心肌收缩力，对胎宝宝的正常发育起到促进作用。所以，身体虚弱的孕妈妈在孕早期可适当进补一些人参，以提高自身免疫力，抵御外来病菌的侵入，并增进食欲。

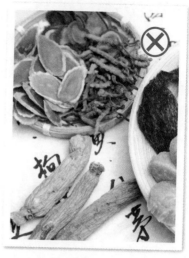
孕妈妈不仅要慎用人参，而且也要慎用其他大补的中药。

进入孕中、晚期的孕妈妈，如有较明显的水肿症状，动则气短，可以在医生指导下少量服食红参，体质偏热者应在医生指导下选择服用西洋参，但千万不要服用过量。另外，服用红参、西洋参时，以少量多次服用为宜，且应忌与白萝卜同服，还需少饮茶。尤其应该注意的是，当孕妈妈临近产期及分娩时，不宜服用人参，以免引起产后出血。

此外，人参制剂也应慎服，如果在服用后出现头痛、舌苔厚腻、发烧、失眠、胸闷、憋气、腹胀、瘙痒、鼻出血等症状，应立即停服。

孕妈营养视线

孕妈妈应该知道的中药使用禁忌

◎牛黄：清热药，泄下力强，易导致孕妈妈流产。

◎红花、川芎：活血药，祛瘀活血力强，易导致流产与早产。

◎牛膝：活血药，对胎宝宝的健康发育有损害。

◎车前子：除湿利水药，过度食用，会影响胎盘循环。

◎补骨脂：温阳药，孕妈妈须经由医生指示后再服用。

◎通草：除湿利水药，会造成孕妈妈羊水过少。

由此可见，一些中药不适合孕妈妈使用，孕妈妈应在孕期尽量避开这类药物。

预防早产的饮食妙招

进入孕8月后，孕妈妈需要提前预防早产现象了，应科学合理地安排饮食，注意多摄取优质蛋白质，优质蛋白质的最佳来源是肉、蛋、奶、鱼和大豆类食品。其中，鱼类富含不饱和脂肪酸，是最佳的防早产食品。一项营养调查发现，孕妈妈每周吃一次鱼，早产的可能性仅为1.9%，而从不吃鱼的孕妈妈早产的可能性为7.1%，差别非常大。

此外，芹菜中膳食纤维较多，能增加肠蠕动，有助于预防孕妈妈便秘，有利于保胎；菠菜是最佳的保胎蔬菜，但含草酸多，会干扰人体对铁、锌等微量元素的吸收，可将菠菜放入开水中汆烫一下，能破坏掉大部分草酸，孕妈妈就可以放心食用了；莲子对预防早产、流产及孕妈妈的腰酸症状也很有效。

为了更好地预防早产，孕晚期的孕妈妈平时还应注意少吃以下食物：

桂圆

易助火，动胎动血，引起腹痛、见红等先兆流产症状，严重者甚至会引起流产或早产。

山楂

可加速子宫收缩，从而易导致早产。

薏米

薏米对子宫肌肉有兴奋作用，具有促使子宫收缩的作用，孕妈妈经常食用，易诱发早产。

马齿苋

马齿苋性寒凉而滑腻，对子宫有明显的兴奋作用，容易造成早产。

杏

味酸、性大热，如果在孕期食用会助火伤阴，引起内热症状，甚至可能会导致滑胎，孕妈妈不宜食用。

孕妈营养视线

楼梯锻炼会导致早产

很多孕妈妈为了增加产力，顺利分娩，会选择在孕晚期做一些运动，如平地散步、孕妇操等，这些运动确实都对孕妈妈将来顺利分娩有益。

但有些孕妈妈采取楼梯锻炼的方式来增加产力就不科学了，这样做反而会增加早产的危险。因为孕妈妈在爬楼梯时，腹中的胎宝宝会随着妈妈的脚步一高一低规律活动，容易给胎宝宝造成压力，从而导致早产。

孕妈妈感冒时可适量吃蒜

感冒根据发病的原因，可分为两类：流行性感冒和普通感冒。

流行性感冒是由流感病毒引起的，简称流感。流感是孕妈妈在整个孕期都应极力避免的，因为流感病毒可随血液侵入胎盘，从而对胎宝宝正常的生长发育造成威胁。如果孕妈妈在孕早期患流感，可导致畸胎；流感发生在孕中、晚期，可导致流产或早产等。

普通感冒是由细菌或病毒感染所致，并由伤风受凉引起的，主要表现为鼻咽部炎症。由于孕妈妈在孕期自身免疫功能降低，因而也更容易患普通感冒，应该积极预防。

蒜性温味辛，醇香可口，具有较强的抗病毒、杀菌作用，可以防治感冒。《本草纲目》中记载："胡蒜通五脏、达诸窍、祛寒湿、辟邪恶、消痈肿、化瘀积肉食。"可见蒜强大的日常保健功效。但蒜属辛辣食物，孕妈妈也不能多吃。

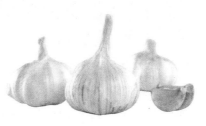

孕期皮肤瘙痒的饮食对策

绝大多数的孕妈妈都会有皮肤瘙痒的症状，引起孕期皮肤瘙痒的主要原因是孕妈妈体内缺水。因为怀孕后，孕妈妈对水分的需求量增加，导致体内水分缺失严重，从而易引发皮肤瘙痒。

孕期应对皮肤瘙痒的对策有以下几种：

◎孕妈妈应多吃蔬菜、水果，并保证每天的饮水量。

◎改善孕期的饮食也可以缓解皮肤瘙痒症状。孕妈妈可以多食猪皮、芝麻、核桃等食物。孕妈妈一定要注意少吃辣椒、胡椒等刺激性的食物，还要避免食用海鲜食品。

◎孕妈妈得了皮肤瘙痒，要避免精神过度紧张、烦躁和焦虑不安，还要避免搔抓，以防感染。

此外，病情严重的孕妈妈要及时到医院治疗，局部瘙痒可外涂炉甘石洗剂，必要时可在医生指导下，短期选用副作用小的激素类药膏。内服可用孕期的抗过敏药物，但切不可自己随意用药，而要遵医嘱，在医生的指导下服用，以免影响胎宝宝的正常发育。

孕晚期吃对食物不贫血

孕晚期是各种并发症的多发期，孕妈妈要注意吃对食物，预防各种并发症，尤其应该注意不要贫血。那么，孕妈妈该如何预防贫血，如何补血呢？最重要的就是均衡饮食，摄取足够的富含铁的食物，以便将多余的铁储存于骨髓中，以备胎宝宝发育所需。如果孕妈妈服用的是孕期专用的维生素制剂，要注意标识上铁元素的剂量，一般以每天30～50毫克为宜。

另外，孕妈妈对铁的吸收是有弹性的，如果体内铁储存量本来就多，那么在摄取新的铁元素时，吸收率就会降低；当体内缺铁时，吸收率则会相应提高。

在各种食物中，孕妈妈应注意食用各种家禽、家畜及海鲜等肉类食物，如牛肉、猪肉、羊肉、猪肝、蛋黄、蚌壳类（如蛤蜊）、沙丁鱼等，其所含的铁以"血红素铁"为主，可直接由肠道吸收，不受其他因素干扰，所以铁的吸收率相对较高。

而植物性食物，如黑豆、花生、大豆、绿叶菜等杂粮和蔬菜，所含的铁以"非血红素铁"为主，吸收率较差，且通常含多量植酸、草酸及磷酸盐，会与铁质形成不易溶解的铁盐，因而会抑制铁的吸收。所以，孕妈妈在食用植物性食物时，可与富含维生素C的食物同时食用，能提高铁的吸收率。

此外，研究发现，在食用含铁食物时配合肉类饮食，能使铁质吸收率提升3倍；植物性食物颜色越深，铁含量越多，如西蓝花及核桃、葡萄干、腰果、枣干、花生等各种干果。

孕妈营养视线

如何选购坚果

购买有包装的坚果时，需检查包装袋上的标签内容是否齐全，主要应包括厂名、厂址、生产日期、保质期、净含量和产品标准号等。

购买散装的坚果，可以用下面的方法来判断产品的质量。

◎嗅：如果有哈喇味、酸败味、苦味，说明已变质。

◎看：外形正常，无霉变、虫蛀现象，色泽接近自然状态的产品会更安全。比如，购买核桃仁时，通常新鲜的核桃肉呈淡黄色或浅琥珀色，颜色越深说明核桃越陈。

如何补益胎宝宝的大脑

孕晚期时，胎宝宝的大脑发育进入了又一个关键时刻。孕妈妈应该在日常生活中摄入一些健脑食物，对于胎宝宝大脑发育极为有益。

一般来说，健脑食物都具备三个因素，即能够通过血脑屏障、含有能加强记忆力的高质量蛋白质和能保证大脑对维生素、微量元素的需求。在各种食物的营养成分中，脂肪、蛋白质、碳水化合物、B族维生素、维生素C、维生素E、维生素A、钙等8种营养元素，对脑的健全发展起重要作用。所以，孕妈妈在孕晚期充分保证这8种营养成分的供应，能在一定程度上促进胎宝宝大脑细胞的发育。所以，孕妈妈要在孕晚期优先吃一些富含健脑成分的食物，能保证胎宝宝身体和大脑发育所需的营养。

具体来说，在人体脑细胞的组成部分中，超过一半的物质为不饱和脂肪酸，但人体自身并不能合成脂肪酸，只能依靠食物提供。所以，孕妈妈要多摄取富含不饱和脂肪酸的食物，核桃仁、黑芝麻、黄花菜、鹌鹑肉、牡蛎、虾等食物中，就富含不饱和脂肪酸。

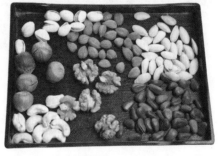

孕晚期孕妈妈要多吃一些健脑食物，以保证胎宝宝大脑发育的营养供给。

富含蛋白质的食物主要有牛奶、鱼类、豆制品、畜禽肉和内脏等。各种新鲜蔬菜和水果中则富含大量维生素，而碳水化合物在一般食物中含量都很丰富。

此外，各种豆类、豆制品中的卵磷脂含量也很丰富，能释放出一种增强记忆力的重要物质——乙酰胆碱。核酸是掌管记忆的最重要物质，有利于胎宝宝的大脑神经发育，各种鱼类、奶类食物中都含有组成核酸的特殊氨基酸，孕妈妈可在日常饮食中适量摄取。

特别需要强调的是，孕妈妈在平时一定要多食用各类海洋动物性食物，它们由于富含脂肪、胆固醇、蛋白质、维生素A和维生素D等各种营养物质，被营养学家称为高价值营养品，对胎宝宝眼睛、皮肤、牙齿和骨骼的正常发育都非常有好处。

此外，海洋类食物还有低热量、高蛋白的特点，其中还含有大量脂肪及丰富的无机盐，如镁、铁、碘、磷等元素，对胎宝宝的生长发育有良好的促进作用，孕妈妈要经常食用。

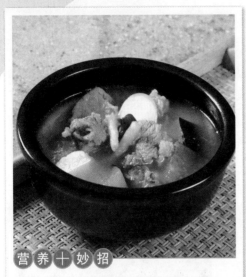

营养 ＋ 妙招

冬瓜含有丰富的钙、磷、钾和维生素等。常喝此汤可清热生津、消暑除烦，适宜体质偏热的孕妈妈在夏日食用。

西洋参冬瓜鸭汤

材料 水鸭1只，猪脊骨、冬瓜块各300克，猪瘦肉100克，姜片、西洋参、盐各适量。

做法

1 将水鸭剖好；猪脊骨、猪瘦肉剁块，洗净。

2 锅里烧水，待水沸时，将猪脊骨块、猪瘦肉块、整只水鸭迅速用沸水汆烫，捞出；水鸭切块。

3 将水鸭块、猪脊骨块、西洋参、猪瘦肉块、姜片、冬瓜块放入沙煲，加入适量水，煲2小时后关火，放入盐调味即可。

鱼蓉西红柿羹

材料 鱼肉150克，西红柿2个，香菇2朵，芹菜梗20克，高汤适量，盐、香油、酱油各少许。

做法

1 鱼肉加盐、香油拌匀调味，搅拌成蓉状，备用。

2 将西红柿洗净，切成丁，备用；芹菜梗洗净，切成小丁；香菇泡发后切成丁。

3 将高汤倒入锅中煮沸，加入香菇丁、西红柿丁煮透，放入鱼蓉煮熟，加入盐、香油、酱油，撒芹菜丁即成。

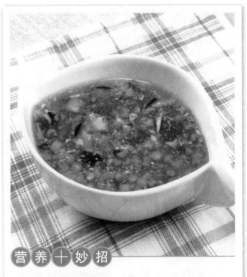

营养 ＋ 妙招

芹菜既可热炒，又能凉拌，烹调方便。另外，芹菜还可使血管扩张，具有良好的降压作用。

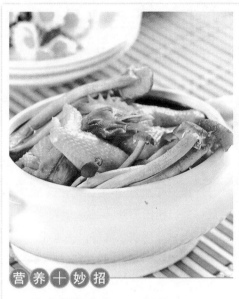

茶树菇母鸡汤

材料 母鸡1只，鲜茶树菇150克，姜片、葱段各适量，盐少许。

做法

1. 母鸡宰杀好，洗净，入沸水中氽烫；鲜茶树菇去根，洗净。
2. 将氽烫过的母鸡放入沙锅中，加入姜片、葱段和清水，用大火煮沸后改小火煲1小时。
3. 拣去姜片和葱段，加入茶树菇，以小火继续煲1小时。
4. 最后加少许盐调味即可盛出。

营养十妙招

茶树菇盖肥柄嫩，鲜食脆嫩爽口，味道鲜美，干品具有奶油饼干的浓香味。用茶树菇来烹炒煲汤，清香浓郁，回味无穷。

竹笋炖排骨

材料 小排骨500克，竹笋50克，姜、高汤、盐、干淀粉、醋、酱油、白糖、水淀粉各适量。

做法

1. 竹笋去皮，洗净，切片；姜去皮，切片，入沸水锅中氽烫，捞出；小排骨加盐腌渍，蘸上干淀粉，放入油锅中炸至金黄，捞出备用。
2. 锅中倒入高汤煮沸，放入小排骨、竹笋片、姜片，用大火煮沸后改小火煮30分钟，加入醋、酱油、白糖、盐、水淀粉调味和勾芡即可出锅装盘。

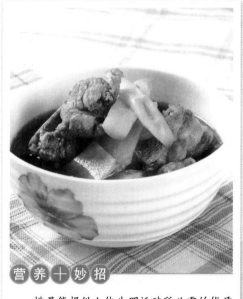

营养十妙招

排骨能提供人体生理活动所必需的优质蛋白质、脂肪、维生素等，其富含的钙和铁可维护骨骼健康。

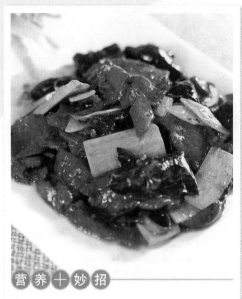

◎牛柳片不宜过大，否则不易炒熟。

◎炒牛柳片时油温不宜过高，以六成热为宜，且不能过熟，七成熟最好吃。

黑木耳炒牛柳

材料 牛柳150克，鸡蛋1个（取蛋清），西葫芦片、黑木耳、葱花、姜片、红椒片、盐、酱油、白糖、干淀粉各适量。

做法

1 将牛柳切片，加酱油、蛋精、白糖、干淀粉拌匀上浆，入油中滑散，捞出沥油。

2 黑木耳用清水泡好，去老根。

3 锅内留余油，下入葱花、姜片、红椒片爆香，下入西葫芦片、牛柳片、黑木耳翻炒至熟，加盐调味即可。

咸鸭蛋炒黄瓜

材料 咸鸭蛋2个，黄瓜100克，蒜20克，香油适量。

做法

1 咸鸭蛋煮熟。

2 黄瓜洗净、剖开、挖净瓜瓤，然后切成长条状；咸鸭蛋去壳，只取蛋黄，并将蛋黄捣碎；蒜洗净，切末。

3 锅烧热，倒入2大匙油，先炒黄瓜条，并淋少许水将黄瓜炒透，再放入咸蛋黄同炒，并加适量香油炒匀。

4 最后撒入准备好的蒜末，拌匀后即可盛出装盘食用。

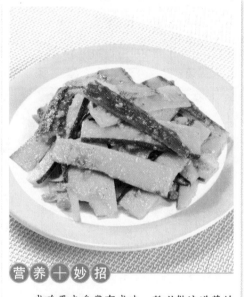

咸鸭蛋本身带有咸味，所以做这道菜的时候不用再放盐了。而且咸蛋吃多了容易引起血压升高现象，所以孕妈妈不要吃太多。

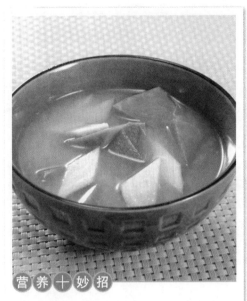

姜片炖南瓜

材料 南瓜400克，姜10克，盐1/4小匙，冰糖4大匙。

做法

1 南瓜去籽，切小块。

2 姜切片，备用。

3 将南瓜块、姜片放入锅中爆香。

4 锅内加入适量水，再把盐、冰糖一起放入锅中，以中小火炖煮至南瓜块熟烂即可出锅食用。

营养＋妙招

如果切开后的南瓜吃不完，最好去籽后再裹上保鲜膜，放入冰箱里，这样才能延长保存时间。

红焖豌豆茄丁

材料 圆茄子1个，虾仁50克，红椒、豌豆、蒜末、葱末、姜末、盐、酱油、干淀粉各适量。

做法

1 将圆茄子去皮，切丁，入热油中稍炸，捞出沥油；将虾仁加盐、干淀粉腌渍上浆，入沸水中汆烫至熟，捞出沥干。

2 将红椒切菱形片；将豌豆放入沸水中汆烫。

3 锅内留底油，爆香葱末、蒜末、姜末，下入茄丁、豌豆、红椒片翻炒均匀，加酱油、盐调味，出锅装盘，放入虾仁即可。

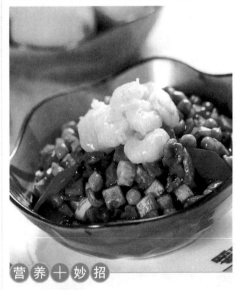

营养＋妙招

◎将茄丁稍炸至定型即可，炸制时间不要过长，以免茄丁焦煳。

◎茄丁切的大小要与豌豆大小差不多。

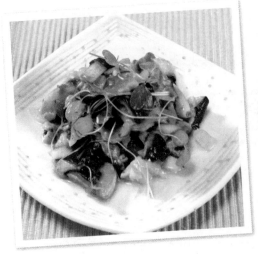

豆苗拌香菇

材料 香菇160克,冬瓜丁5克,蒜、葱末、豆苗各适量,盐、香油各少许。

做法

1 香菇洗净切块,入沸水中氽烫至熟;豆苗入沸水中略氽烫。

2 油锅烧热,下入蒜、葱末炒香,再加入香菇块、盐、冬瓜丁炒匀,加入香油拌匀即可。

绿豆芽炒肉

材料 猪肉100克,绿豆芽50克,胡萝卜、蘑菇、盐、白糖各适量。

做法

1 猪肉洗净,切丝;绿豆芽去根,入沸水中氽烫;胡萝卜、蘑菇均洗净,切片。

2 炒锅倒油烧热,先爆香猪肉丝,再加入其余材料快速翻炒至入味即可装盘。

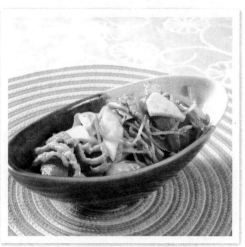

笋条炒里脊肉

材料 里脊肉丝150克,笋干条50克,鸡蛋(取蛋清)、姜丝、净芹菜段、干淀粉、白糖、盐各适量。

做法

1 将里脊肉丝加盐、蛋清、干淀粉抓匀,入油锅滑散后捞出。

2 油锅烧热,爆香姜丝,加入笋干条、芹菜段、里脊肉丝翻炒均匀,加盐、白糖调味即可。

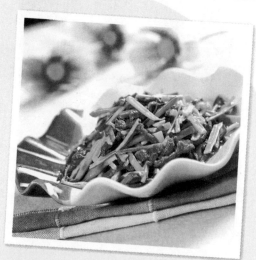

专题 助你好孕特别策划
——"臀位宝宝"怎么应对

孕8月时，孕妈妈如果去医院体检，医生可能会告知：宝宝是臀位。这种情况可能是孕妈妈始料未及的。调皮的胎宝宝明明就快要出世了，却不配合，还把小屁股朝着外面坐得稳稳的。这时候，孕妈妈可千万不要着急，了解一下"臀位宝宝"的基本情况，再做出有效的应对方法。

"臀位宝宝"一般没那么可怕

在不同的怀孕月份，胎宝宝的胎位不正有着不同的发生率。即使孕中期胎宝宝被发现为胎位不正，大多也会在足月时转变成为正常的胎位。

另外，由于在孕30周前，胎宝宝相对来说还比较小，而且母体宫内羊水较多，胎宝宝有活动的余地，会自行纠正胎位，在孕30周后大多能自然转为"头位"。所以，如果孕妈妈在孕7月前被发现胎位不正，只要加强观察即可。若在孕30~34周时，胎宝宝还是胎位不正，那么就需要矫正了，因为调查发现，由于某些因素影响，有3%~4%的胎宝宝不会转向变成头朝下。

孕妈妈怎么应对宝宝"臀位"

从孕8月起，孕妈妈要坚持做几周的"跪爬"动作，每天做1~2次，这样做是利用重力帮助宝宝"翻个筋斗"，转成头朝下的姿势。另外，做这些动作时，孕妈妈要确保周围有人护理，以便觉得身体不适时，能有人帮助自己站起来。

◎平躺后，用枕头支起臀部，抬起骨盆，比头高出20~30厘米。保持这个姿势5~15分钟。

◎双膝跪地，双臂着地，撑在身体前方，使臀部翘起来。保持这个姿势5~15分钟。

最后，要提醒孕妈妈的是，宝宝保持臀位姿势并不表示一定要剖宫产，医生会权衡剖宫产和自然分娩的风险，然后根据孕妈妈的情况给予最好的分娩建议。

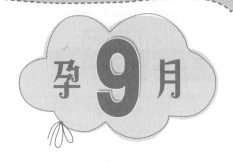

孕**9**月 补充营养，努力冲刺

孕9月是孕期的倒数第2个月，孕妈妈还需再辛苦一下，要努力坚持，确保自己身心健康，同时还要继续给胎宝宝补充生长发育所需要的营养，共同为最后母子二人"见面"的时刻做准备。

❀ 饮食要点月月查

胎宝宝发育

本月，胎宝宝的皮下已有较多脂肪沉积，身体各部分都已比较丰满，看起来全身圆滚滚的很可爱；脸、胸、腹、手、足的胎毛逐渐消退；皮肤呈粉红色，面部皱纹消失；柔软的指（趾）甲已达到手指及脚趾的顶端；男宝宝的睾丸大多下降至阴囊，女宝宝大阴唇隆起，生殖器即将发育完成。

孕妈妈变化

从本月开始，孕妈妈的腹部更加膨隆，子宫底已经升到心窝口，因而容易感到疲劳；子宫敏感性增加，经常感到肚子发硬、紧绷，对胃、肺及心脏的压迫更为严重，胃痛、消化不良、呼吸困难等症状可能会加剧；腿部痉挛的情况增多，腿脚的浮肿会更严重，手和脸也可能浮肿了；腰背部疼痛等症状加剧。

孕9月饮食原则

孕9月时，孕妈妈的胃部会感觉舒服一些，食量有所增加，但仍进食不多，所以不能充分吸收营养。这时可以适当加餐，每天5～6餐，注意营养均衡，并保证营养的总量。

本月仍需保证各类营养素的供给，如保证优质蛋白质的供给、适度摄入碳水化合物、避免食用热量较高的食物等。同时，应继续控制食盐的摄取量，以减轻水肿的不适；还可以吃一些淡水鱼，有促进乳汁分泌的作用，可以为胎宝宝准备好营养充足的初乳。孕妈妈还要多吃动物肝脏、绿叶蔬菜含铁丰富的食物。

本月，孕妈妈除应保持良好饮食习惯外，还应特别注意饮食卫生，以避免饮食不洁造成的胃肠道感染，给分娩带来不利影响。

本月主打营养素推荐

蛋白质

建议孕妈妈每天摄入优质蛋白质75～100克，以鸡肉、鱼肉、虾、猪肉等动物蛋白为主要食物来源，还可以多吃海产品。

铁

孕妈妈在此时应补充足够的铁。如果此时铁摄入不足，可能影响胎宝宝体内铁的存储，出生后易患缺铁性贫血。

维生素

为了利于钙和铁的吸收，孕妈妈要注意补充维生素A、维生素C、维生素D；补充维生素K可多吃动物肝脏及绿叶蔬菜等食物；补充B族维生素，尤以维生素B_1最为重要。维生素B_1补充不足，孕妈妈易出现呕吐、倦怠、体乏等现象，还可能影响分娩。

钙

胎宝宝体内的钙一半以上是在孕期最后两个月存储的。如果孕妈妈钙摄入不足，本身还易发生软骨病。所以，孕妈妈在此时应补充足够的钙。

无机盐

本月，孕妈妈应该注意进食足量的蔬菜水果，以保证摄取适量的各种维生素，以及钙、铁、钠、镁、锌、硒等无机盐。

◎ 孕9月每日营养套餐方案 ◎

餐 次	套 餐 方 案
早 餐	豆浆1碗，煮鸡蛋1个，面条1碗
加 餐	牛奶1杯，干果适量
午 餐	炒鱼片1小盘，香菜牛肉末1小盘，海带排骨汤1小碗，米饭适量
加 餐	酸奶1杯，含钙饼干适量
晚 餐	肉炒百合1小盘，红烧海参1小盘，口蘑鸡片1小盘，红枣大米粥1小碗

❀ 孕9月饮食细节与禁忌

孕晚期可减少分娩痛苦的饮食方

孕晚期，如果孕妈妈营养摄入方式不合理或者摄入过多，就容易使胎宝宝长得太大，分娩时造成难产。因而，孕妈妈的饮食要以量少、丰富、多样为主，合理安排这一时期的饮食。

孕妈妈应采取少食多餐的方式进餐，适当控制进食的数量，特别是高热量、高脂肪食物。特别需要指出的是，脂肪性食物里含胆固醇较高，如果在血液里沉积，会使血液的黏稠度升高，再加上妊娠期的血量增多，还可能会引发妊娠高血压综合征，所以孕妈妈一定要注意。

另外，孕晚期孕妈妈应避免吃体积大、营养价值低的食物，如土豆、甘薯，宜选体积小、营养价值高的食物，如动物性食物，以减轻胃部的胀满感。

孕晚期要吃得清淡些

怀孕期间，由于孕妈妈下半身的血管受到子宫的压迫，从而影响了血液循环，尤其是双足、脚踝、小腿等部位，血液停滞增加，回流受阻，因而易出现水肿的症状。尤其是孕晚期，孕妈妈的下肢水肿情况往往会加剧。此时，孕妈妈的饮食应以少食多餐为原则，餐次每日可增至5餐以上；调味要做到清淡；要适量摄取植物油，因为植物油含有丰富的必需脂肪酸和维生素E，还可多吃些黑芝麻、核桃、花生、香油等。同时，要注意不可过多地摄入盐分和水分，而应以清淡营养为主，以免加重四肢水肿症状，引发妊娠高血压综合征。

平时，孕妈妈可多吃些蔬菜、水果、乳制品；少吃主食，多吃副食，因副食营养价值较高，也可防治便秘。

不宜多吃方便食品

孕妈妈对于营养的需求比普通人要高出很多，而要保证充足的营养，就需要孕妈妈全面补充，均衡摄取。孕早期，不少孕妈妈因为早孕反应而吃得太少，又过分依赖方便食品，如方便面、火腿肠，这样虽然吃了足量的蛋白质，却使必要的脂肪酸未达到营养需要，容易直接影响胎宝宝的发育生长，出生后的宝宝也会体重轻。而到了孕晚期，同样不宜吃方便食品，否则可能造成宝宝出生后发育不良。因为不饱和脂肪酸是形成胎宝宝血管和神经等细胞的必备成分，所以孕妈妈的饮食不要图方便，要遵照医嘱制订出丰富多样的食谱。

有助于自然分娩的含锌食物

分娩是一项重体力活，期间，孕妈妈的身体、精神都经历着巨大的能量消耗。其实，如果孕妈妈分娩前期的饮食安排得当，就能增加产力，促进顺利分娩。尤其是在日常饮食中补锌，更能减少自然分娩的痛苦。

国外有研究表明，孕妈妈自然分娩时能否顺利快速，与其在孕晚期时的饮食关系重大，营养是否均衡，特别是锌含量是否充足，直接影响到分娩的进程是否顺利。

这是因为，在自然分娩过程中，孕妈妈由于子宫阵阵收缩，会有腹痛而且相当剧烈，由此带来肉体上的痛苦和精神上的紧张。而孕妈妈分娩时主要靠子宫肌有关酶的活性，促进子宫收缩使胎宝宝顺利娩出。如果孕妈妈体内缺锌，子宫收缩乏力，就会造成娩出胎宝宝乏力，有时甚至需要借助产钳等助产术。如果是严重收缩乏力，还需剖宫产。此外，子宫肌肉收缩力弱，还有导致产后出血过多及并发其他妇科疾病的可能，影响产妇健康。因此，孕妈妈体内不可缺锌，否则就会增加分娩的痛苦。

但是，在正常情况下，孕妈妈对锌的需要量比一般人多，因为孕妈妈除自身需要锌外，还得供给发育中的胎宝宝需要，所以孕妈妈要多进食一些含锌丰富的食物。

常见的富含锌的食物有：猪肝、猪腰、瘦肉等肉类食物；鱼、紫菜、牡蛎、蛤蜊等海产品；大豆、绿豆、蚕豆等豆类食品；花生、核桃、栗子等硬壳果类。其中，牡蛎的含锌量最高，居诸品之冠，堪称锌元素宝库。

孕妈妈进补可以吃蛋白粉吗

有些孕妈妈听说怀孕的时候吃蛋白粉，生出的宝宝结实、很少生病。这种说法有道理吗？

其实，孕妈妈是不宜随意服用蛋白粉的。蛋白粉中富含蛋白质，孕妈妈如果一下子摄入太多蛋白质，就容易加重肾脏负担，可能会出现四肢浮肿的症状，还可能导致血压升高、肚里的胎宝宝停止生长发育。此外，孕妈妈经常服食蛋白粉，还可能会出现头疼、眼花等并发症，有些孕妈妈服用过量的蛋白粉，甚至还会出现蛋白尿症状，严重的还会引发对肾脏的损害。

一般来说，孕妈妈如果确实需要多补充一些蛋白质，只要每天能保证摄入适量的牛奶、鸡蛋黄、瘦肉、豆腐等食物，就能够保证对蛋白质的需求量。

有助于缓解孕晚期水肿的食物

孕晚期，有些孕妈妈开始出现水肿或水肿症状加重了。不过，孕妈妈也不用担心，许多食物都具有一定的利尿作用，食用后可以排出体内多余的水分。有水肿症状的孕妈妈不妨尝试一下这些食物，既可以提供各种营养素，同时又不会对孕妈妈和胎宝宝的健康造成威胁。

鲫鱼

是一种淡水鱼，益脾胃、安五脏、利水湿，高蛋白、高钙、低脂肪、低钠，孕妈妈经常吃鲫鱼，有利于合理调整体内水液的分布，并增加血液中蛋白质的含量，改善血液的渗透压，使组织中的水分回流进入血液循环中，从而达到消除水肿的目的。

鲤鱼

鲤鱼形态肥壮、肉质细嫩，有补益、利水的作用，鲤鱼中含有丰富的优质蛋白质，钠的含量也很低，孕妈妈常食鲤鱼，可以补益强壮、利水祛湿，有助于消除水肿。

冬瓜

冬瓜含有丰富的营养素和无机盐，具有清热泻火、利水渗湿、清热解暑的作用，既可解毒化毒，又可利水消肿，孕妈妈经常食用冬瓜，有利于迅速消除水肿症状。

比如，冬瓜鱼汤、冬瓜蒸菌、冬瓜烧海米、冬瓜丸子汤等菜肴，水分丰富，有止渴利尿的作用，可以减轻孕妈妈的下肢水肿症状。

孕妈营养视线

孕晚期发生水肿时的注意事项

孕妈妈在孕晚期如发生水肿，要吃清淡的食物，而不要吃过咸的食物，尤其是咸菜，以防止水肿加重。

此外，孕妈妈也应少吃或不吃难消化和易胀气的食物，如油炸的糯米糕、甘薯、洋葱等，以免引起腹胀，使四肢的血液回流不畅，从而加重水肿症状。

孕晚期补气养血吃什么

进入孕晚期，胎宝宝的体重增加速度很快，是胎宝宝生长发育较快的又一个时期，因而孕妈妈不仅要满足自身营养需要，还要及时供给胎宝宝发育所需的钙、铁等营养物质，对各种营养的需要量也会相应加大。所以，孕妈妈在这个时期的饮食一定要合理，以满足胎宝宝生长发育的需要。

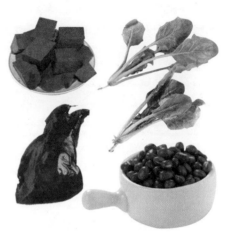

此外，孕妈妈在这个时期尤其需要注意补气、养血、滋阴，而且这方面的营养一定要跟得上。如果营养不足，孕妈妈就往往会出现贫血、水肿、高血压等孕期并发症。

为应对这种情况，提倡孕妈妈的食物要尽量多样化，平时可多吃动物性食品、豆类食品和水果，还要适量食用富含维生素B₁、维生素C、维生素E的食物，因为维生素B₁可以促进消化、增加食欲；维生素C可以提高机体抵抗力、改善新陈代谢、解毒利尿；维生素E能预防早产。

如果孕妈妈血红蛋白低，可多吃些蛋黄、猪肝、红豆、猪血、菠菜等含铁量高的食物；为了防止发生便秘，孕妈妈还应每天饮用适量的牛奶和水，并多吃水果和蔬菜。

孕妈营养视线

不要忽视可以补血的蔬菜

补血蔬菜以富含铁的胡萝卜为最佳，许多植物性食物不但含有铁质、胡萝卜素及其他养分，还有易于消化吸收的优点，比如，黄花菜含铁量在各种蔬菜中最大，还含有维生素A、维生素B₁、维生素C、蛋白质等营养素，并有利尿及健胃作用；萝卜干中的B族维生素、铁含量都很高，是较好的养生食物，吃起来既鲜且爽，别有一种风味；胡萝卜含有B族维生素和维生素C，且含有一种特别的营养素——胡萝卜素，对补血极有益。所以，孕妈妈可以经常食用这些食物。

199

孕妈妈不宜食用糯米甜酒

有的地方风俗中，认为糯米甜酒具有补母体、壮胎儿的作用，所以孕妈妈有吃糯米甜酒的习惯。实际上，糯米甜酒也含有酒精，和饮酒一样，只是酒精浓度比普通酒低而已。但即使微量酒精，也可随血液循环到达胎盘，而胎盘对酒精又没有阻拦能力，酒精就会通过胎盘进入胎宝宝体内，进而影响细胞的分裂过程，并影响胎宝宝的大脑或其他器官的发育，极易导致形成各种畸形儿的情况，如大头畸形、智力低下、心脏或四肢先天性畸形等。

对于孕妈妈来说，肝脏、肾脏等各种脏器的功能负担在孕期就已经很重了，而酒精主要就是通过肝脏的降解后由肾脏排出体外。所以，孕妈妈在孕期吃糯米甜酒，摄入酒精后，无疑会加重肝脏和肾脏的负担，对神经和心血管系统也有害无益，还会对胎宝宝造成损害。所以，孕妈妈不宜食用糯米甜酒。

可以促进胎宝宝牙齿发育的食物

孕晚期，孕妈妈仍然应该尽可能合理地进行饮食搭配，以保证全面、充足的营养，促进胎宝宝的健康发育。这是因为胎宝宝对母体各种营养物质的需要量仍在不断增加，尤以钙的需求增加表现得最为显著。

研究发现，胎宝宝牙齿的钙化速度在孕晚期时最快，至宝宝出生时，全部乳牙均在牙床内形成，第一恒牙也已钙化。而在孕期，胎宝宝体内的钙、磷的摄入量，对其一生中的牙齿整齐、坚固与否起着决定作用。所以，如果孕妈妈在膳食中不能根据胎宝宝发育的规律来合理搭配饮食，就可能造成饮食中钙、磷供给不足，进而会影响胎宝宝牙齿发育。

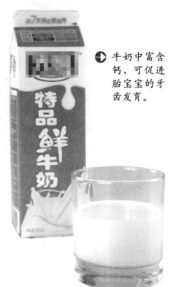

● 牛奶中富含钙，可促进胎宝宝的牙齿发育。

所以，孕晚期，孕妈妈为促进胎宝宝牙齿发育，可吃富含钙、磷的食物。在各种食物中，牛奶、蛋黄、海带、虾皮、银耳、大豆及其制品等食品富含钙；动物肝脏、奶类、蛋黄、虾皮等食品含磷丰富。除了钙、磷之外，孕期时孕妈妈为促进胎宝牙齿发育，还需补充以下营养素：维生素A，主要存在于鱼肝油、蛋类、牛羊肉、动物肝脏、胡萝卜等食物中；维生素C，主要存在于猕猴桃、西红柿、红枣、绿豆芽、黄瓜等食物中。

控制热量摄入，避免巨大儿

一般认为，如果宝宝出生时达到或超过4千克，就被称为巨大儿。生产巨大儿会造成孕妈妈难产及增加产后出血的发生率，新生的宝宝也容易发生低血糖、红细胞增多症等并发症；随着生长发育，还容易发胖；成人后，患糖尿病、高血压、高脂血症等疾病的概率也会增加。

巨大儿的发生既与遗传因素有一定的联系，也与孕期营养过剩有关。很多人都认为，孕妈妈就应该大吃特吃，以满足自身及胎宝宝的营养需要，这种观念是不对的。实际上，在孕期，孕妈妈所需要的热量只比正常人增加了20%左右，真正需要补充的是大量的微量元素。由此可见，孕妈妈在孕期的热量摄取一定要有一个合理的度，高质量的饮食不代表高热量饮食。所以，孕妈妈应注意控制孕期对于各种营养素的摄取量，避免营养过剩，并保持营养的均衡，避免生出巨大儿。尤其是身体过胖的孕妈妈，更应该合理安排日常饮食，因为这类孕妈妈更容易孕育巨大儿。这类孕妈妈应适当补充营养，减少高热量、高脂肪、高糖分食品的摄入，同时还应适度参加各种运动，不要整天坐着或躺着，以保持自身体重和胎宝宝体重在合理的范围内的匀速增长。

当然，孕晚期时，胎宝宝正处于皮下脂肪积贮、骨骼发育、体重增加的重要时期，所以孕妈妈应该增加大量的营养，以满足胎宝宝的发育需要，除了摄取适当的碳水化合物、蛋白质类食物外，还可适当增加脂肪性食物的摄入。但孕妈妈还是要注意控制热量的摄取量。

孕妈妈可以将日常膳食品种多样化，尽可能食用天然的食品，少食高盐、高糖及刺激性食物，避免食用过多的高糖分水果。

孕妈营养视线

巨大儿的综合预防措施

◎孕妈妈平时应做一些适度的运动，如散步、孕妇操、瑜伽等。

◎适当补充营养，减少高热量、高脂肪、高糖分食品的摄入。

◎保持自身体重和胎宝宝体重的匀速增长。

◎密切关注胎宝宝的生长发育进程，当发现其增长过快时，应及早去医院做一次糖耐量的检测和营养咨询。

趋利避害，解决"嘴馋"之道

进入孕中、晚期，孕妈妈可能会发现，自己突然变得食量大增、胃口大开，饭量明显增加却还饿得特别快。更有不少孕妈妈发现，以前自己并不喜欢吃或者不多吃的东西，近来也总是吃得很香。

在怀孕期间，孕妈妈除了要注意使吃的食物多样化和适量化，每一样都吃点儿，每一样都不要吃太多，"博吃"众食物之长之外，还要对那些会对自己和胎宝宝健康构成威胁的食物"敬而远之"，这样才能既摄取到足够的营养，又能解决自己"嘴馋"的毛病。

此外，孕妈妈还要戒掉一些不健康的饮食喜好。尤其是以下几类食物，孕妈妈更不要因为嘴馋就轻易食用。

大型鱼

美国食品和药品管理局（FDA）建议，孕妈妈不要吃大型鱼类食物，如剑鱼、鲨鱼等，海产金枪鱼罐头也不可多吃。

此外，孕妈妈也要避免食用河水、湖水和溪水中钓来的鱼，因为可能含有细菌或化学污染物。

生肉和半生肉

孕妈妈不要吃生牡蛎、蛤蜊和田螺等生的或未熟透的禽肉、海鲜。这类食物可能含有大量细菌和病毒，要熟透后才能食用。

熟食和冷熏类海产品

孕妈妈不宜吃卤猪蹄、火鸡肉、凉肉酱和凤爪等熟食以及冷藏的熏制海产品。这类食品中可能含有李斯特菌，孕妈妈如感染此细菌，会导致流产、胎儿畸形或死胎等严重后果。

未经高温消毒的饮料

街上商贩自酿的酒或果汁，孕妈妈也不要随便饮用。这类饮料很可能未经高温消毒，含有大肠杆菌等细菌。

生蔬菜菜芽

生的苜蓿芽、萝卜芽或是绿豆芽，孕妈妈也不宜食用。这些菜芽中可能含细菌，对孕妈妈的健康和胎宝宝的发育都不利。

自制爱心便当，让孕妈妈胃口大开

进入孕中、晚期，许多孕妈妈都吃腻了家常菜，有没有更好的选择呢？现在就为孕妈妈的家人们介绍如何在家自制"爱心便当"，用简单的烹调方法，加上均衡的营养成分，为孕妈妈制作美味，让孕妈妈们胃口大开。

蔬菜种类

给孕妈妈制作的快餐料理，应注重营养搭配要合理，各种钙、蛋白质、膳食纤维等的摄取量要均衡，通常一道主菜、两道副菜所具有的营养就已足够。建议选择一道味道好的为主菜，以增加孕妈妈食欲。此外，孕妈妈可多吃一些高纤维蔬菜和五谷杂粮，可以防止便秘。

烹调方式

给孕妈妈制作便当的烹调方式应该以烫、煮、凉拌等为宜，这样可以保留食材中的多种营养素，而且更易消化。

摆放技巧

快餐菜的摆放有一定的技巧，主要是不要把所有的菜都通通放在饭上，可以选择菜、饭分开装。另外，如果有酱汁，则不要直接洒在饭上，可用袋子装起来，等快餐蒸好了再洒上食用。也可以利用铝箔纸将油脂多的食物包起来，再放到快餐盒里蒸，可以吸收多余的油脂，使蔬菜看起来比较诱人。

营养补充

由于孕晚期，孕妈妈每餐的饭量会大增，一个便当的量或许根本就不够，可以另外再食用一些肉菜或蛋类，或者也可以补充一点儿全麦饼干、牛奶之类的食物，保证孕妈妈每时每刻的营养供应。

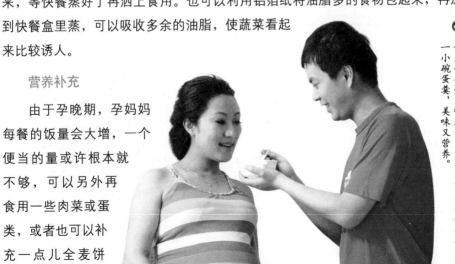

如果一个便当吃不饱，准爸爸可为孕妈妈再准备一小碗蛋羹，美味又营养。

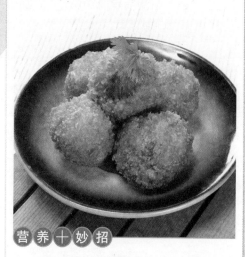

营养十妙招

香甜蔬果球中有4种食材，营养比较丰富。但此菜为油炸食物，孕妈妈不可多吃，尤其是有便秘症状的孕妈妈更应慎食。

香甜蔬果球

材料 香蕉2根，玉米粒80克，胡萝卜末50克，青豆、玉米粉、面包粉、白糖、面粉各适量。

做法

1. 将香蕉压碎成泥，玉米粒、青豆氽烫熟透，再加入胡萝卜末、玉米粉拌匀；面粉调成糊状。

2. 将拌好的香蕉泥做成一圆扁球状后，沾裹上一层面糊，然后再沾一层面包粉。

3. 全部完成后可将其放入热油锅中炸制，用中火炸至蔬果球呈金黄色后取出排盘，撒上白糖即可。

虎皮青椒

材料 青椒200克，猪肉馅500克，醋、白糖、酱油、盐各适量。

做法

1. 猪肉馅中加入适量盐和水搅拌均匀，备用。

2. 将青椒洗净，去蒂及籽，中间添入拌好的猪肉馅，一切两半；醋、白糖、酱油调匀成味汁。

3. 锅烧热，放少许油，投入青椒，用小火煎至表皮出现斑点时再加油煸炒一下，烹入调好的味汁炒匀，盖上锅盖，大火烧熟即可出锅装盘。

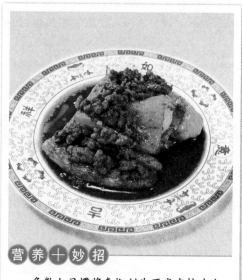

营养十妙招

多数人习惯将青椒剖为两半直接冲洗，这样存留在果蒂凹陷处的农药不易洗掉，因此青椒宜去蒂再清洗。

香甜鸡块

材料 土鸡腿块500克，姜片、葱花、香油、盐、砂糖各适量。

做法

1. 炒锅倒入香油与姜片，以小火爆香，加入土鸡腿块，炒至熟透，再加入适量清水、盐，以大火煮沸后，转小火煮约40分钟。
2. 起锅前加入砂糖拌匀，撒葱花即可出锅。

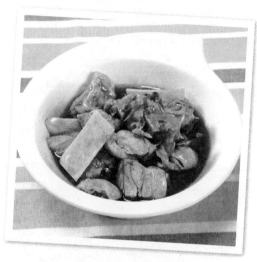

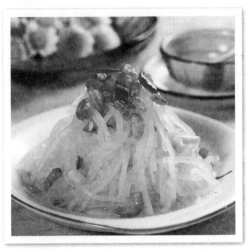

虾米拌萝卜丝

材料 白萝卜1根，虾米40克，红椒片、葱、盐、白糖、醋各适量。

做法

1. 将虾米泡好后入热油中稍炸至熟，捞出沥干；葱切小段。
2. 将白萝卜切成丝，加盐稍腌。
3. 将萝卜丝放盘中，撒上虾干、红椒片、葱段；将盐、白糖、醋调匀兑汁，淋在盘中即可。

香菇猫耳汤

材料 猫耳朵100克，香菇3朵，胡萝卜1根，豌豆50克，盐、醋、香油各适量。

做法

1. 将香菇泡好切块；胡萝卜切菱形片；豌豆洗净泡发。
2. 锅内加水烧开，下入猫耳朵、香菇块、胡萝卜片、豌豆煮熟，加入所有调味料即可。

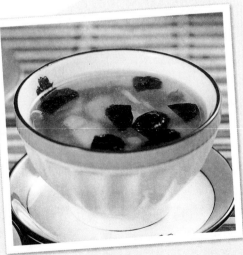

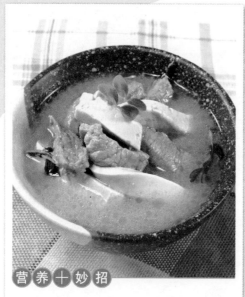

牛肉豆腐汤

材料 牛里脊肉片、豆腐条各200克，豆苗、干淀粉、盐各适量。

做法

① 豆腐条汆烫捞出。

② 将牛里脊肉片用盐、干淀粉搅匀，再加点食用油拌匀，冷藏约2小时。

③ 锅内加适量清水，以大火煮沸，放入牛里脊肉片汆烫捞出，备用。

④ 锅内加适量水、盐调味，下入豆腐条、牛里脊肉片烧沸，起锅装入汤碗中，加入豆苗点缀即成。

营养 + 妙招

豆腐含有8种人体必需氨基酸，牛肉也富含氨基酸，豆腐和牛肉搭配在一起，可大大提高豆腐中蛋白质的利用率。

红烧牛肉煲

材料 牛肉500克，蒜6瓣，姜片、青椒丝、红椒丝、高汤、红糖、豆瓣酱各适量。

做法

① 牛肉洗净，切成块，放入沸水中汆烫去除血水，捞起沥干；姜片用刀背拍碎。

② 油锅烧热，放入红糖，用小火煮融化并呈焦黄色，放入牛肉块，改中火炒均匀，再放入豆瓣酱炒匀后，一起放入沙锅中，加入高汤、蒜瓣、姜片、青椒丝、红椒丝，以大火煮沸后，改小火续煮至牛肉软烂即可。

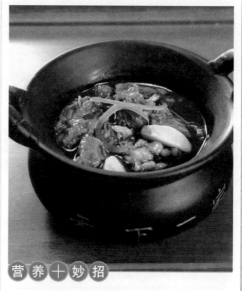

营养 + 妙招

炖牛肉时加适量姜片、蒜，不仅味道鲜美，还可以增加温阳祛寒的作用，还对促进身体吸收B族维生素很有帮助。

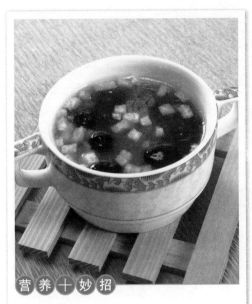

营养 ✚ 妙招

　　牛肉搭配萝卜、小西红柿及红枣，可为人体提供丰富的蛋白质和维生素，更具有补益气血的作用。

双色萝卜牛腩煲

材料　牛腩300克，胡萝卜、白萝卜各100克，小西红柿50克，红枣20克，姜、盐各适量。

做法

① 牛腩洗净后切成块，放入沸水中汆烫去除血水，捞起过凉水，沥干备用；胡萝卜、白萝卜分别洗净去皮，切丁；小西红柿洗净。

② 姜用刀背拍碎；红枣洗净，泡发至软。

③ 将所有材料都放入沙锅中，加入淹过材料的水，以大火煮沸后改小火焖煮90分钟，加入盐调味即可出锅。

黄瓜鸡丁虾仁

材料　去骨鸡胸肉200克，净虾仁、净黄瓜块、腰果、豆瓣酱、盐、干淀粉、水淀粉各适量。

做法

① 鸡胸肉洗净切成丁，加盐、干淀粉抓拌均匀，腌渍约10分钟；虾仁洗净，用干淀粉抓拌均匀。

② 锅置火上，倒油烧热，鸡丁入油锅炸至金黄后捞出，沥油；原锅下入虾仁炒熟，盛出。

③ 原锅留油，放豆瓣酱爆香，再放鸡丁、水淀粉、盐翻炒均匀，最后加黄瓜块、腰果、虾仁炒匀即可出锅。

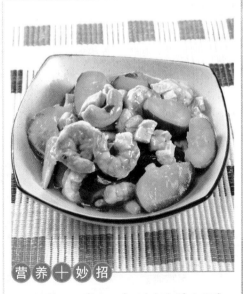

营养 ✚ 妙招

　　此菜入口清淡，鸡丁和虾仁滑而不腻，腰果的加入带来完美的口感，孕妈妈一定会喜欢。

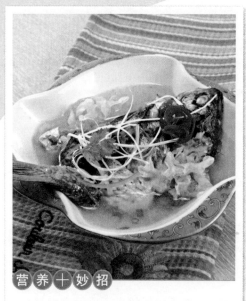

营养十妙招

银耳煲鲫鱼

材料 鲫鱼1条，猪小排200克，银耳50克，姜末、香菜、葱花、青椒丝、红椒丝各少许，盐1小匙。

做法

① 将鲫鱼剖去内脏，洗净；银耳泡发，备用。

② 猪瘦肉片入沸水中汆烫去除血水，捞出。

③ 锅内放入姜末、猪小排、银耳、鲫鱼，并倒入清水煲2小时，再加入盐调味，最后撒上香菜、葱花及青椒丝、红椒丝即可。

鲫鱼具有利水消肿的作用，对于孕妈妈出现的水肿现象有很好的调理作用。而且鲫鱼中还含有丰富的优质蛋白质，营养丰富。

咸蛋炒苦瓜

材料 苦瓜350克，咸蛋2个，葱末、蒜末、姜末、豆瓣酱、白糖、盐各适量。

做法

① 苦瓜洗净，去头尾，剖开去籽，切片，放入沸水中略汆烫，捞出，冲凉水，沥干；咸蛋去壳，切小片，备用。

② 取锅烧热后倒入2大匙油，放入咸蛋片爆香，然后加入蒜末、葱末、姜末炒香。

③ 放入豆瓣酱与苦瓜片拌炒均匀，最后加入白糖、盐拌炒至入味后即可盛出。

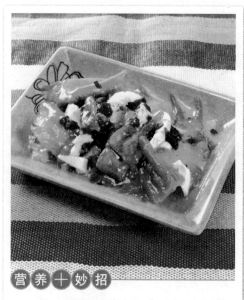

营养十妙招

苦瓜的新鲜汁液含有苦瓜苷和类似胰岛素的物质，具有良好的降血糖作用，血糖过高的孕妈妈可试一试此法。

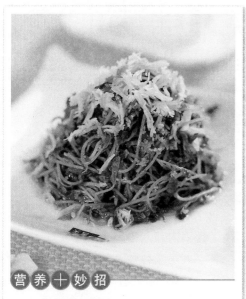

炒豌豆苗

材料 豌豆苗500克，白萝卜30克，盐、高汤各适量。

做法

❶ 先将豌豆苗择洗干净，沥干水分，备用。

❷ 白萝卜去皮，洗净，切成细丝，加入少量盐腌渍出水分，挤干，备用。

❸ 锅置火上，倒油烧热，下入豌豆苗翻炒成熟，添少量高汤，放入白萝卜丝，加盐调味，起锅装盘即成。

营养 ✚ 妙招

豌豆苗营养丰富，不仅含有钙质、B族维生素、维生素C和胡萝卜素等，还含有多种人体必需氨基酸。

胡萝卜炒芥蓝

材料 芥蓝250克，胡萝卜150克，蒜2瓣，姜20克，盐、白糖各1/4小匙。

做法

❶ 芥蓝洗净，对切去尾叶；胡萝卜去皮，洗净切丝，备用。

❷ 大蒜洗净，切片；姜去皮，洗净切丝，备用。

❸ 锅置火上，放入3大匙油烧热，以中火爆香蒜片、姜丝。

❹ 将火关小，再放入芥蓝、胡萝卜丝和白糖炒熟。

❺ 最后加入盐稍稍拌炒一下即可盛出食用。

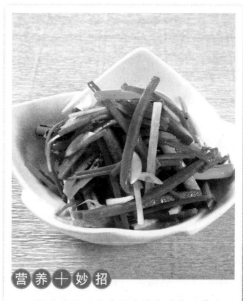

营养 ✚ 妙招

爆香姜丝、蒜片后要将火关小，然后再放入芥蓝和胡萝卜，这样可以避免油温过高导致锅中起火。

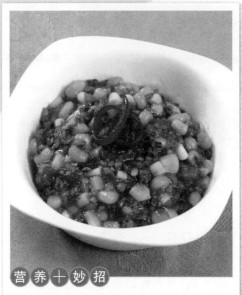

玉米炒肉末

材料 猪肉末150克，玉米粒100克，红椒、葱各30克，盐半小匙，白糖1小匙。

做法

1. 葱洗净，切末；红椒去蒂、去籽，洗净，切细丝，备用。
2. 热锅，倒入适量植物油，放入葱末爆香。
3. 锅内加入猪肉末炒至变白，再加入玉米粒炒至熟，再加入所有调料炒匀，用红椒丝点缀即可。

营养十妙招

玉米中的维生素B_6、烟酸等成分具有刺激胃肠蠕动、加速粪便排出的特性，有助于预防孕期便秘。

蒜苗爆鸭丝

材料 鸭肉200克，红椒、姜各10克，蒜苗30克，酱油、香油各3小匙，白糖1小匙，盐半小匙。

做法

1. 鸭肉洗净，切成长丝；红椒去蒂、去籽，洗净，切细丝；姜、蒜苗均洗净切成长丝。
2. 锅置火上，放油烧至150℃，放入鸭肉丝炒香。
3. 然后再放入红椒丝、姜丝炒出香味，加入蒜苗丝、酱油、白糖、盐、香油。
4. 炒至蒜苗断生并逸出香味，起锅装盘即可。

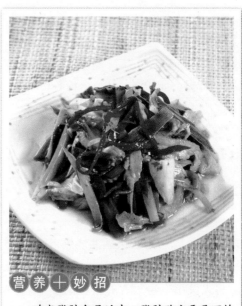

营养十妙招

鸭肉脂肪含量适中，脂肪酸主要是不饱和脂肪酸和低碳饱和脂肪酸，非常易于被人体消化吸收，所以很适合孕妈妈食用。

助你好孕特别策划

——如何预防羊水栓塞

羊水栓塞是一种在分娩过程中因羊水进入母体血液循环引起的肺栓塞、休克等症状的总称，发病率低，但病死率高，所以孕妈妈必须及早防范。

羊水栓塞的诱因

◎宫缩过强。子宫收缩过强时，羊膜腔压力会随之增高，若羊膜腔压显著高于静脉压，羊水就有可能被挤入已破损的小静脉内而引起羊水栓塞。如果不恰当使用宫缩剂也可能导致过强宫缩，增加发生羊水栓塞的概率。

◎孕妈妈年龄过大。高龄孕妈妈是发生羊水栓塞的高危人群。发生羊水栓塞的主要原因往往是综合性的，可能有胎位异常、胎膜早破、胎盘早剥和宫缩乏力时使用宫缩剂量大等。所以，高龄孕妈妈分娩时要严密观察，一旦出现这些异常现象要果断采取措施终止妊娠，这样可大大减少羊水栓塞的发生概率。

◎过期妊娠、巨大儿、死胎。出现过期妊娠、巨大儿及死胎时容易难产、滞产，进而使得产程延长，胎宝宝宫内窘迫概率增加；死胎可使得胎膜强度较弱而渗透性增加。以上几种情况都可成为羊水栓塞的高危因素。

预防羊水栓塞的方法

◎定期做产前检查。
◎孕妈妈及其家属应学习和掌握一些必要的急救知识，在孕妈妈发生产科急重症时积极应对，为医生的抢救赢取时间。

预防羊水栓塞的注意事项

◎不在宫缩时进行人工破膜。
◎掌握缩宫素应用指征。
◎严密观察死胎、胎盘早剥等情况，一旦发现应及时处理。
◎避免产伤、子宫破裂、子宫颈裂伤等。

孕 10 月 幸福来临，还需努力

孕10月对孕妈妈来说是最幸福的时刻。宝宝马上就要出生了，孕妈妈此前经历过的一切困扰、一切痛苦，都会在与小宝宝见面的那一刻获得回报。

🌸 饮食要点月月查

胎宝宝发育

进入孕10月，胎宝宝外观看起来是一副足月婴儿的样子，皮肤红润，皮下脂肪发育良好，体形外观丰满；胎宝宝的头部开始或已进入孕妈妈的骨盆入口或骨盆中，所以在子宫内的剧烈运动变少了；头颅骨质硬，耳朵软骨发育完善、坚硬、富有弹性，保持直立位置。

孕妈妈变化

本月，孕妈妈会感到身体更加沉重，动作也越发笨拙，干什么事情都很费力；耻骨可能会比较疼痛；子宫颈变得像海绵样柔软，并缩短、轻度扩张；子宫的收缩变得频繁；由于胎宝宝的先露部开始下降至孕妈妈的骨盆入口处，孕妈妈对胎宝宝活动的次数及强度感觉不如以前明显。

孕10月饮食原则

第10个月，孕妈妈进入了一个收获"季节"，要想"果实饱满"，就要保证足够的营养，满足胎宝宝生长发育的需要，以及满足自身子宫和乳房的增大、血容量增多等的"额外"需求。

此时，孕妈妈要以少食多餐为原则，增加进餐的次数，每日可增至5餐以上，每次少吃一些，且应吃一些容易消化的食物。同时，应多食用动物性食品等体积小、营养价值高的食物，减少食用土豆、甘薯等营养价值低而体积大的食物。此外，孕妈妈应该限制脂肪和碳水化合物的摄入。

本月主打营养素推荐

蛋白质

孕10月，为给哺乳做准备，孕妈妈每天应摄入优质蛋白质80~100克。

维生素

孕妈妈要多吃新鲜的蔬菜，以从中获取足够的维生素。孕10月孕妈妈尤其要注意补维生素B_1，如果孕妈妈体内缺乏维生素B_1，不仅会影响其身体状态，出现四肢无力、呕吐等症状，还会因此而影响分娩时子宫的收缩，使产程延长，分娩困难。一般来说，维生素B_1多存在于海鱼中，所以孕妈妈不妨在孕期最后一个月多吃一些海鱼。但除非医生建议，否则不要再补充各类维生素制剂了，以免引起代谢紊乱。

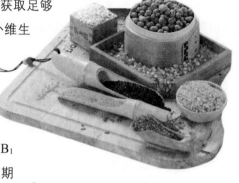

孕妈妈在吃富含脂肪和糖类的食品时，要注意粗细搭配。

脂肪和糖类

孕妈妈可多吃富含脂肪和糖类的食品，为分娩储备能量，还要注意粗细搭配，多喝粥或面汤，避免便秘。

◎ 孕10月每日营养套餐方案 ◎

餐 次	套 餐 方 案
早 餐	豆浆1杯，煮鸡蛋1个，面条1碗
加 餐	牛奶1杯，干果适量
午 餐	清炒蔬菜1小盘，炒牛肉片1小盘，海带排骨汤1小碗，米饭适量
加 餐	酸奶1杯，含钙饼干适量
晚 餐	肉炒蔬菜1小盘，红烧龙虾1小盘，红烧鸡肉丁1小盘，黑米粥1小碗

🌸 孕10月饮食细节与禁忌

孕妈妈吃红枣好处多

民间早有"一天十个枣，一辈子不显老"、"天天吃红枣，青春永不老"、"五谷加红枣，胜过灵芝草"等说法，说明红枣营养价值极高，历来是养生保健的佳品。对于孕妈妈来说，红枣更是不可多得的营养佳品。红枣中含有丰富的营养物质和多种微量元素，有"天然维生素"的美誉，对于孕妈妈补充营养及胎宝宝生长发育都有很大的帮助。

具体来说，红枣对孕妈妈和胎宝宝的营养价值和保健作用体现在以下几方面。

促进胎宝宝大脑发育

红枣中的叶酸含量十分丰富，微量元素锌的含量也很丰富，对于胎宝宝大脑发育非常有益。

增强身体免疫力

红枣营养丰富，含有丰富的维生素，特别是维生素C的含量为百果之冠，可帮助孕妈妈增强身体抵抗力。

安神补血

红枣可促进孕妈妈对铁的吸收，并可养血安神、舒肝解郁，缓解孕妈妈精神紧张和烦乱的状态。

降血压

红枣中含有的芦丁能软化血管、降低血压。

健脾益胃

红枣能补益脾胃，显著改善肠胃功能，达到增强孕妈妈食欲的作用。

孕妈营养视线

孕妈妈吃红枣时的注意事项

◎红枣可调制家常小菜，也可煮、蒸、生食、制甜羹等。如果用红枣进补，则水煮最好，这样不会降低红枣的功效。

◎生红枣容易变质、发酵，一定要注意选择和贮藏。另外，已变质的红枣不能再食用。

◎孕妈妈可以经常食用红枣，但不可过量，否则有可能会损伤消化功能，并引起便秘等症。

◎红枣糖分多，患糖尿病的孕妈妈不应多吃。尤其是制成零食的红枣，更不宜多食。

◎红枣味甜，多吃容易生痰生湿，加重水肿症状。所以，孕期患水肿的孕妈妈不宜多吃红枣。

临产孕妈妈应该怎么"补"

孕妈妈临产前若进食不佳，则会造成极为严重的营养"供不应求"的后果。除了可能引起母婴衰竭外，还可能会由于身体虚弱而导致子宫收缩无力，可引起滞产、产程延长、胎儿宫内窘迫、新生儿窒息等。因此，孕妈妈在临产时要吃饱喝足，这对孕妈妈和胎宝宝的健康及分娩能否顺利进行，都有着特殊意义。

另外，在临产的这段时间里，孕妈妈由于宫缩的干扰及睡眠的不足，胃肠道分泌消化液的能力降低，胃肠蠕动功能也减弱，胃排空时间，即吃进的食物从胃排到肠里的时间，也由平时的4小时增加至6小时左右，因而极易引起积食。因此，孕妈妈这段时间最好不吃不容易消化的油炸食物，也不要吃肥肉类油性大的食物。

孕妈妈还应注意一点，就是在临产时，如果感到恶心、呕吐，进食过少，应及时报告医生。主治医生会根据孕妈妈的具体情况，给孕妈妈输注生理盐水、葡萄糖及其他滋补药物，以补充营养，供应孕妈妈分娩所需的能量。孕妈妈如果此时仍然有进食的愿望，可尽量自己摄取足够的营养，不要依赖静脉补液。因为药物可能会引起机体过敏反应，输液也是如此。

孕妈妈冬天应该吃什么

孕妈妈如果在冬天时临产，提前为身体做些营养储备是很必要的，因为到了冬天，人体的消化吸收功能会下降，所以，孕妈妈更要保证饮食均衡，保持营养供给充足，多吃一些高蛋白、高热量的食物。下面几种食物，孕妈妈可以在平时经常食用。

牛肉

牛肉既补铁又补锌。铁能维持血红蛋白正常，维护孕妈妈的心脏健康并预防孕期发生缺铁性贫血，还能使肌肉产生充足能量，活动有力、不易疲倦。锌不但有益于胎宝宝神经系统的发育，对免疫系统发育也有益，还有助于促进胎宝宝皮肤、骨骼和毛发的发育。

羊肉

羊肉营养价值高，富含蛋白质、脂肪、钙、磷、铁、钾等营养素，产生的热量比猪瘦肉、牛肉等肉类更高，是补虚益气的佳品。孕妈妈冬天吃羊肉，可以增加热量、补虚抗寒、补养气血、温肾健脾、防病强身。

分娩前的饮食注意事项

应进食便于消化吸收的食物

多数孕妈妈，尤其是初次分娩的孕妈妈，在临近分娩时心情一般都比较紧张，因而会导致胃口不好，所以应进食便于消化吸收的食物。但是，孕妈妈不宜吃油腻、蛋白质过多及其他不易消化的食物。

吃补充能量的食物

孕妈妈无论自然分娩还是剖宫产，都需要消耗大量的体能，所以在分娩前应吃一些可以快速补充能量的食物。巧克力、糖水等食物富含碳水化合物，平时不建议孕妈妈多食用，此时却能为孕妈妈迅速提供能量，临产前可以食用。

吃半流质食物

由于分娩过程中孕妈妈消耗水分较多，所以临产前可以吃些汤面、大米粥、鸡蛋羹等含水分较多的半流质食物。

输入葡萄糖、维生素

如果孕妈妈宫缩很频繁，因太疼痛而不能进食，可以在医生指导下通过输入葡萄糖、维生素来补充能量。

孕妈营养视线

产前可以适量食用的"明星食物"

准妈妈在产前如果适量吃些下面的食品，能有助于增加营养，促进分娩。

◎畜禽血：猪、鸭、鸡、鹅等动物的血液富含蛋白质，被胃液和消化酶分解后，会产生一种具有解毒和滑肠作用的物质，可分化和排出人体内的粉尘、有害金属元素。

◎海鱼：海鱼不仅是补脑佳品，还含有多种不饱和脂肪酸，增强身体免疫力，对母婴都非常有利。

◎豆芽：黄豆芽、绿豆芽中含有多种维生素，能够消除身体内的自由基等有害物质，且能促进性激素的生成。

◎鲜果、鲜菜汁：能溶解孕妈妈体内堆积的毒素和废物，并促进其排出体外。

分娩时的饮食原则

分娩是非常耗体力的活，期间饮食安排得当，才能补充身体需要，增进产力，促进产程发展，从而帮助孕妈妈顺利分娩。那分娩时的饮食原则是什么呢？究竟该怎么吃才合理呢？

第一产程饮食原则

少量多次进食。当孕妈妈出现有规律的子宫收缩，子宫颈口逐渐开全，并出现破水、阴道流血等情况时，即进入了第一产程。初入产房的许多孕妈妈及其家属或陌生恐惧或紧张担忧，往往不知所措。在第一产程中，由于时间比较长，为了确保有足够的精力完成分娩，孕妈妈应尽量进食，但不能填鸭式充饥。分娩过程中，应少量多次进食，摄取能够快速消化、吸收的高糖或淀粉类食物，用以快速补充体力。例如，开始时以淀

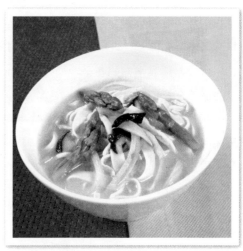

在第一产程中，孕妈妈可吃一些汤水丰富的挂面，增强体力。

粉类食品为主，吃一些鸡蛋面、鸡蛋羹、蛋糕、面包、粥等细软、流质或半流质食物。每次进食要适量，尽量不要尝试以前没有接触过的新食物。

第二产程饮食原则

选产热量大的食物。随着宫口全开，胎膜破裂，胎头下降到阴道口，第二产程便到来了。多数孕妈妈在第二产程都不愿进食，可适当喝点儿果汁或菜汤，以补充因出汗而丧失的水分。

此时，由于消耗增加，应尽量进食牛奶、甜粥、巧克力等高能量、易消化的食物。如果实在无法进食，也可通过输入葡萄糖、维生素来补充能量。另外，分娩时还要特别注意保证水分摄取量。

第三产程饮食原则

胎儿以头、肩、身体、脚的顺序娩出，然后助产士清理新生宝宝口鼻、剪断脐带。同时胎盘也随之娩出，分娩到此结束。分娩结束后2小时内，新妈妈可以进食半流质饮食，补充分娩过程中消耗的能量。如鸡蛋面、蛋花汤等等。

高蛋白食物能使产后泌乳旺盛

蛋白质是保证人体正常生命活动的最基本的因素。到了孕晚期，孕妈妈对蛋白质的需要量增加。特别是最后10周，由于胎宝宝需要更多的蛋白质以保证细胞快速生长以及孕妈妈在分娩过程中身体的亏损及产后流血等，均需要补充蛋白质。所以，孕妈妈应及时补充富含蛋白质的食物。

另外，研究表明，如果孕妈妈在孕期的膳食中摄取了丰富的蛋白质，还有利于产后乳汁分泌，可使泌乳量旺盛、乳质良好。哺乳的新妈妈每日泌乳时，要消耗蛋白质的量很大，可以达到成人的8～12倍。

所以，建议孕妈妈在孕晚期每日增加蛋白质的摄入量，尤其是在分娩前，更应注意补充足量的蛋白质。

在各种食物中，小米、豆类、豆制品、猪瘦肉、牛肉、鸡肉、兔肉、鸡蛋、鱼类等含蛋白质丰富，孕妈妈在每日膳食中须注意合理搭配，才能满足身体健康及胎宝宝存储能量的需要。

下面介绍几种蛋白质含量丰富的蔬果，孕妈妈可以适量食用。

花生

花生所含的蛋白质、钙、铁等营养素对孕产妇非常有益，花生衣还具有抗纤维蛋白溶解、增加血小板含量并改善其功能、改善凝血因子缺陷等作用，并含少量膳食纤维，具有良好的止血作用。

孕妈营养视线

肥胖孕妈妈如何选择低脂高蛋白食物

◎肉类：牛肉、牛肝、羊肉、鸡肉。

◎鱼类等水产品、海产品：鲤鱼、鲟鱼、比目鱼、蛤蜊、虾、牡蛎。

◎蔬菜：芦笋、茄子、莴笋、豌豆、土豆、菠菜、南瓜、西红柿、圆白菜、菜花、黄瓜、胡萝卜、白萝卜。

◎水果：大部分水果及新鲜果汁。

◎乳制品：脱脂牛奶（鲜奶或奶粉）、家用奶酪。

◎面包和谷物类：大米、面包、通心粉、咸苏打饼干、玉米粉。

◎调味品类：蜂蜜、果酱、番茄酱。

黄花菜

黄花菜营养十分丰富，据测定，每100克干品含蛋白质14.1克，几乎与动物肉相近。中医认为，用黄花菜炖猪瘦肉食用，能治产后乳汁不下，效果良好，孕妈妈可以适量食用。

茭白

含有碳水化合物、蛋白质、维生素B_1、维生素B_2、维生素C等多种营养素。中医认为，茭白有催乳作用，用茭白、猪蹄、通草（或山海螺），同煮食用，有较好的催乳作用，但脾胃虚寒、大便不实者不宜多食。

产前吃巧克力可以助产

对于临产的孕妈妈来说，最理想的助产食品是什么呢？

营养学家和医生研究后发现，巧克力可以作为助力孕妈妈分娩的最佳食品，认为它可以充当"助产大力士"、"分娩佳食"。这是因为巧克力不但营养丰富，还含有丰富的碳水化合物及较多的锌、维生素B_2、铁和钙等营养素，且能在短时间内产生大量的热量，并被人体消化吸收，供分娩时消耗。

巧克力还有个优点：体积小、香甜可口，孕妈妈可以随时随地食用，只需在临产前吃上一两块巧克力，就能在分娩过程中提供很多热量。

◕ 巧克力能在短时间内产生大量的热量，非常适合临产的孕妈妈食用。

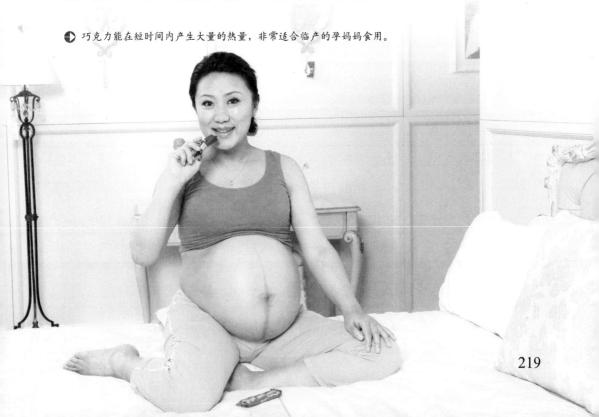

临产前不宜吃的食物

黄芪炖母鸡

黄芪补气健脾，与母鸡炖熟食用，有滋补益气的作用，对于气虚的人来说，是很好的补品。但是，黄芪炖母鸡对于孕妈妈，尤其是临产的孕妈妈，则不宜吃，否则容易引起过期妊娠，使胎宝宝过大而造成难产，而难产会导致产程过长，增加孕妈妈的痛苦，有时还需用会阴侧切、产钳助产，甚至剖宫等手段来帮助分娩，这样做也有可能损伤胎宝宝。

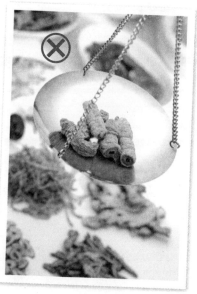

很多中药虽是补气良品，但孕妈妈临产前不宜吃，以免引起过期妊娠。

孕妈妈食用黄芪炖母鸡，之所以会造成难产，主要是由于黄芪有补气、升提、固涩的作用，会严重干扰孕晚期胎宝宝在子宫内正常下降。另外，黄芪气壮筋骨、长肉补血，加上母鸡本身是高蛋白食品，两者滋补协同，会令胎宝宝骨肉发育过猛，从而易造成难产。

人参

有些孕妈妈会在产前吃人参或喝人参汤等，效果也不理想，因为人参或人参汤需经过较长的时间才能被身体消化吸收，并不能在短时间达到使孕妈妈"助力"的效果。

孕妈营养视线

临产前可带些水果去医院

孕妈妈在临产前可以带一些水果去医院，水果可以选择香蕉或橘子等，吃起来比较方便，也富有营养。由于分娩的过程中等待的时间较长，孕妈妈可以时不时吃些水果，也能为自己补充体力。不过，孕妈妈还是要注意，不要吃太多富含膳食纤维的水果，如樱桃、酸枣、黑枣、桑葚、石榴等。

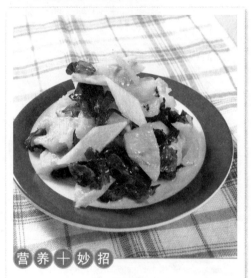

菠萝炒木耳

材料 菠萝1/4个，黑木耳100克，姜、盐、白糖各适量。

做法

❶ 菠萝处理干净，切厚片；黑木耳泡发好，洗净，撕成小朵；姜洗净，切片。

❷ 锅中放入1大匙油烧热，先爆香姜片，加入黑木耳朵拌炒，再加入菠萝片炒透，最后加盐、白糖调味即可。

营养+妙招

黑木耳以冷水浸泡为宜，如在温水中放入黑木耳，然后再加入2匙干淀粉进行搅拌，可以去除黑木耳细小的杂质和残留的沙粒。

炒三鲜

材料 虾仁、鱿鱼、墨鱼各30克，小黄瓜片、胡萝卜片各100克，姜片、葱段、白糖、酱油、香油、水淀粉各适量。

做法

❶ 鱿鱼、墨鱼切片，在表面切花刀，与虾仁分别放入沸水中汆烫至熟，捞出沥干，备用；胡萝卜片、小黄瓜片分别汆烫后沥干。

❷ 锅内热油，爆香葱段、姜片，加入其余材料（水淀粉除外）炒至八成熟，再加入水淀粉勾芡即可食用。

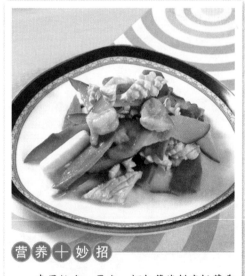

营养+妙招

在用鱿鱼、墨鱼、虾仁等海鲜烹饪菜肴时，要先放入沸水中汆烫，这样可以保证其煮熟的时间一致。

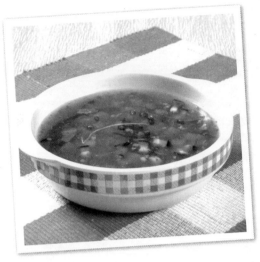

肉末西红柿汤

（材料）猪瘦肉末30克，西红柿丁150克，香菇丁、芹菜丁、葱花、盐、白糖、水淀粉各适量。

（做法）

❶ 将瘦肉末、香菇丁炒至肉末发白时，加西红柿丁合炒2分钟。

❷ 加芹菜丁炒匀，倒入水烧开，调入盐、白糖，用水淀粉勾芡搅匀，撒葱花即可。

栗子炒香菇

（材料）栗子肉300克，水发香菇10朵，葱段、红椒片、盐、老抽、白糖、白醋各适量。

（做法）

❶ 将老抽、白糖、白醋、盐倒入小碗内调成味汁。

❷ 锅中倒油烧热，下入栗子肉、香菇、红椒块、葱段翻炒成熟，加入味汁，烩至成熟、收汁即可。

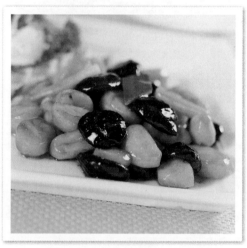

浓汤卤蛋

（材料）鸡蛋8个，油菜150克，清汤、白糖、盐、醋、老抽各适量。

（做法）

❶ 鸡蛋煮熟去壳；油菜放入沸水中汆烫一下，捞出。

❷ 油锅内加清汤、白糖、盐、醋、老抽调味，下入鸡蛋卤至入味。

❸ 将鸡蛋装入碗中，摆上油菜；将卤蛋原汁淋入鸡蛋上即可。

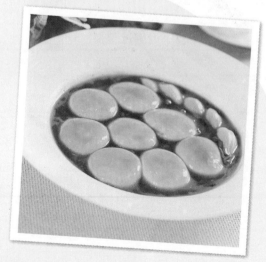

青椒炒牛肝菌

材料 牛肝菌100克，青椒片、黄甜椒片、葱段、蒜片、盐各适量。

做法

1. 牛肝菌用盐水洗净，切块，入沸水中汆烫一下，捞出沥干水分。

2. 锅置火上，倒油烧热，下入葱段、蒜片煸炒至逸出香味，加入青椒片、黄甜椒片、牛肝菌块炒熟，最后加盐调味即可。

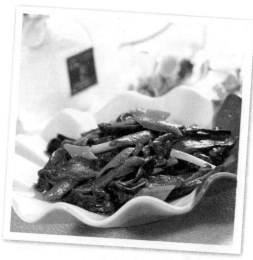

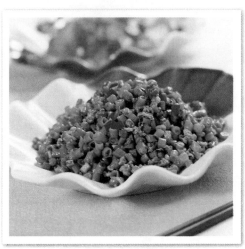

肉末豇豆

材料 豇豆300克，猪肉末50克，红椒1个，葱末、姜末、盐、白糖各适量。

做法

1. 豇豆洗净，切末；红椒去蒂及籽，洗净后切成小丁，备用。

2. 爆香葱末、姜末，下入猪肉末翻炒至色白，加入豇豆末、红椒丁煸炒至熟，加其余材料调味即可。

西芹百合炒银耳

材料 西芹片200克，百合、银耳各30克，胡萝卜片20克，葱末、姜末、盐、白糖、水淀粉各适量。

做法

1. 将西芹片、百合、银耳、胡萝卜片分别汆烫后捞出。

2. 爆香葱末、姜末，加入做法1中的材料翻炒均匀，加盐、白糖调味，用水淀粉勾芡即可。

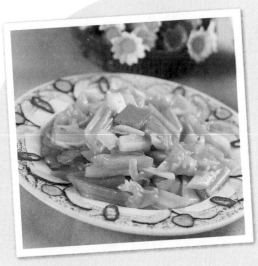

223

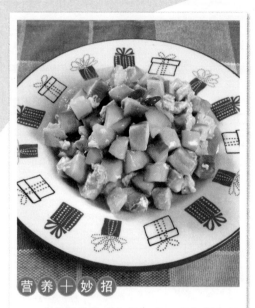

红绿彩鸡

材料 鸡胸肉200克，黄瓜80克，枸杞子15克，姜末、盐、鸡蛋（取蛋清）、干淀粉、高汤、水淀粉、香油各适量。

做法

1. 枸杞子洗净；黄瓜洗净，切块；鸡肉洗净，切块，加入盐、鸡蛋清、干淀粉拌匀上浆。
2. 将高汤、水淀粉、香油、盐兑成芡汁。
3. 油锅烧热，放入鸡块划散，下入黄瓜块、枸杞子滑熟，滗去余油，放入姜末炒香，烹入芡汁，收汁亮油，起锅装盘。

营养十妙招

鸡肉搭配黄瓜和枸杞子，不仅颜色好看、口感好，而且富含多种维生素、微量元素及人体必需的蛋白质，具有补益作用。

多彩鸡丝

材料 鸡胸肉丝200克，丝瓜丝、火腿丝、冬笋丝、水发香菇丝、鸡蛋（取蛋清）、葱段、盐、干淀粉、水淀粉各适量。

做法

1. 鸡胸肉丝加入盐、干淀粉及鸡蛋清拌匀；冬笋丝汆烫；盐、水淀粉混合调匀成芡汁。
2. 油锅烧热，放入鸡胸肉丝滑散至熟，盛出。
3. 锅底留油，放入葱段、冬笋丝、水发香菇丝、火腿丝、丝瓜丝略炒，倒入鸡胸肉丝，烹入芡汁，收汁亮油即可。

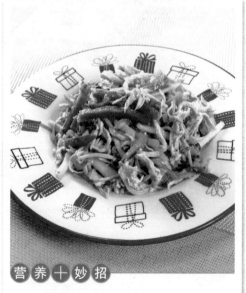

营养十妙招

冬笋能够吸附所吃食物中的油脂，与鸡肉、丝瓜、火腿、香菇搭配食用，可为孕妈妈补充大量营养。

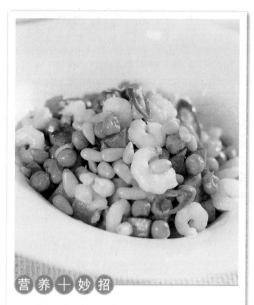

虾豆炒鸭脯

材料 鸭脯半块，虾仁、松子、豌豆各50克，胡萝卜半根，红椒1个，盐适量。

做法

1. 将胡萝卜洗净，切成小丁；红椒洗净，切成圈；将鸭脯切成小块；虾仁、松子、豌豆分别洗净，沥干，备用。
2. 将虾仁入沸水锅中汆烫，捞出沥干，备用。
3. 油锅烧热，下入所有材料翻炒成熟，加盐调味即可。

营养+妙招

松子和虾仁都含不饱和脂肪酸；鸭肉的脂肪酸也主要是不饱和脂肪酸，三者搭配，适合孕妈妈食用。

青椒鸭丁

材料 鸭脯肉丁200克，青椒丁、鸡蛋清、姜片、葱花、盐、干淀粉、白糖、酱油、高汤、水淀粉各适量。

做法

1. 鸭脯肉丁加入盐、干淀粉及蛋清拌匀；将盐、白糖、酱油、高汤、水淀粉兑成芡汁。
2. 油锅烧热，放入鸭肉丁滑散捞出备用。
3. 锅底留油，放入姜片、葱花、青椒丁炒至断生，下入鸭肉丁炒匀，烹入芡汁，收汁亮油，起锅盛盘即可。

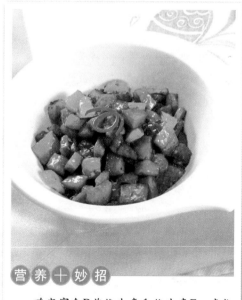

营养+妙招

鸭肉富含B族维生素和维生素E，青椒富含维生素C，两者搭配，维生素含量更加丰富。

225

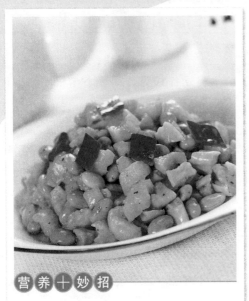

萝卜干炒青豆

材料 萝卜干300克，青豆150克，红椒1个，姜末、葱末、盐各适量。

做法

1. 萝卜干洗净，沥干，切成小丁；红椒切菱形片。
2. 青豆洗净，入沸水中，加少量盐汆烫至软，捞出沥干。
3. 锅置火上，倒油烧热，下入葱末、姜末爆锅，下入萝卜干、青豆、红椒片翻炒成熟，加盐调味即可出锅。

营养十妙招

萝卜干中的B族维生素、铁含量很高，有"素人参"之美名，对人体健康有益。但萝卜干是腌制食品，孕妈妈不可经常食用。

茭白拌肉片

材料 茭白300克，猪里脊肉100克，胡萝卜、姜各50克，黑芝麻20克，鸡蛋1个（取蛋清），盐、干淀粉各适量。

做法

1. 茭白与胡萝卜、姜均洗净、去皮，切薄片，放入沸水中汆烫，捞出待凉，备用。
2. 猪里脊肉洗净，切片，用干淀粉抓拌，放入碗中加鸡蛋清略腌，放入热油锅中炒熟，捞出、放凉。
3. 将茭白片、胡萝卜片、姜片、猪里脊肉片和盐、黑芝麻放入碗中搅拌均匀即可。

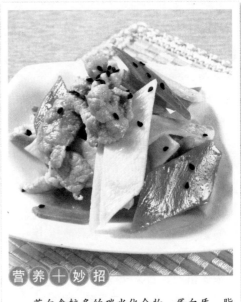

营养十妙招

茭白含较多的碳水化合物、蛋白质、脂肪等，能为人体补充营养物质，具有健壮机体的作用。

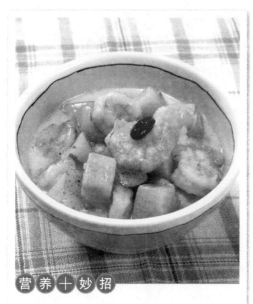

水果虾仁

材料 虾仁300克，玉米粉30克，菠萝块、梨块、苹果块、沙拉酱各适量，盐少许。

做法

❶ 虾仁洗净沥干，均匀沾上一层玉米粉，入沸水中氽烫后捞出。

❷ 取一深盘，放入全部水果块，再放入做法1中的虾仁，再倒入适量沙拉酱搅匀即可。

营养＋妙招

水果中的维生素非常丰富，而虾仁富含蛋白质，两者搭配食用，能为产前的孕妈妈补充多种营养。

芹菜肚丝

材料 猪肚半个，芹菜150克，红椒2个，酱油、白糖各适量，水淀粉1小匙。

做法

❶ 猪肚洗净，放入加盐的沸水中氽烫一下，捞出切丝，沥干水分，备用；芹菜择掉部分叶片，然后切小段；红椒去蒂及籽，切丝，备用。

❷ 锅置火上，倒油烧热，下入猪肚丝翻炒。

❸ 稍后再放入芹菜段和红椒丝同炒至熟，加入酱油、白糖炒匀。

❹ 出锅前用水淀粉勾芡即可。

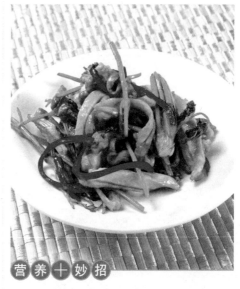

营养＋妙招

◎芹菜下锅不宜久炒，这样才能保持其色泽和营养成分。

◎猪肚要确保处理干净后再用来烹饪。

正常情况下，初产妇的产程为13~18小时，经产妇的产程为7~10个小时。但特殊情况下，有些孕妈妈分娩过快，如初产妇总产程不足3小时、经产妇不超过2小时，此时就被称为急产。

发生急产的原因

一般认为，造成孕妈妈发生急产的原因有：产道阻力低；早产；子宫收缩过强、过频；胎宝宝较小；骨盆相对过宽；盆底组织松弛；孕妈妈没有产痛知觉等几方面。

发生急产的危害

在急产时由于孕妈妈子宫收缩急而快，易导致会阴、阴道和子宫颈发生撕裂伤，还容易引发孕妈妈感染或大出血。如果胎宝宝出生过快，因难以适应外界压力的骤然变化，也易使头部血管破裂，从而发生颅内出血。

所以，孕妈妈需要谨记，临产前两周，不宜去离家较远、交通不方便的地方游玩。如果有条件的话，在临产前两周可以去医院待产，这是最安全的方法。

家中应对急产的方法

◎找一个安全、平坦、温暖、避风的地方，准备干净的毛巾，以蹲坐或者半坐卧的姿势，打开手掌轻轻压住阴道与肛门间，让胎宝宝的头及其他部位慢慢娩出。

◎小心地用干净的毛巾包裹并擦拭刚出生的宝宝。

◎脐带用橡皮筋在中间绑紧，再用干净的剪刀剪掉，剪的位置要留至少距离宝宝腹部5厘米以上。

◎通常在胎宝宝娩出后15分钟内，胎盘会伴随一阵子宫收缩娩出，如果没有，不用急着拉出来，待到医院再处理。

第六章

孕期焦点问题的饮食调养

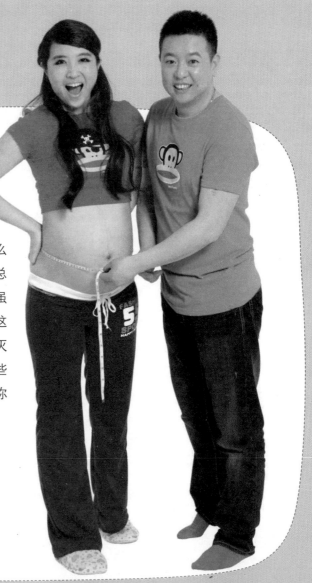

孕育生命的过程之所以那么伟大，不仅因为艰辛，还因为总是伴随着种种看不到的危险。虽然孕妈妈有足够的能力来应对这一切，但让所有危险的苗头淹灭在萌芽中，岂不更美！学习一些孕期养胎的饮食调理法，会让你的孕期更轻松。

安胎养胎

在所有的孕期问题中，孕妈妈最需要防范的就是流产。所谓流产，是指孕期不足28周，胎宝宝就提前产出了。如果流产发生在孕期12周前，称为早期流产，发生在13周及以后的称为晚期流产。流产的胎宝宝一般不能存活。孕妈妈坚持正确规律的饮食，对于杜绝流产的发生具有很大的帮助作用。

❀ 少吃高糖食物

研究表明，喜吃甜食者易引起体内糖类代谢紊乱，从而会增大患糖尿病的概率。孕妈妈由于身体状况出现了很大变化，身体的自我调节能力减弱，吃太多甜食更易患上妊娠糖尿病，不但危害自身健康，也会危及胎宝宝的健康发育，甚至会引起早产、流产或死胎。而且，糖尿病孕妈妈产下的宝宝也很可能是巨大儿或患有大脑发育障碍。

因此，为了保证自己和胎宝宝的健康，孕妈妈一定要特别注意调整自己的饮食，改正自己偏好甜食的习惯，同时减少糖的摄取量，为生育健康的宝宝打下良好基础。

❀ 安胎养胎首选海参

海参"补肾，生百脉血"，有滋阴补血、益肾壮阳的作用。胎宝宝在体内需要充足气血的补养才能正常地生长发育，孕妈妈如果在孕期适量吃一些海参，可以调整体内的气血补给，对胎宝宝非常有益。

海参中还富含多种营养素，是一种天然的滋补品，其中所含的丰富的优质蛋白质对促进胎宝宝各种身体器官的形成以及细胞的分化都有很好的作用。而且其低脂、低糖、低胆固醇，对孕妈妈的身体不会造成排泄负担。

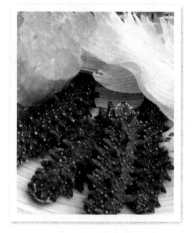

🔵 海参是一种滋补佳品，有显著的安胎利产作用。

🌸 帮助女性安度孕期的四大类食物

全谷物食品

面包、意大利面条等全谷物食品中含有大量营养素，如铁、B族维生素、无机盐和膳食纤维。某些谷物食品还含有大量叶酸。

奶类

牛奶、酸奶、奶酪或其他低脂或脱脂的奶制品，能够提供给孕妈妈健康和胎宝宝骨骼发育所需的钙，同时还富含维生素A、维生素D、蛋白质和B族维生素。其中，维生素A能帮助孕妈妈增加抵抗力和保护视力。

水果和蔬菜

水果和蔬菜富含膳食纤维、维生素和无机盐，其中的维生素C有助于保护孕妈妈的牙龈和其他组织健康，还有助于伤口的愈合和铁的吸收；膳食纤维和无机盐能为人体提供能量。另外，深绿色的蔬菜富含维生素A、铁和叶酸。

高蛋白食物

蛋白质是保证孕期孕妈妈健康和胎宝宝发育所必需的基本物质。孕妈妈需要每日食用适量富含蛋白质的食物，如瘦肉、鱼、鸡蛋、坚果、豆类等。

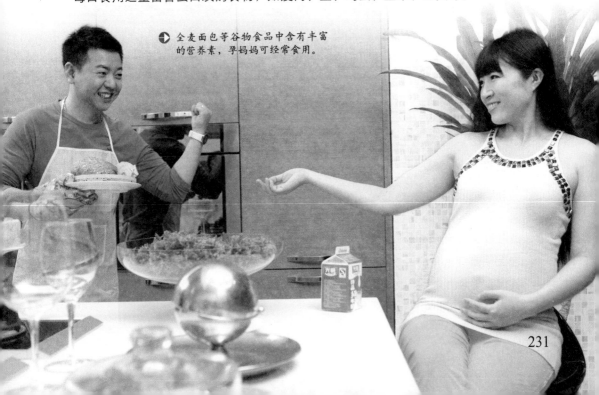

全麦面包等谷物食品中含有丰富的营养素，孕妈妈可经常食用。

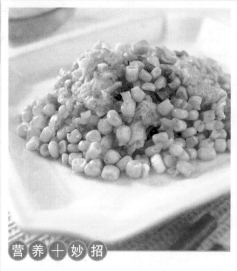

营养+妙招

　　鸡蛋有养血安胎的作用，而且其中的蛋白质含量丰富，能给胎宝宝生长发育提供必要的营养素。

玉米炒鸡蛋

材料　玉米粒100克，鸡蛋3个，火腿4片，葱花适量，盐1小匙，水淀粉1大匙。

做法

1　玉米粒洗净沥干；火腿洗净切丁；鸡蛋打散，加入半小匙盐、半大匙水淀粉搅匀。

2　油锅烧热，放入蛋液炒至凝固时盛出。

3　另起油锅，放入葱花炒香，放入玉米粒和火腿丁炒香，加入鸡蛋、水和剩余调料炒匀，盛入盘内即可。

海鲜酿南瓜

材料　南瓜600克，净虾仁、干贝、海参各100克，鸡蛋1个（取蛋清），盐、干淀粉各适量。

做法

1　虾仁挑出虾线，洗净；干贝泡发后洗净；海参洗净；南瓜洗净后切成菱形块。

2　将虾仁、干贝、海参剁成泥，加入鸡蛋清、盐、干淀粉搅拌均匀，制成三鲜泥，然后挤成小丸子备用。

3　在每块南瓜上挖出一个1厘米深的圆洞，酿入小丸子，放入蒸锅中蒸至南瓜熟透后即可。

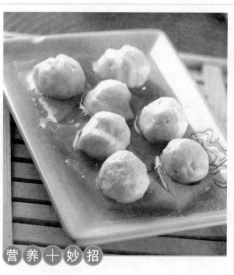

营养+妙招

　　海参有安胎利产的作用，而且此菜中的虾仁、干贝等水产品中也含有丰富的蛋白质，对增强孕妈妈的体力有好处。

避免超重的饮食策略

有些孕妈妈胃口特别好，不但吃得多，而且所吃食物营养相当丰富，尤其是食入过多糖类和脂肪食品，并且很少活动，很容易发胖。这种情况下，也容易使胎宝宝生长过大，造成分娩困难。从我国目前孕妈妈死亡原因分析看，妊娠高血压综合征是主要原因之一。另外，巨大儿也易造成难产，产程延长，子宫收缩无力，引起产后大出血。

✿ 计算体重指数的方法

专家指出：孕妈妈在整个孕期的体重增长不应超过20千克。不过，具体情况要因人而异，孕妈妈的体重指数不同，孕期体重增长的安全范围也是不同的。

目前，最科学的判断肥胖的标准是体重指数（BMI），也就是体重（千克）／身高^2（米）。虽然，高的体重指数并不意味着一定会有健康问题，但是孕妈妈的体重指数越高，怀孕时碰到麻烦的概率也会越高。所以，如果你的体重指数偏高，你就应该了解如何最大程度地保证自己有个健康的孕期。

根据中国人身高和体重的特点，专家给出了下面的参考标准：

孕前体重指数（BMI）	胖瘦程度	孕期体重增长范围
<18.5	偏瘦	13～16千克
18.5～23.9	适中	10～12.5千克
24～27.9	轻度肥胖	9～11千克
≥28	肥胖	6～8千克

⬤ 孕妈妈应合理控制体重，因为超重会给自身及胎宝宝带来一系列危害。

233

❀ 孕妈妈不同阶段体重增长的理想值

进入孕期后，根据孕妈妈的身体变化及胎宝宝发育的特点，孕妈妈体重在每个阶段的增长规律也应有所不同。

◎孕1～12周：不增长或增长1～1.5千克。

◎孕13～19周：体重增长控制在1.5千克以内。

◎孕20～29周：每周体重增长控制在0.3～0.4千克。

◎孕30～40周：每周体重增长控制在0.4～0.5千克。

❀ 孕妈妈防止超重的饮食方法

注重饮食质量

孕期，由于需要满足胎宝宝血液循环、器官和骨骼生长发育、胎盘生长等对营养素的需求，孕妈妈对营养的需求量大大增加，而营养的补充主要来自饮食。但孕妈妈要注意，饮食的质量比数量更加重要。尤其是体重过重的孕妈妈，更要提高饮食的质，而不可随意增加饮食数量，以免体重进一步增加；体重过轻的孕妈妈，则要注意通过适当增加饮食种类和数量来增加营养，增加体重。但不管孕妈妈是何种情况，都需要注意摄取均衡营养的饮食、维持适度的体重增加。

进餐要规律

进入孕期后，孕妈妈体内的血糖水平本身就很不稳定，如果饮食不规律，就容易使其血糖水平忽高忽低，使身体难以调节。所以，孕妈妈要采用少食多餐的进食方式，这是控制血糖稳定的最好办法。

注意补充水分

孕妈妈平时最好饮用白开水，因为任何果汁和饮料都不能代替白开水，有些含糖的饮料还会使血糖升高，体重增加。如果孕妈妈因缺乏食欲而想喝果汁，可以在果汁内加入适量水稀释后饮用，既补充了水分，也满足了自己的需求。

孕妈营养视线

孕期控制体重的小窍门

◎每天吃适量苹果、蔬菜，相应减少主食的摄入。

◎最好每天吃些豆制品，同时少吃肉，可以补充钙与蛋白质。

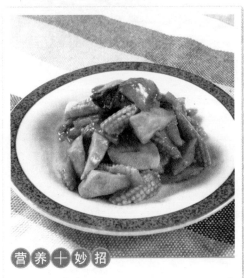

营养十妙招

如果孕妈妈不喜欢香油的味道,可以选择其他的油,如橄榄油,但相比其他的油,香油提味效果最佳。

杏鲍菇炒玉米笋

材料 杏鲍菇180克,玉米笋150克,蒜片、姜片各30克,香油、酱油、盐各少许。

做法

1. 杏鲍菇、玉米笋分别洗净,切滚刀块。
2. 将酱油、盐调成兑汁。
3. 油锅烧热,放入姜片、蒜片煸香,再加入杏鲍菇块、玉米笋块及兑汁炒至上色,淋入香油即可装盘。

草菇鳕鱼粥

材料 净鳕鱼肉2块,草菇块100克,大米、豌豆、姜末、盐、高汤、香油各适量。

做法

1. 大米洗净,用冷水浸泡30分钟,放入锅中,加入适量水,用大火烧沸后,改用小火慢煮成粥。
2. 草菇块、豌豆入沸水中汆烫后捞出,沥干。
3. 锅中倒入高汤,下入姜末、草菇块和粥煮开,加入鳕鱼片、豌豆煮熟,调入盐,淋香油即可出锅食用。

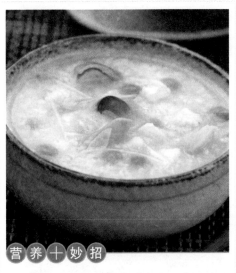

营养十妙招

草菇能够减慢人体对碳水化合物的吸收,可以减少身体从食物中吸收的热量,比较适合孕期体重超标的孕妈妈食用。

235

健康饮食，调理好脾胃

❀ 不同季节掌握不同的脾胃调理法

春季

春季，自然界万物开始生长，人体的阳气也顺应自然开始生发，按照中医五行、五脏、五味、四季的对应和相克说法，春季主肝，肝（木）气生发太过则会伤脾（土），为了克制肝气的过度生发，孕妈妈要少吃补肝的酸味食物，多吃补脾的甜味食物，如山药、南瓜、甘薯等等。

夏季

夏季比较湿热，而脾喜燥恶湿，所以夏季湿热容易困住脾脏，损耗脾之阳气，使孕妈妈出现四肢乏力、慵懒倦怠、腹部胀满、大便稀溏等脾阳虚症状。此时孕妈妈要多吃一些健脾利湿的食物，如红豆、冬瓜、鲫鱼等，以排出体内多余的水分。同时，孕妈妈还要少吃冰棍、冰激凌等冷饮，以免使体内产生寒湿之邪，损耗脾胃阳气。

秋季

经过漫长夏季湿热气候的"围攻"，孕妈妈在进入秋季时，脾胃功能往往还比较虚弱，这时孕妈妈可以多喝一些清淡、易消化的粥类，尤其是小米粥，健脾补胃的功能最为强大。此外，需要注意的是，秋季往往是各种瓜果上市的季节，此时孕妈妈要有所节制，不要大吃特吃，尤其是一些性质寒凉的瓜果更不能多吃，以免损伤脾胃。

冬季

冬季，天气比较寒冷，人体的胃如果受到强烈的冷空气刺激，会导致胃酸分泌增加，进而引起胃肠痉挛性收缩，还容易使胃病复发。此时孕妈妈不妨多吃些羊肉、狗肉等性质温热的食物，不仅有补肾壮阳的功效，对健脾和胃也功不可没。

✿ 孕妈妈宜常吃葵花子、喝酸奶

饭前饭后嗑瓜子好处多

孕妈妈宜在饭前饭后吃葵花子。因为葵花子富含脂肪、蛋白质、锌等多种维生素，可以为孕妈妈补充孕期所需的大量营养。

孕妈妈常吃葵花子，还可以帮助增强消化功能。因为葵花子的香味刺激舌头上的味蕾将这种神经冲动传导给大脑，大脑又反作用于唾液腺等消化器官，使含有多种消化酶的唾液、胃液等的分泌相对旺盛。因此，孕妈妈吃葵花子，消化液就随之不断地分泌，这样对于消化与吸收十分有利。可见，饭前吃葵花子能够增进食欲，饭后吃葵花子能够帮助消化。

孕妈妈宜常喝酸奶

孕妈妈在整个孕期适量食用酸奶非常有好处。因为酸奶相对于牛奶，营养价值更高。酸奶是在消毒牛奶中加入适当的乳酸菌，放置在恒温下经过发酵制成的，由于改变了牛奶的酸碱度，使牛奶的蛋白质结构变得松散，发生了变性凝固，因而更容易被人体内的蛋白酶消化。

另外，酸奶中的乳糖经发酵能分解成易被小肠吸收的半乳糖与葡萄糖。由于乳酸能产生一些抗菌作用，因而酸奶可以在一定程度上抑制伤寒等病菌及肠道中的有害生物生长繁殖，并且在肠道里能合成人体必需的多种维生素，孕妈妈食用酸奶，不但营养，也很安全。

此外，孕妈妈的便秘主要是因脾胃功能不足、体内津液减少而导致的。如果每天喝上一杯酸奶，促进胃肠蠕动，并增加大便湿润度，就可以有效预防便秘。

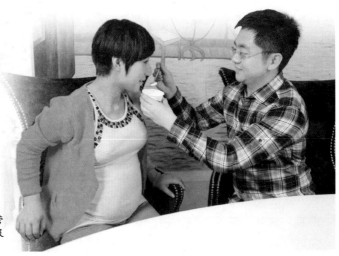

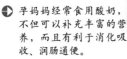 孕妈妈经常食用酸奶，不但可以补充丰富的营养，而且有利于消化吸收、润肠通便。

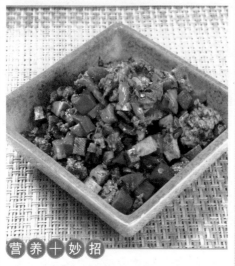

豆腐干中含有大量蛋白质，具有健脾养胃、调理气血的作用，适合脾胃虚弱的孕妈妈食用。

豆干肉酱

材料 豆腐干丁80克，猪肉末、榨菜丁、胡萝卜丁各50克，香菇丁30克，葱末、豆瓣酱、甜面酱、白砂糖、水淀粉、香油、高汤各适量。

做法

1. 将榨菜丁、胡萝卜丁放入沸水中汆烫后捞出沥干水分。
2. 锅内热油，放入猪肉末、香菇丁、豆腐干丁炒散，加入豆瓣酱及甜面酱继续炒出香味。
3. 锅中再加入高汤及做法1中的材料翻炒均匀，加入其他材料勾芡调味，撒上葱末即可装盘食用。

养生菇炒羊肉片

材料 羊肉片100克，杏鲍菇、香菇、金针菇各30克，葱花20克，姜丝15克，盐、白糖各适量，酱油1大匙，香油1小匙。

做法

1. 杏鲍菇、香菇均洗净，切小块；金针菇去根，洗净，切成段，备用；羊肉片洗净，捞出沥干。
2. 油锅烧热，放入姜丝爆香，加羊肉片翻炒。
3. 放入做法1中的所有菇类，加盐、白糖、酱油、香油炒熟，撒葱花即可。

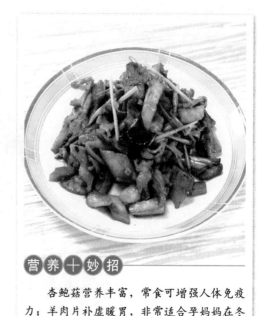

杏鲍菇营养丰富，常食可增强人体免疫力；羊肉片补虚暖胃，非常适合孕妈妈在冬季食用。

孕期谨防过敏反应

孕妈妈如果有过敏体质，在怀孕期间更要谨慎对待自己的生活环境和饮食，以防因疏忽而引起过敏，影响胎宝宝发育。

❀ 孕妈妈如何判断过敏体质

◎每次感冒会出现喘鸣。

◎运动后或吃了冰冷食物后会剧烈咳嗽。

◎慢性咳嗽，尤其在半夜、清晨时症状特别明显。

◎起床后常会连续打喷嚏，觉得喉咙有痰。

◎家族有过敏疾病史，如父母双方皆有过敏的病史，则宝宝罹患过敏的概率是正常人的几倍。

◎一出生就患有异位性皮肤炎，长大后罹患其他过敏疾病的概率会大大增加，孕期时也是如此。

◎整理衣物时，常常觉得鼻子痒、鼻塞、眼睛痒。

◎有相对固定的皮肤痒疹症状，夏天或冬天流汗时会感到特别痒。

❀ 查清食物的过敏原非常重要

所谓食物过敏，是食物中的某些物质（通常是蛋白质）进入了体内，被免疫系统当成入侵病原，免疫系统便释放出一种特异型免疫球蛋白，并与食物结合生成许多化学物质，造成皮肤红肿、经常性腹泻、消化不良、头痛、咽喉疼痛、哮喘等过敏症状。所以，孕妈妈如在饮食中发生食物过敏，最重要的是要查清自己的过敏原到底是什么。另外，孕妈妈出现食物过敏后，要尽早到医院诊治，因为延误时间过长，可能引起慢性退化性疾病，如关节炎、抑郁症、高血压、痴呆症、糖尿病等。

孕妈妈食用过敏食物也会导致流产或胎宝宝畸形。有过敏体质的孕妈妈食用过敏食物后，经消化吸收，可从胎盘进入胎宝宝血液循环中，妨碍胎宝宝的生长发育或直接损害某些器官，如肺、支气管等，从而可导致胎宝宝发育畸形。

❁ 在生活中预防过敏

在饮食中预防过敏

◎不吃过去从未吃过的食物或霉变食物。

◎不吃虾、蟹及辛辣刺激性食物等易过敏的食物。

◎如果之前吃某些食物发生过过敏现象，平时就应该少吃这类食物，在怀孕期间更应禁止食用这类食物。

◎在食用某些食物后，如曾出现过全身发痒、出荨麻疹以及有心慌、气喘、腹痛、腹泻等现象，以后应不吃这些食物。

在日常生活中预防过敏

有过敏体质的孕妈妈在日常生活中要留意生活环境，建议从最简单的生活起居做起，这样可以减少过敏所带来的痛苦：

◎室内要维持适当的温度、湿度。必要时可以使用除湿机，最好能控制室内相对湿度为50%～60%，以人体感觉舒适、不潮湿为主。注意随时为身体保暖，尤其出入空调房或是早晚温度变化明显时更要注意，可以减少温度变化太大而诱发过敏性哮喘的机会。

◎居家生活环境要彻底保持干净。室内保持彻底清洁是让过敏原远离的最好方法。不去使用可能引发过敏的物质，如地毯或其他棉质、毛及动物皮毛制品。另外，在室内也应尽量减少盆栽的种植，能降低花粉过敏也可降低蚊蝇的滋生。

◎避免接触使症状恶化的刺激因子。家庭成员不要在室内抽烟，因为二手烟容易诱发孕妈妈的过敏症状。

◎要减少使用芳香剂、喷雾杀虫剂等空气刺激物，尽量保持空气流通。

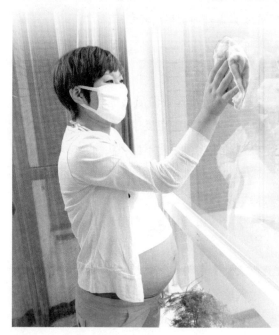

➲ 过敏体质的孕妈妈在做家务时应做好防护，降低接触过敏原的概率。

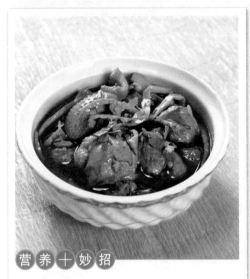

营养 ✚ 妙招

鸭肉的脂肪含量适中，且脂肪酸主要是不饱和脂肪酸和低碳饱和脂肪酸，孕妈妈食后也非常易于消化吸收。

红烧鸭肉

材料 净鸭肉块500克，竹笋片、香菜叶、酱油、水淀粉、香油、葱段、姜块各适量。

做法

① 鸭肉块、竹笋片分别氽烫后捞出。

② 将鸭肉块抹酱油后炒好，加入水淀粉、香油、葱段、姜块，上笼蒸约1.5小时，取出。

③ 拣去姜块、葱段，将鸭块倒在碗中，将汤汁倒入锅中，加入笋片及酱油同烧，待汤汁收至1杯时，加水淀粉勾芡，淋在鸭块上，撒香菜叶即可。

芹菜豆腐拉面

材料 拉面250克，豆腐1盒，芹菜叶20克，盐、豆瓣酱、香油各适量。

做法

① 豆腐取出放入盐水中氽烫一下，捞出切成薄片；芹菜叶洗净，切段备用。

② 锅中倒入适量水，放入拉面、豆腐片及芹菜叶煮熟，加入盐调好味，盛入碗中备用。

③ 锅中倒油烧热，下入豆瓣酱炒香，倒入适量清水煮沸。

④ 将酱汁淋入做法2中的碗中，滴入香油即可。

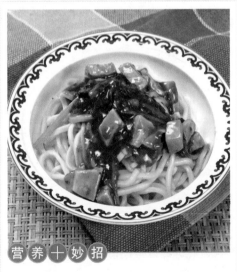

营养 ✚ 妙招

豆腐营养丰富，含有铁、钙、磷、镁等人体必需的多种无机盐，而且此菜比较清淡，孕妈妈可经常食用。

241

远离孕期营养不良

孕妈妈营养不良是影响胎宝宝正常生长发育的重要原因，所以孕妈妈要在日常生活中注意调整饮食结构和习惯，以预防营养不良。

❀ 哪些孕妈妈容易营养不良

节食的孕妈妈

有些孕妈妈害怕生完孩子后之前窈窕的身材无法恢复，所以在孕期刻意节制自己的食欲，吃得很少，这样会使体内缺乏蛋白质、脂肪、维生素以及锌、钙、碘等无机盐，从而使体重过低，不符合受孕的标准体重。

而且，孕期营养不足还会影响胚胎发育，尤其是在孕早期，因为孕初正是胎宝宝心、肝、肾、肠、胃等重要器官的分化时期，脑也在快速发育，这些都必须从母体中获得各种充足的营养，如果母体中的营养不足，胎宝宝的早期发育就会受到影响，如低体重儿概率增大或发育畸形。

另外，孕期营养不足还会影响之后孕妈妈的乳房发育，造成产后泌乳不足，影响母乳喂养。

早孕反应强烈的孕妈妈

孕早期，大多数孕妈妈都会出现程度或轻或重的早孕反应，伴随着恶心、呕吐、反胃等症状。一般来说，早孕反应到孕中期可自行缓解和消除，孕妈妈无需过度担心。但有些孕妈妈因为体质原因，早孕反应特别强烈，一吃即吐，完全没办法进食，这样就很容易造成营养缺乏。

挑食、偏食的孕妈妈

有的孕妈妈吃的一点儿也不比别人少，而且吃的东西都是高蛋白、高脂肪食物，营养价值很高，但去医院检查仍然发现自己营养不良。这是因为孕妈妈所摄入的营养都是比较单一的营养，而人体所需的营养素有很多，除了蛋白质、脂肪之外，维生素、无机盐、膳食纤维、碳水化合物等都是人体正常生长发育所必需的。所以孕妈妈不要只吃一类或两类食物，饮食应该保持多样性。

❀ 保持营养均衡

孕妈妈应注意科学进食，注重营养的均衡摄入，同时应视自身情况在孕期的不同阶段注意合理使用营养补充剂。

一般来说，孕妈妈的营养素来源主要包括蛋白质、碳水化合物、脂肪、维生素和微量元素等。其中，微量元素和维生素又称微营养素，如果孕妈妈体内营养素缺乏，将直接威胁自身的健康及影响胎宝宝的正常生长发育。

目前，许多孕妈妈的饮食营养存在着下列问题：

◎蛋白质、脂肪、碳水化合物等物质摄入比例失衡。

◎无机盐中各种元素摄入量普遍不足。有研究发现，许多孕妈妈的铁、锌等的摄入量普遍不足。还有许多孕妈妈钙摄入量都在推荐摄入量的50%以下。

◎一些孕妈妈能够做到对维生素C、维生素A和维生素E的摄入量基本满足要求，但是维生素B_1、维生素B_2的摄入量低于推荐剂量，叶酸的摄入量也偏少。

这些问题都会影响到孕妈妈的身体健康及胎宝宝的生长发育。所以，孕妈妈要解决这些问题，平时的饮食就要做到不偏食，同时重视孕期营养素的合理补充，做到营养均衡、饮食结构合理，避免孕期营养不良。另外，孕妈妈也不宜超量进食，进餐后要做适量活动，以免造成营养过剩，影响胎宝宝的生长发育。

孕妈营养视线

孕期最好的补碘食品是海产品

海带、紫菜、海参、海蜇、蛤蜊等海产品，均含有丰富的碘。此外，甘薯、山药、白菜、鸡蛋等食物中也含有碘，孕妈妈均可适量吃一些，对胎宝宝的大脑发育很有益。

普通人食用碘盐和一些海产品，是补碘最有效可靠的方法，也是防治碘缺乏疾病的基本措施。但由于孕妈妈的碘需求量比平常人要增加50%左右，所以在补充碘时，可在医生的指导下，采用适宜剂量进行补充，但要注意以下事项：

◎一般来说，进食碘盐和日常饮食即可达到碘的摄入要求标准。

◎缺碘地区的孕妈妈要多吃高碘食物，但要在医生指导下食用。

◎有甲状腺疾病的孕妈妈食含碘食物要在医生许可和指导下进行。

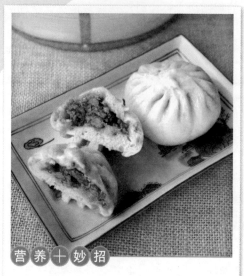

营养十妙招

白菜是一种家常蔬菜，其中含有丰富的膳食纤维、维生素，可以为孕妈妈补充多种营养。如果觉得口味太重，可以不放豆瓣酱。

白菜包

材料 面粉、猪肉馅各200克，白菜100克，葱末少许，鸡蛋3个（取蛋清），生抽1大匙，蚝油、盐、香油、豆瓣酱、酵母粉各适量。

做法

❶ 将面粉加适量水和酵母粉揉成软硬适中的面团后让其发酵；白菜切末，与猪肉馅、调料和蛋清拌匀。

❷ 将面团揉搓成条状，分成小剂子；擀成面皮，放入馅料捏成包子生坯；将生坯放入蒸锅中，大火蒸约20分钟即可。

竹笋青豆杏鲍菇

材料 杏鲍菇、竹笋各100克，红椒片、青豆、蒜末、酱油、醋、白糖、香油、水淀粉各适量。

做法

❶ 杏鲍菇洗净，切成片；竹笋洗净，切成小段。

❷ 将青豆洗净，放入沸水锅中汆烫至熟，捞出，冲凉水，晾凉。

❸ 炒锅中倒入适量油将蒜末炒香，再加入杏鲍菇片、竹笋段、红椒片及青豆炒匀，加入全部调料（除水淀粉外）调匀，最后用水淀粉勾薄芡，即可盛出装盘。

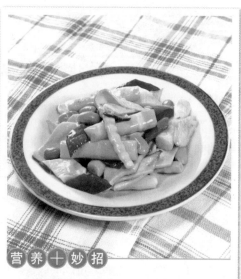

营养十妙招

杏鲍菇和竹笋都是口感脆爽鲜嫩的食材，而且其中的营养都比较丰富，适合营养不良的孕妈妈食用。

应对妊娠纹有办法

妊娠纹是出现在孕妈妈下腹部、大腿、臀部或胸部，呈现紫色或粉红色的条纹。绝大多数的孕妈妈在首次怀孕时都会出现妊娠纹，妊娠纹并不可怕，通过饮食调节就可以有效缓解。

❀ 产生妊娠纹的原因

很多第1次怀孕的孕妈妈在孕后第5～6个月时，下腹部、大腿、臀部或胸部都会出现扩张性条纹，往往由身体中央向外放射，呈平行状或放射状分布。这是因为女性怀孕后，皮肤内的胶原纤维因激素紊乱会变得很脆弱，子宫的膨胀也超过腹部肌肤的伸张度，从而导致皮下纤维组织及胶原蛋白纤维断裂，产生了裂纹。另外，孕妈妈由于在怀孕期间体内激素改变，或者体重增加过快，也会导致出现妊娠纹。妊娠纹的发生与严重程度会因人而异，也与孕妈妈的体质有关。

❀ 应对妊娠纹的饮食原则

调整饮食习惯

孕妈妈多吃富含维生素C的食物，可以淡化色素，继而淡化妊娠纹；多吃利水食物，可以紧致肌肤，使妊娠纹变得细而浅；多吃富含维生素B$_6$和蛋白质的食物，可以增加皮肤胶原蛋白的含量，增加真皮的延展性，帮助孕妈妈减轻妊娠纹。

有规律地饮水

孕妈妈早上起床后，可先喝一大杯温开水，刺激肠胃蠕动，如果常便秘，可在水中加入少许盐。

摄取健康的营养

孕妈妈应在怀孕期间避免摄取过多的甜食及油炸食品，摄取健康的营养，改善皮肤的肤质，帮助皮肤增强弹性。同时，要注意控制糖分摄入，少吃色素含量高的食物；适量食用富含胶原蛋白的食品，以增强皮肤弹性。

❀ 有助于消除妊娠纹的食物

西蓝花

含有丰富的维生素A、维生素C和胡萝卜素。其中，维生素C不但能增强准妈妈免疫力，保证胎宝宝不受病菌感染，还能增强皮肤弹性；维生素A能增强皮肤的抗损伤能力。所以，孕妈妈常食西蓝花，有助于增强皮肤弹性，远离妊娠纹的困扰。

猕猴桃

含有丰富的维生素C、维生素D、膳食纤维、钙、磷、钾等无机盐。其中的维生素C能有效地抑制皮肤氧化，干扰黑色素的形成，预防色素沉淀，保持皮肤白皙，能有效对抗妊娠纹。

三文鱼

三文鱼富含胶原蛋白，是皮肤最好的"营养品"，可以减慢人体细胞老化速度，起到减少皱纹的作用，从而有效缓解妊娠纹。孕妈妈经常食用，可使皮肤丰润饱满、富有弹性。

猪蹄

含有较多的蛋白质、脂肪、碳水化合物、钙、磷、镁、铁及多种维生素。不仅如此，蹄皮、蹄筋中丰富的胶原蛋白还可以有效应对妊娠纹。而且，常食猪蹄还能防治皮肤干瘪起皱，增强皮肤弹性和韧性，从而延缓衰老。但猪蹄中脂肪含量较高，孕妈妈不宜多食。

海带

富含碘、钙、磷、硒等多种人体必需的无机盐，孕妈妈常吃，能够调节血液中的酸碱度，防止皮肤过多分泌油脂。海带还含有丰富的胡萝卜素、维生素B_1等维生素，可以有效防止皮肤老化，有助于缓解妊娠纹。但海带性寒，孕妈妈不宜多吃。

大豆

含有丰富的维生素A、维生素C、维生素D、维生素E和多种人体必需氨基酸，能破坏体内自由基，抑制皮肤衰老，防止色素沉着于皮肤。

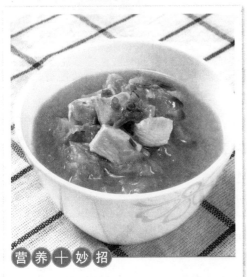

营养 十 妙招

蹄筋含有丰富的胶原蛋白，能增强皮肤弹性和韧性，延缓皮肤衰老，对腰膝酸软、身体瘦弱的孕妈妈也有很好的滋补作用。

白菜蹄筋汤

材料 牛蹄筋块300克，白菜片、鸡肉块各150克，葱花、鸡汤、盐各适量。

做法

1. 牛蹄筋块入油锅炸至起泡时捞出，漂洗后放入加有食用碱的沸水碗内焖发15分钟，再用清水彻底漂洗，备用。

2. 锅置火上，下入鸡汤烧沸，鸡肉块用水冲散入锅，下入牛蹄筋块、白菜片及剩余材料烧沸，撒葱花即可。

红烧鱼

材料 鲤鱼1条，姜丝、葱丝、青椒丝、红椒丝、面粉、白糖、醋、酱油、盐各适量。

做法

1. 鲤鱼处理干净，加部分姜丝、葱丝、盐腌约15分钟，再抹上少许面粉。

2. 鲤鱼放入油锅中炸约3分钟，捞出沥油，备用。

3. 烧热余油，放剩下的姜丝、葱丝、青椒丝、红椒丝爆香，放入酱油、白糖、醋煮开，最后放入鱼和水，烧入味即可。

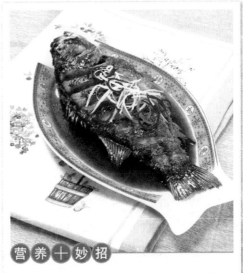

营养 十 妙招

这道菜除了可以帮助孕妈妈缓解妊娠纹外，还可以为胎宝宝生长发育提供丰富而均衡的营养。

关注分娩前后的饮食方法

分娩相当于一次重体力劳动，孕妈妈必须有足够的热量供给，才能有良好的子宫收缩力，才能将胎宝宝娩出。

如果孕妈妈在产前不好好进食、饮水，分娩的时候能量不够，有可能造成难产；还有可能因为脱水引起全身循环血容量不足，使供给胎盘的血量也会减少，致使胎宝宝在宫内缺氧。所以，产前选择一些合适的食物为孕妈妈补充热量非常重要。

❀ 孕晚期如何吃有助于分娩

进入孕晚期，孕妈妈就要开始着手为分娩做准备。那么，饮食上如何吃才有助于分娩呢？孕妈妈可以参考下面的提示，完成分娩前的最后"功课"。

孕妈妈如果在进入孕晚期后，营养摄入不合理或摄入过多，就容易使胎宝宝长得太大，出生时容易造成难产。所以，孕妈妈的饮食要以量少、丰富为主，注重食物的多样性。尤其是从怀孕第8个月起到临产前，这段时间里，胎宝宝的身体长得特别快，体重中的很大比例通常都是在这个时期增加的，所以一定要合理安排这一时期的饮食。

一般来说，孕妈妈在这一时期应该采取少吃多餐的方式进餐，适当控制进食数量，特别是控制高蛋白、高脂肪食物的摄取量。否则，一旦过多地吃这类食品，从而使胎宝宝生长过大，就会延长分娩时间，甚至引发难产，不但会给正常给分娩带来困难，也会增加孕妈妈的痛苦。

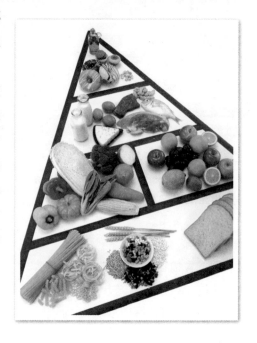

⏵ 孕晚期孕妈妈要注意饮食的丰富性和多样性，以促进顺利分娩。

248

❀ 分娩后48小时内的饮食安排

新妈妈在完成正常分娩后需休息一下，第1餐可适量进食比较热、易消化的半流质食物。如食用藕粉、蒸蛋羹、红糖水、蛋花汤等；第2餐就可以食用正常膳食了。当然，如果有些新妈妈在分娩的1~2天内，仍然感到疲劳无力或肠胃功能较差，也可食用一些面片汤、挂面、馄饨、粥等比较清淡、稀软、易消化的食物，烹调方式可以用蒸、煮等，然后再转成正常膳食。

对于采用剖宫产手术的新妈妈来说，手术后约24小时胃肠功能就已经恢复了，应在术后食用流食1天，但不要食用牛奶、豆浆等胀气性食品。待情况好转后，剖宫产新妈妈可以改用半流食1~2天，随后再转为普通膳食。如果剖宫产新妈妈有排气较慢或身体不适的症状，又无食欲，可多吃1天或2天半流食，然后再进食普通膳食。

在北方许多地方，新妈妈产后有喝小米粥、吃芝麻盐煮鸡蛋的习俗，在营养学上，这是很合理的做法，因为母体在分娩过程中失血很多，需要补充造血的蛋白质与铁。而鸡蛋含有很高的蛋白质，小米中胡萝卜素、铁、锌、维生素B_2含量比一般的米、面高，因而是产褥期的好食物。但小米粥不可太稀，鸡蛋也不可食用过多。

◉ 新妈妈在分娩后应好好休息一下再进食。

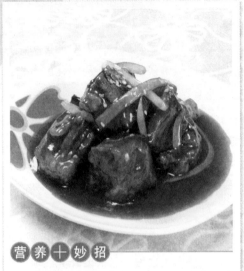

营养＋妙招

　　肉质紧实的牛小排加上口感酸甜的番茄酱，绝对是一次舌尖上的盛宴，适合孕妈妈在产前为分娩助力。

番茄酱炖牛排

（材料）　牛小排块500克，洋葱丝、番茄酱、盐、白糖各适量。

（做法）

❶ 将牛小排块洗净，放入沸水锅中氽烫一下，捞出洗净血水，沥干备用。

❷ 将牛小排块煎至两面微焦，再加入洋葱丝、适量水，以大火煮沸后，再倒入炖锅中。

❸ 接着加入番茄酱、盐、白糖，以小火煮90分钟至牛小排块变软，待汤汁略微收干后即可起锅。

西红柿烧牛肉

（材料）　牛腩200克，姜、葱各适量，西红柿250克，番茄酱、白醋、盐、白糖各适量。

（做法）

❶ 牛腩切成小块，氽烫片刻，沥干；姜去皮，切成碎末；葱切成花；西红柿去蒂，切成大块，备用。

❷ 油锅烧热，放入姜末炒香，然后放入牛腩块、番茄酱、白醋、盐、白糖翻炒一下，再加入适量水，以大火煮沸，再转为小火炖煮30分钟左右，最后加入西红柿块续煮1小时，撒入葱花即可。

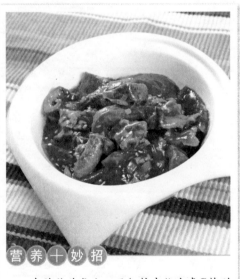

营养＋妙招

　　牛腩补益气血，西红柿中维生素C特别丰富，两者搭配，特别适合产前的孕妈妈为身体注入"能量"。

预防胎宝宝畸形的办法

引发胎宝宝畸形的原因除了不可避免的遗传基因突变，也与病毒感染、环境污染、生殖道感染性疾病、不良饮食习惯等相关。

❋ 预防胎宝宝畸形要从源头抓起

做好婚前医学检查

婚前男女双方做好健康检查非常必要，不可忽视。因为通过检查，可以发现一些疾病，如乙肝、性病等，这些疾病都可能会影响后代的健康，从而引发胎宝宝畸形，最好治愈后再准备孕育。

做好怀孕前的准备工作

准备怀孕时一定不要盲目，要做到有准备、有计划，并进行风疹病毒检测等必要的检查。因为风疹病毒感染会引发胎宝宝先天性心脏病及先天性耳聋，备孕女性可以通过打风疹疫苗来预防风疹病毒感染。此外，孕前3个月应服用叶酸片，可以预防胎儿神经管发育畸形。

尽量避免在冬季、春季怀孕

冬季、春季病毒较多，备孕的夫妻如果在这两个季节怀孕，那么，孕育的胎宝宝发生畸形的概率要明显高于夏季、秋季。

做好孕后检查

怀孕后，孕妈妈应立即建立围产保健卡，做好定期身体检查，如在12～16周时可做唐氏筛查；12周前做B超检测等，可以在孕早期查出胎宝宝发育是否畸形。

防止生殖道感染性疾病

夫妻双方要规范性行为，因为生殖道感染性疾病主要是由于不洁性行为引起的。如果已确诊为生殖道感染，要及时治疗。此外，孕妈妈如发现自己分泌物有异常，也要及时就医，不能因为怀孕而拒绝用药甚至讳疾忌医。

🌸 预防胎宝宝畸形的饮食方法

孕早期，由于胎宝宝体积尚小，所需的营养更注重的是质的好坏，而不是量的多少。许多食物都有意想不到的神奇效果，不少平时吃的普通食物都能有效预防胎宝宝畸形。

营养多样化

孕早期，由于早孕反应，孕妈妈往往不能充分吸收饮食中的全部营养。其膳食要根据孕妈妈早孕反应的情况，依照孕妈妈的口味，合理地进行调配，以满足胚胎发育所需的各种营养。

保证优质蛋白质的供给

孕早期是胚胎发育的关键时期。此时母体若缺乏蛋白质，会引起胎宝宝生长迟缓、身体过小等现象，造成胚胎畸变，出生后无法弥补。一般来说，孕早期孕妈妈每日至少应摄入蛋白质70克。

注意铜、锌元素的补充

无机盐在胚胎各器官的形成发育中具有重要的意义。如孕妈妈缺铜将影响胎宝宝的正常分化和发育，导致先天性畸形；如果孕早期缺锌，可导致胎宝宝内脏、骨骼畸形，引起中枢神经系统发育不良、胎宝宝生长发育迟缓等。因此，此时孕妈妈要特别注意摄取富含锌、铜、铁、钙的食品，如核桃、芝麻、畜禽肉类、动物内脏、奶类、豆类和海产品等。

补充叶酸

孕妈妈如果体内缺乏叶酸，往往容易造成宝宝出生缺陷，如无脑儿和脊柱裂等畸形。无脑儿和脊柱裂是我国较常见的一种小儿出生缺陷。孕妈妈应在医生的指导下每天服用适量叶酸，这样能有效地预防小儿神经管畸形的发生。

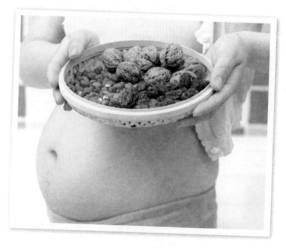

➊ 孕妈妈常吃核桃，有助于预防胎宝宝神经管畸形。

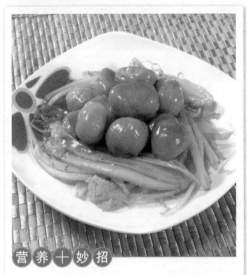

胎宝宝需要充足的蛋白质来保证正常发育，而栗子富含蛋白质，因此孕妈妈可常食此菜。

栗子白菜

材料 大白菜1/4棵，栗子50克，盐、酱油各1小匙，水淀粉1大匙。

做法

① 栗子放入水中，浸泡约1小时，再用牙签挑除硬膜，洗净，备用。

② 锅中加水，注意水要盖过栗子，用大火煮熟，取出，备用。

③ 大白菜洗净，切成长条，入沸水中氽烫一下，然后捞起。

④ 另起锅，倒入少量油，大火烧热，把栗子和大白菜条一起倒入锅内，再加酱油、盐、水淀粉烧熟即可出锅装盘。

豆酥鳕鱼

材料 鳕鱼4块（约450克），豆酥、蒜末、姜末、葱末、豆瓣酱、盐各适量。

做法

① 将豆酥压成碎末状，放入热油锅中炸至呈金黄色，捞出。

② 油锅烧热，爆香豆瓣酱、蒜末、姜末，然后将其与炸好的豆酥末搅拌均匀，备用。

③ 鳕鱼表皮上抹上盐，放在盘中，再连盘放到蒸锅中蒸熟，切成小块，把盘中多余的鱼汁倒掉，淋入豆酥末，再撒上葱末即可。

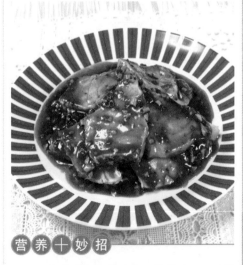

此菜中的鳕鱼高蛋白、低脂肪，可以帮助孕妈妈提升免疫力，对促进胎宝宝发育也非常有益。

孕妈妈如何护牙

俗语说，"生一个孩子掉一颗牙"，意思是说怀孕期间女性会得牙龈炎等牙周病，从而导致牙齿脱落。虽然实际情况没有这么糟糕，但孕妈妈的牙齿和牙龈的确非常容易患病。

❀ 怀孕后牙齿就不好吗

经历过十月怀胎的人都知道，孕期牙龈容易发炎，刷牙时也容易出血。怀孕期间，受激素分泌的影响，牙龈充血肿胀，容易引发牙周炎，有时还会出现牙周浮肿、牙齿松动等症状。

现代医学已经证明，孕妈妈的口腔疾病会危及到胎宝宝的正常发育。而且牙龈炎对于孕妈妈的危害也是显而易见的，孕期需要充足的营养，牙龈炎会严重阻碍营养的吸收。另外，孕期拔牙等治疗还有流产的危险。在怀孕之前检查一下牙齿是非常必要的，因为基于孕妈妈的舒适和牙科治疗的安全考虑，应尽量避免在孕早期和孕晚期做牙齿治疗。在孕中期时，如果孕妈妈身体状况稳定，可进行一些牙科治疗，以免口内有蛀牙或牙周病，到孕晚期发生更严重的病变，对母胎健康造成不利影响。

❀ 牙齿坚固，补钙、磷是根本

牙齿的状态是孕妈妈衡量钙和磷的摄入量是否充足的一面镜子。

牙齿的主要成分是钙和磷，钙和磷需从食物中获得。孕妈妈对钙、磷的摄入充足，加之讲究口腔卫生，牙齿就会得到较好的保护，就会变得坚固而洁白。所以，孕妈妈在饮食中一定要增加钙和磷的摄取。

◎含钙量高的食物有虾皮、蛤蜊、奶类、鱼以及绿叶蔬菜和谷类。

◎磷在食物中分布很广，肉、鱼、蛋、奶、豆类、谷类及洋葱等蔬菜中含磷均较丰富，孕妈妈也可以有选择性地食用。

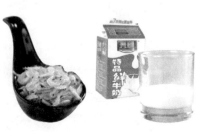

❀ 孕妈妈护牙的饮食要点

适量补充维生素D

维生素D有促进钙、磷吸收和调节骨钙的作用，含维生素D丰富的食物有动物肝脏、鱼肝油等。孕妈妈一周补充两次富含维生素D的食物就可以了。另外，孕妈妈适当晒晒太阳也是补充维生素D的好办法。

维生素C不可缺

当人体缺乏维生素C时，牙龈就会变得脆弱，可能出现牙龈萎缩、出血、肿胀甚至牙齿松动等症状。维生素C有改善毛细血管通透性的作用，能够减轻牙龈出血程度。富含维生素C的食物有绿色蔬菜和水果等。

蛋白质也是重要部分

牙龈是软组织，当缺乏蛋白质、钙、维生素C时，易发生牙龈萎缩、出血。如果孕妈妈孕期体内蛋白质充足，可以增强人体免疫力，减少牙龈炎的发生。鸡蛋、瘦肉、鱼类、豆制品等都是孕妈妈的良好选择。

使用不含蔗糖的口香糖清洁牙齿

木糖醇、口香糖等具有促进唾液分泌、减轻口腔酸化、抑制细菌和清洁牙齿的作用，孕妈妈可适度嚼嚼。

避免致龋的食物

小分子精制的食物中含蔗糖较多，糖进入牙菌斑，菌斑内的乳酸杆菌可以使糖发酵，形成各种酸，这些酸非常容易导致牙齿骨组织破坏而产生龋齿。

远离碳酸饮料

碳酸饮料含有糖和酸性成分，长期饮用会使牙齿受到酸性物质侵蚀，牙齿就会变得脆弱和敏感。

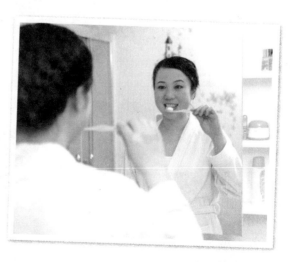

➡ 孕妈妈应常刷牙，以保持口腔卫生，保护牙齿。

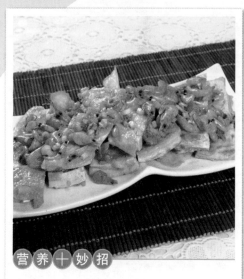

营养十妙招

豆腐中的蛋白质含量非常丰富，而且都是优质蛋白，孕妈妈食用可增强免疫力，防止牙龈萎缩、出血。

红烧虾米豆腐

材料 豆腐片200克，虾米20克，葱末、盐、白糖、香油、酱油、水淀粉各适量。

做法

1 虾米放入水中清洗干净，放入碗中加入适量水浸泡至软，备用。

2 锅中倒入3大匙油烧热，放入豆腐片，煎至两面金黄色，盛出。

3 锅中留余油烧热，爆香葱末，放入虾米及盐、白糖、香油、酱油炒香。

4 加入豆腐片拌炒，再加入水淀粉调匀，即可出锅盛盘。

果味鲜虾汤

材料 鲜虾、青苹果、姜片、盐、橙汁各少许，鱼露、柴鱼高汤各适量。

做法

1 将鲜虾洗净剥去外壳，挑除虾线；青苹果洗净，切成块。

2 锅中加柴鱼高汤煮开，下入鲜虾壳、姜片煮约10分钟，滤去虾壳、姜片。

3 然后将青苹果块及盐、橙汁、鱼露放入过滤的汤中，以大火煮开，再下入鲜虾煮至熟后即可出锅盛盘。

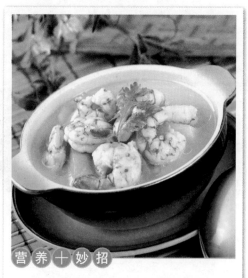

营养十妙招

虾是一种含钙特别丰富的食物，而且其中还含有大量的蛋白质，这两种营养成分都对改善孕期牙龈炎有良好的作用。

偏食孕妈妈如何补充营养

在偏食的孕妈妈里，每个人对于自己的偏食行为都有不同的认知。但有一点是共同的，没有人想要养育一个偏食的宝宝！营养学家指出，造成孩子偏食的责任很大程度上要归咎于他们的母亲在孕期偏食的行为。

❀ 孕妈妈偏食影响胎宝宝健康

饮食习惯并非一日养成，家庭、家长的饮食习惯都会对孩子的饮食产生相当大的影响。偏食的孕妈妈可以合理搭配不同食物而达到均衡体内营养的目的。但偏食的饮食习惯可能会对以后的宝宝产生不良影响。调查表明，偏食孕妈妈的饮食习惯70%~80%可能影响腹中的胎宝宝，造成宝宝日后的偏食习惯。现在的宝宝大多被家里人照顾得无微不至，如果宝宝出生后家人都放纵宝宝偏食的习惯，就会影响宝宝今后身体的正常发育。

❀ 孕妈妈的口味影响胎宝宝的口味

研究表明，孩子在饮食上的喜好与其母亲在孕期和哺乳期间所摄入的食物有着密切的关联。孕妈妈在整个孕期，每天所摄取的食物可能会直接影响到胎宝宝，让胎宝宝间接地感受到孕妈妈的遗传，从而对某些食物产生强烈的偏好。毋庸置疑，孕妈妈每餐所摄取的食物的口味会使胎宝宝也通过某种特殊渠道开始认同食物的口味。这可能就是人们在食物口味偏好方面的最初来源。大多数孩子都喜欢或认同妈妈特别喜爱的食物。

因此，如果孕妈妈在孕期能够尽量保持荤素平衡，多进食一些时令蔬菜及新鲜水果，出生后的宝宝也会相对更容易接受水果和蔬菜。

❀ 孕妈妈如何避免偏食

尽量减少甜食的摄入

蛋糕、曲奇、巧克力等都是又甜又油的点心，这类食物含糖量很高，如果过度摄入可能会增加孕妈妈患肥胖症、糖尿病、高血压的概率。爱吃甜食的孕妈妈要尽量养成少吃甜食的习惯。如果想吃点心，也尽量用玉米、全麦面包、甘薯、银耳羹等天然食物来代替。

多吃绿叶蔬菜

绿叶蔬菜富含维生素和膳食纤维，其吃法也很多，如做成凉拌菜、沙拉、炒菜等。如果饮食中不能获取足够的蔬菜量，可以添加含有孕妇配方的多元维生素片或孕妇配方奶粉。也可通过补充营养品的方式来补充食物中摄取不足的问题，但需在医生指导下进行。

多吃酸味水果

大多数酸味水果的维生素C含量可能会更高一些，如猕猴桃、沙枣等。另外，还可以选择火龙果、雪莲果等含糖量低但不太酸的水果。

改变鱼的烹调方式

不少孕妈妈怀孕后，嗅觉比平时更灵敏，往往无法忍受鱼的腥味而拒绝吃鱼。如果是这个原因，可用红烧或油煎的方式减少鱼腥味。

不爱吃肉的对策

孕妈妈如果不爱吃肉，可能缺乏蛋白质、B族维生素、维生素A等营养素，所以孕妈妈要尽量从其他食物获取以上营养素。比如五谷杂粮最好搭配食用，多吃谷类食物，如全麦面包、麦片等，尽量避免只吃精米、精面；保证奶制品的摄取，准妈妈每天至少要喝250毫升牛奶或1杯酸奶，最好都是选用低脂的；每周吃2次豆类食物，如大豆、扁豆等，可以用来炖菜，也可以拌菜；每周吃适量鸡蛋，可以帮助补充蛋白质和B族维生素。如果孕妈妈对于所有富含蛋白质的食物都不爱吃，也可以尝试吃一些富含蛋白质的营养品。

不爱喝牛奶的对策

可以用酸奶和奶酪来代替，这两种奶制品同样富含钙，而且酸奶中的乳酸菌也会在一定程度上具有改善孕妈妈便秘的作用；选择孕妇配方奶也很不错，各种专门为准妈妈设计的配方奶，营养配比都很全面；孕妈妈也可以选择豆奶，虽然豆奶中的钙质比不上牛奶，但也较容易被人体吸收。如果孕妈妈既喝不了牛奶，又不愿意喝豆奶和配方奶，也可以在医生指导下吃些钙片。

❀ 偏食孕妈妈如何寻找营养替代品

豆制品的替代品

豆制品是植物蛋白中营养价值相对最高的一种，因为豆制品的蛋白质吸收率高。如果不喜欢吃豆制品的话，可以用豆芽来代替豆腐等食品。奶、蛋、禽肉、鱼虾、菌菇类食品也含有较多优质蛋白质，每天保证这些食物的适量摄取，烹饪方式多样化，就可以满足体内营养素的需求了。

猪肉的替代品

牛肉、兔肉等比猪肉含有更多蛋白质，而脂肪含量更少，对孕妈妈来说更为有益。鸡肉、鸭肉、鸽子肉等禽肉的营养价值极高，可以代替猪肉。此外，汤里的肉，炒菜里搭配的肉丝、肉片，饺子、馄饨里的肉馅，也同样可以相互替代。

肝、血制品的替代品

可吃其他补血的食物，如动物心、腰花及红色瘦肉、鸡或鸭血汤等。

苹果、猕猴桃的替代品

苹果、猕猴桃富含维生素C，还含有较多的果胶和膳食纤维。红枣、火龙果、橙子、青椒、黄瓜等也含有多种维生素，可以代替选用。

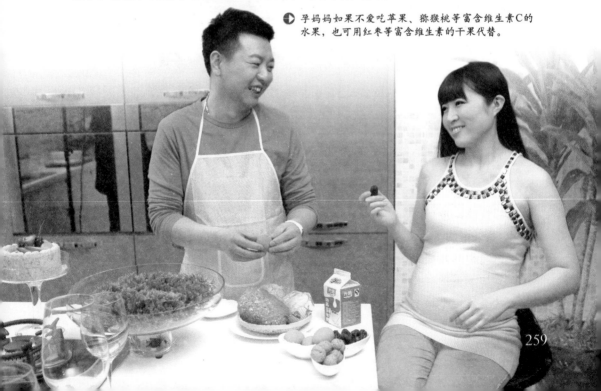

孕妈妈如果不爱吃苹果、猕猴桃等富含维生素C的水果，也可用红枣等富含维生素的干果代替。

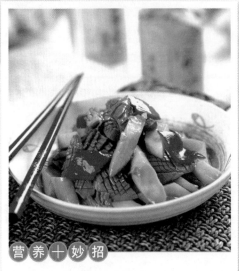

营养十妙招

此菜不仅维生素含量极为丰富，而且对孕妈妈还有显著的美容功效。猪腰质脆嫩，以色浅者为好，有补肾、强腰、益气的作用。

腰花拌双笋

材料 猪腰1个，芦笋段、竹笋段各50克，蒜蓉少许，红椒片、盐、蚝油、生抽各少许。

做法

❶ 猪腰去筋膜，洗净，切花后切片，用盐水汆烫至熟，捞出沥干入盘。

❷ 油锅烧热，爆香红椒片，放入芦笋段、竹笋段翻炒，加盐调味，翻炒至熟，盛入放腰花的盘中。

❸ 将蚝油、生抽、蒜蓉倒入盘中拌匀即可。

香菇烧双花

材料 菜花、西蓝花各150克，香菇50克，葱段、姜块、水淀粉、鸡油、盐各适量。

做法

❶ 菜花、西蓝花掰成小朵，用沸水汆烫，用凉开水冲凉，沥干水分；香菇用清水冲洗干净，对切，备用。

❷ 油锅烧热，放葱段、姜块炝锅，再加盐烧开，将葱段、姜块捞出，再把菜花、西蓝花和香菇放入，用小火烧至入味，用水淀粉勾芡，淋上鸡油即成。

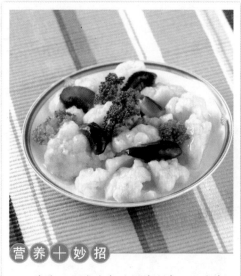

营养十妙招

菜花、西蓝花中的胡萝卜素、维生素C含量极高，可以为孕期偏食的孕妈妈们补充充足的营养。

第七章

孕期常见病症的饮食调理

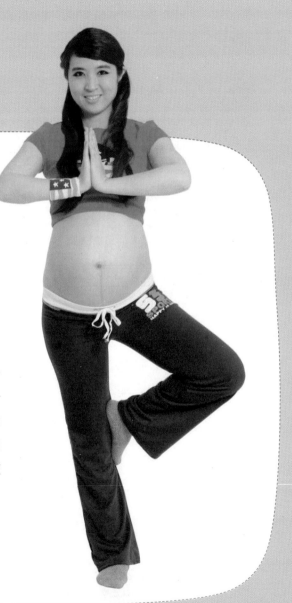

怀孕时感冒、便秘、贫血……每一次身体的不适，都是对"母爱"这两个字最好的考验和诠释，印证着孕妈妈的坚强和母爱的伟大。本章愿为孕妈妈的母爱再助一把力，清除那些干扰孕育旅程的阻力。

孕期气喘：尽可能休息好

许多孕妈妈怀孕后都经常会有这样的感觉：还没走几步就气喘如牛了。有些孕妈妈在孕晚期时，做事时，甚至讲话时，都会有气短、透不过气的感觉。尤其是对于一个初次怀孕的妈妈来说，遇到这样的情况，难免会担心自己的体力变得很差。

"喘"从何来

在临床上，孕期气喘是一种孕期正常反应。这是因为孕妈妈随着孕周的增加，子宫日益增大，向上顶到膈，而使呼吸肌的舒缩受限，从而影响肺活量，所以孕妈妈会有呼吸短促甚至窒息的感觉。而母体为了适应这种生理上的改变，会采用浅而短的呼吸方式，以增加呼吸到肺脏的氧气量。因而，孕妈妈就会感到"喘"了。

此外，如果孕妈妈有贫血症状，也会引起气喘。尤其是孕晚期的孕妈妈，体内的激素、循环系统又有所改变，食量变得更大，体重也慢慢增加了。尤其是血液总量及红细胞都会增加，但血液总量的增加程度却更大，因此会造成血液稀释，使得母体中的血红蛋白比孕前下降，产生生理性贫血。而孕妈妈有贫血症状时，身体都很虚弱，体力不好，就容易有呼吸困难、气喘的现象。

到了临产前，胎宝宝的头部已逐渐下降到盆腔，孕妈妈的肚子会略微下降，直到此时，孕妈妈才会感到轻松，呼吸较为顺畅，气喘也就在不知不觉间得到缓解了。

孕期气喘的对策

孕妈妈的气喘一般都发生在孕晚期，一般不必去找医生。可以尽可能多休息，以减少体力负担，来缓解气喘症状。

另外，孕妈妈也可在睡觉时多加一个枕头。如果在平时感到透不过气，可以坐在椅子上或蹲伏一下，也有利于缓解气喘症状。但孕妈妈如果感到呼吸困难的情况很严重，则应马上去医院就诊。

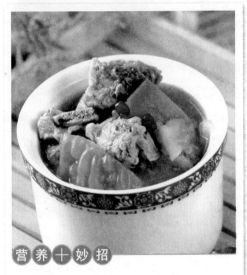

营养十妙招

　　排骨有补气益虚、强壮身体的作用，能够增强孕妈妈的体力，从而有效缓解孕期气喘症状。

红绿排骨汤

材料　红豆50克，排骨500克，苦瓜1根，姜2片，盐适量。

做法

❶ 苦瓜剖开并去籽，洗净，切块；红豆清洗干净；排骨洗净，剁块，备用。

❷ 锅内烧水，水沸后放入排骨块汆烫一下，去除血污，再捞出洗净，备用。

❸ 苦瓜块、红豆、排骨块、姜片放入煲内，加水以大火煮沸后改中火煲1小时，放入盐调味即可出锅食用。

山药枸杞羊肉汤

材料　羊肉200克，猪瘦肉100克，山药块50克，沙参、枸杞子、姜片、盐各适量。

做法

❶ 将羊肉、猪瘦肉均洗净，切块；枸杞子、沙参均洗净，备用。

❷ 锅内烧水，水沸后放入羊肉块、猪瘦肉块汆烫片刻，去除表面血污，再捞出洗净。

❸ 将全部材料一起放入煲中，加入适量清水，以大火煮沸后改小火煲约90分钟，最后放入盐调味即可出锅。

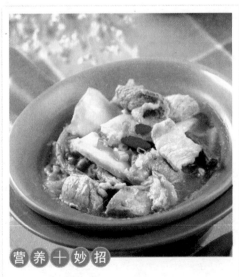

营养十妙招

　　羊肉热量很高，而且其中还富含铁，对于缺铁性贫血引起的气喘症状非常有效，贫血孕妈妈可以吃一些。

孕期小腿抽筋：应补充钙

多数孕妈妈在孕中期都有可能发现腿部经常有痉挛的情形，特别是夜间更容易发生这种现象。一般来说，孕妈妈的腿部经常有痉挛，都是腓肠肌（俗称小腿肚）发生了痛性收缩。

❀ 孕期小腿抽筋的影响及危害

孕期发生小腿抽筋是女性怀孕后的一种正常生理现象，很多孕妈妈经常会在熟睡中因腿部抽筋而惊醒，有时甚至会严重影响休息的质量。

另外，小腿抽筋多是由缺钙造成的，这也是在提醒孕妈妈需要补钙了。否则，可能会影响孕妈妈自身健康及胎宝宝对钙的摄入量，还可能引发胎宝宝骨骼发育的问题。

❀ 孕妈妈小腿抽筋的诱因

睡姿不当

孕妈妈发生腿部抽筋常在夜晚时分，有可能是由于夜晚不当的睡眠姿势维持过久所致。

孕妈营养视线

孕妈妈缺钙的重要影响

如果孕妈妈钙摄入不足，就会对胎宝宝及孕妈妈自身产生较大的影响。主要表现在以下两方面：

◎孕妈妈轻度缺钙时，人体会调动母体骨骼中的钙来保持血钙的正常。

◎孕妈妈严重缺钙时，会出现腿抽筋的现象，甚至引起骨软化症。

由于每个孕妈妈的饮食习惯不同，其钙的实际摄入量也是有所差异的，所以，孕妈妈对钙的补充应因人而异。

血运不畅

孕妈妈子宫在孕期时一天天变大，压迫到下腔静脉，进而会导致下肢的血运不畅。另外，也有许多上班族孕妈妈由于久坐、久站，也容易造成局部血液循环不畅，因而易发生腿部抽筋。

钙摄取不足

孕中期时，孕妈妈对包括钙质在内的许多微量元素需求量越来越大，因而需要每天补充足量的钙。如果膳食中钙及维生素D含量不足，会加重钙的缺乏，而夜间血钙水平比日间低，所以会发生小腿抽筋现象。

❋ 饮食补钙缓解腿抽筋

用饮食来进补，是孕妈妈补钙的有效途径。从怀孕的第5个月开始，孕妈妈就应在饮食中有意增加富含钙的食物，富含钙的食物主要有豆制品、鸡蛋、小鱼干、虾米、虾皮、藻类、贝壳类水产品、鳗鱼、软骨等，孕妈妈不妨经常食用，尤其是孕吐反应剧烈的孕妈妈更要注意补充钙。

孕妈妈在进食高钙食品时，也不要忘记饮食中要适当增加蛋白质的摄取，避免吃高脂肪食物。因为蛋白质有利于食物中钙的吸收，而脂肪会在人体内转变为脂肪酸，并与钙结合，成为难溶性化合物而无法被人体吸收，加重孕妈妈小腿抽筋的症状。同时，还要摄入一些富含维生素D的食品，如鱼类等，也有利于钙的吸收。

在补钙的同时，孕妈妈还应注意补充富含锰、硼的食物，富含这两种营养素的食物主要有：动物肝脏、核桃、豆类、苹果、葡萄、花生及绿叶蔬菜等，多食用可缓解脚抽筋的症状。

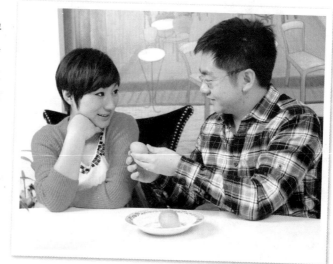

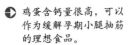 鸡蛋含钙量很高，可以作为缓解孕期小腿抽筋的理想食品。

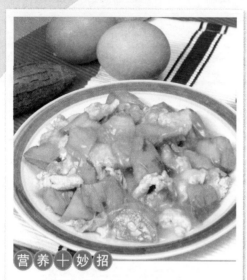

营养 + 妙招

　　鸡蛋中的钙质非常丰富，是孕妈妈从饮食上补充钙质的良好途径之一，缺钙的孕妈妈宜经常食用。

丝瓜炒鸡蛋

材料 丝瓜2根，鸡蛋3个，姜3片，盐、香醋、水淀粉各适量。

做法

1. 丝瓜去皮，切滚刀块；姜切丝。
2. 鸡蛋打散，加入盐、香醋拌匀，先用3大匙油炒成蛋花，盛出。
3. 另用2大匙油炒姜丝，再放入丝瓜块炒熟，随后加盐和水调味，再拌入炒好的蛋花同炒。
4. 加入水淀粉勾芡，炒匀盛出即可食用。

蛤蜊汤

材料 蛤蜊肉200克，玉竹、百合、山药、姜片、枸杞子、盐各适量。

做法

1. 蛤蜊肉用热水浸泡、洗净，放入蒸碗中，将浸泡水沉淀，取上层清汤倒入碗中，蒸碗放蒸锅内蒸30分钟。
2. 除盐外的材料均洗净；山药切片。
3. 油锅烧热，放入姜片、水及蛤蜊肉，再放入剩余材料煮沸后改小火煮熟，加盐调味，撒上枸杞子即可。

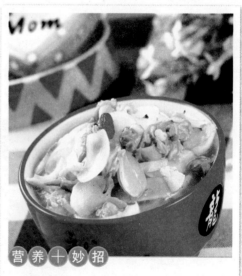

营养 + 妙招

◎食用蛤蜊和贝类食物后，常有一种清爽宜人的感觉，有助于解除烦恼症状。

◎蛤蜊高蛋白、高铁、高钙，适合孕期食用。

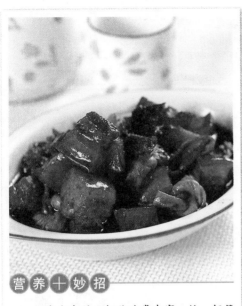

五花肉烧豆皮

材料 五花肉300克，干豆腐皮200克，盐、白糖、老抽各适量。

做法

1. 五花肉洗净，切块；干豆腐皮用清水泡发后洗净，切成条，打成结，备用。
2. 锅置火上，倒油烧热，下入五花肉块炒香，加入适量清水，再加入白糖、老抽，烧开后下入豆腐皮结，转小火烧至成熟，最后加盐进行调味即可装盘食用。

营养十妙招

豆腐皮中的无机盐非常丰富，铁、钙等含量尤其高，而且还富含多种氨基酸，可满足孕妈妈的营养需求。

干烧海鱼头

材料 海鱼头半个（三文鱼、马加鱼等海鱼头均可），肉末100克，姜末、葱末、青椒丝、豆瓣酱、糖、醋、水淀粉、酱油各适量。

做法

1. 海鱼头洗净，对半剖开，处理干净后沥干水分。
2. 将鱼头两面煎至上色后盛出。
3. 锅中留底油并放入姜末、葱末和肉末炒香，再加入剩余材料（青椒丝除外）和水烧开，放入鱼头，改小火烧20分钟。
4. 待汤汁收干时撒下青椒丝即可盛出食用。

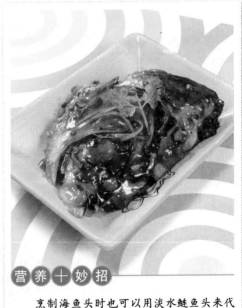

营养十妙招

烹制海鱼头时也可以用淡水鲢鱼头来代替，海鱼头肉质紧实，淡水鲢鱼头肉质细嫩，二者各有特色。

孕期腹胀：少吃产气食物

大概在怀孕30周前后，很多孕妈妈都会感觉腹胀，孕妈妈发生腹胀的高峰期也大多在孕8月时。而在孕期完全不腹胀的孕妈妈是很少的，有些认为自己"没有腹胀"的孕妈妈也只是腹胀的感觉不明显而已。

❀ 孕期腹胀的原因

腹胀、胀气是孕妈妈在怀孕的时候都会有的经历。孕妈妈腹胀常伴随食欲不佳、便秘等症状，还会对孕妈妈造成心理压力，导致不易入眠、内分泌失调等，这都是不可小觑的孕期烦恼。但每个孕妈妈腹胀的症状、原因、感觉等都是因人而异的。

孕激素变化

这是引起孕期腹胀、胀气的最大原因。妊娠期，孕妈妈体内孕激素的增加，可以抑制子宫肌肉的收缩以防止流产，但同时也会使人体的肠道蠕动减慢，造成便秘，进而引起腹胀等不适。当便秘情况严重时，腹胀的情形也就会更加明显。

饮食习惯的改变

孕期到来后，孕妈妈饮食上发生的重大变化也是造成孕期腹胀、胀气的重要原因。比如，孕妈妈大量进补，会造成食物堆积在胃肠内不易消化；孕妈妈因为口味变化，摄取较多容易产气的食物等，也会导致胀气；孕妈妈摄入过多高蛋白、高脂肪食物，也会造成粪便容易在肠道内滞留，引起便秘而使腹胀感更加严重。

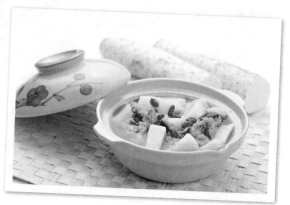

➲ 孕妈妈如果在孕期发生腹胀等症状，可从饮食入手加以调理，多吃一些行气解郁、健脾助消化的食物。

❀ 给孕妈妈的饮食建议

少吃产气的食物

　　大豆、甘薯、芋头、栗子、土豆等，孕妈妈食用时都不宜过量。也有的孕妈妈对洋葱、梨等反应比较强烈，也要注意不吃或少吃；不耐受乳糖的孕妈妈要远离含乳糖的牛奶等；避免食用过于油腻及油炸的食物，由于这些食物不易消化，也会导致胀气。

　　有严重的胃酸反流情况的孕妈妈应以清淡饮食为主，避免吃甜腻的食物，可适当吃些苏打饼干、高纤饼干等中和胃酸。

多吃新鲜蔬果

　　富含膳食纤维的食物可以促进肠蠕动，缓解腹胀等不适。所以孕妈妈可以适量吃些富含膳食纤维的蔬菜、水果和粗粮，如茭白、韭菜、芹菜、丝瓜、莲藕、萝卜、苹果、香蕉、猕猴桃等。

多喝水

　　孕妈妈每天饮用足量的水，能促进排便，缓解腹胀症状。每天早上起床后，孕妈妈可以先补充1大杯温开水，促进排便。但是，孕妈妈应尽量避免饮用汽水、可乐等碳酸型饮料。另外，孕妈妈晨起后可以喝1杯蜂蜜水，具有排毒作用，更有利于肠胃的健康。

少食多餐

　　孕妈妈不宜一次进食大量的食物，否则会增加肠胃的消化负担，加重腹胀、胀气情况，可以采用少量多餐的进食方式，能有效减轻孕期腹胀症状。

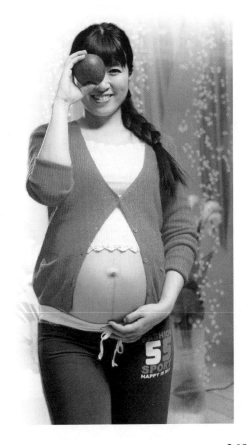

🔵 孕妈妈每天食用适量蔬果，不但可以补充营养，还能有效预防便秘，缓解胀气症状。

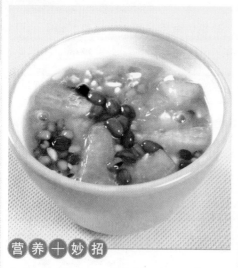

营养十妙招

◎选购冬瓜时，以选择皮薄细嫩、外形完整、表皮有一层白霜的冬瓜为佳。

◎冬瓜不含脂肪，热量低，有利于预防肥胖。

去火冬瓜粥

材料 冬瓜100克，红豆20克，绿豆、大米、冰糖各适量。

做法

1 将冬瓜洗净，去皮，取出瓤，切成小块备用。

2 大米、绿豆和红豆分别洗净，均放入沙锅中，加入适量的清水，用大火将水煮开，之后调至小火，将红豆、绿豆煮到开花为止。

3 放入冬瓜块，将火稍微调大，将粥再一次煮开为止，加入适量的冰糖调味即可。

红豆糙米粥

材料 红豆半杯，糙米1杯，核桃适量，红糖1大匙。

做法

1 糙米、红豆分别淘洗干净，沥干水分，然后分别放入清水中浸泡，备用。

2 将红豆、糙米以及泡糙米的水一同放入煲中，加适量水，以大火煮开，转小火煮约40分钟。

3 煲内加入核桃仁以大火煮沸，转小火煮至核桃仁熟软。

4 加入红糖继续煮约5分钟后即可出锅装盘。

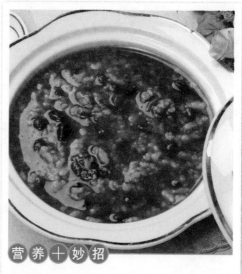

营养十妙招

◎糙米以外观完整、饱满、色泽显黄褐色或浅褐色且散发香味者为佳。

◎糙米可缓解便秘，孕妈妈宜常食用。

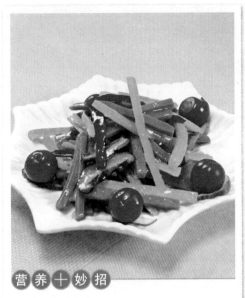

芹菜炒胡萝卜

材料 芹菜250克，水发香菇、胡萝卜各120克，黄瓜片50克，樱桃5颗（去核），红椒1个，盐、香菇精、香油各少许。

做法

❶ 红椒去蒂及籽，洗净后切长条；胡萝卜、芹菜、香菇均洗净，切条，备用。

❷ 将黄瓜片放入盘中作为装饰，并用樱桃点缀。

❸ 将芹菜条、香菇条、胡萝卜条、红椒条入锅略炸一下，捞出；锅内留少量油，再将上述材料回锅，加入所有调料拌炒均匀即可。

营养十妙招

芹菜中富含膳食纤维，孕妈妈食用可以预防便秘，还能吸收肠道中的有害物质，促进毒素排出。

香葱油面

材料 面条160克，葱段、葱花、酱油、白糖、盐各适量。

做法

❶ 在锅中加入适量水，再加入1小匙盐，放入面条煮熟，取出，用清水冲过，沥干。

❷ 油锅烧热，放入葱段以中火炸香，取出。

❸ 锅内留油，倒入2大匙酱油及水，加1小匙白糖拌匀，将葱段入锅炒至入味，盛起备用。

❹ 再将余油、白糖及水倒入碗内，放入面条拌匀，再淋葱油，最后撒上炸过的葱段及葱花即成。

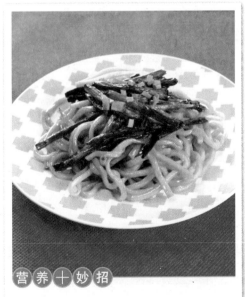

营养十妙招

浓郁的香葱味，令人心脾放松、胃口大增；面条具有促进肠胃蠕动，加快新陈代谢的功效，有利于消除腹胀。

妊娠糖尿病：正确摄取糖类

妊娠糖尿病包括妊娠合并糖尿病和妊娠糖尿病，是指孕期才出现或发现的糖尿病。患糖尿病的孕妈妈易受感染，且糖尿病有遗传易感性，所以此类孕妈妈所生的胎宝宝，患此病的可能性也较大。

❀ 妊娠糖尿病的危害

对孕妈妈的危害

易引起孕妈妈自然流产、早产、合并妊娠高血压综合征、感染、羊水过多等症状；孕妈妈易发生酸中毒。

对胎宝宝的危害

孕妈妈如发生酸中毒，易导致胎宝宝死亡或脑神经细胞受损；胎宝宝发生畸形的概率高；胎宝宝常伴有高胰岛素血症，出生后常会发生低血糖反应；易导致胎宝宝体重过重，往往产生巨大儿，增加难产的概率。

❀ 孕妈妈对于糖摄入的误区

误区一：血糖高，不能吃主食

这样血中酮体会增加，对胎宝宝的危害很大。

误区二：不吃主食就可以不打胰岛素

无论是否摄入主食，如果血糖未控制在理想的范围，还应用胰岛素加以控制。

误区三：打胰岛素就不用控制饮食

如果孕妈妈超量饮食，那么用再多的胰岛素也无济于事。

误区四：糖尿病患者专用无糖食品可以多吃

无糖食品也应算作主食，不能过量多食。

误区五：只吃粗粮，不吃细粮就行

食用粗粮对控制血糖有利，但食用过多，大便次数会增多，不利于营养物质的吸收。

误区六：空腹时血糖高，睡前不敢加餐

孕妈妈这样做，易造成夜间低血糖及胎宝宝低血糖，还易导致第2天空腹时血糖反应性增高。

❀ 孕妈妈应怎样摄取糖类

控制含糖饮料或甜食的摄取量

孕妈妈摄取糖类，是为身体提供能量、维持正常代谢。但孕妈妈应该尽量控制含糖饮料或甜食的摄取量。切不可以为不吃淀粉类食物可以控制血糖，或者完全不吃主食就可控制血糖。

水果不能当作孕期的主食

虽然水果的口感好，营养丰富，但如果孕妈妈长期大量地摄入高糖分的水果，加上孕期到来后母体发生的生理变化以及平时运动减少等因素，往往会导致孕妈妈体内的糖代谢紊乱，极易引发妊娠糖尿病。

适量食用富含膳食纤维的食物

燕麦、豆类、绿叶蔬菜、魔芋等食物富含膳食纤维，能够延迟葡萄糖的吸收，并推迟消化后高血糖的出现时间，使血糖处于稳定状态。

用新鲜水果取代果汁

孕妈妈可以吃任何一种水果，但一定要适量摄取，同时应尽量食用新鲜水果，少喝果汁。

饮食与运动并重

为了拥有正确的饮食方式，孕妈妈可在医生指导下，在不影响胎宝宝生长发育的前提下控制热量的摄取。另外，正餐后散步30分钟对控制孕妈妈的血糖也有帮助。

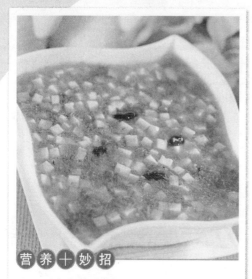

营养十妙招

熟吃玉米营养更佳，因为尽管在烹调玉米时损失了部分维生素C，却获得了营养价值更高的抗氧化剂。

玉米咸蛋豆腐羹

材料 玉米粒50克，豆腐1块，咸蛋黄2个，青豆、枸杞子各适量，盐少许。

做法

1. 玉米粒洗净，沥干；豆腐切成丁；咸蛋黄上笼蒸熟。

2. 油锅烧热，下入咸蛋黄炒香，加水烧沸，下入玉米粒、豆腐丁、青豆煮，待豆腐丁烧至入味、玉米粒煮熟时，加盐调味，出锅前撒入枸杞子即可。

滑蛋牛肉粥

材料 大米100克，小米50克，牛肉200克，鸡蛋3个，葱、高汤、酱油、干淀粉、盐、香油各适量。

做法

1. 大米、小米均洗净，浸泡约30分钟，加高汤熬煮。

2. 牛肉切片，拌入酱油、干淀粉腌约10分钟；葱洗净切末；鸡蛋打散，备用。

3. 粥将要煮好时，放入牛肉片继续煮熟。

4. 再淋入鸡蛋液，加盐、香油即可出锅食用。

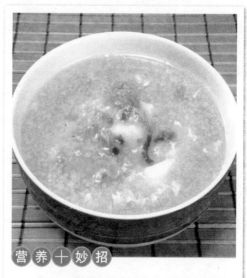

营养十妙招

牛肉以现买现吃为佳，保存时应放入冰箱，且不要超过3天，否则一旦解冻便不宜再冷冻。

西蓝花魔芋煲

材料 西蓝花300克，芹菜1棵，三文鱼、魔芋各半块，胡萝卜半根，姜4片，盐、柠檬汁各适量。

做法
1. 所有材料切成适当大小的块；水锅煮开，放西蓝花块、胡萝卜块、魔芋块、芹菜段和姜片。
2. 煮开后，再放三文鱼块，煮熟后加盐调味，最后淋柠檬汁即可。

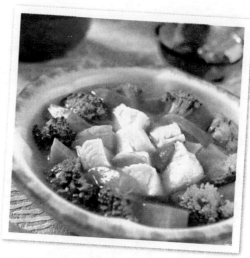

西芹腰果炒牛肉

材料 西芹段、腰果、牛肉块各100克，胡萝卜半根，葱末、蒜末、姜末、米醋、盐、水淀粉各适量，高汤1碗。

做法
1. 西芹段汆烫；腰果入油中略炸。
2. 爆香葱末、姜末、蒜末，下入牛肉块、高汤及其他材料炒匀，用水淀粉勾芡，撒上腰果即可。

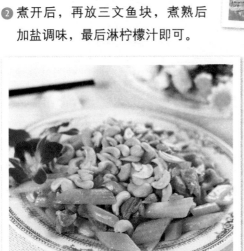

青豆炒虾仁

材料 虾仁300克，青豆100克，鸡蛋（取蛋清）、水淀粉、盐、鸡汤、香油、干淀粉各适量。

做法
1. 虾仁洗净，加蛋清、干淀粉、盐拌匀，过油；青豆汆烫后捞出；鸡汤、水淀粉兑成汁。
2. 下入青豆，加盐、虾仁翻炒，淋兑汁，加香油即可。

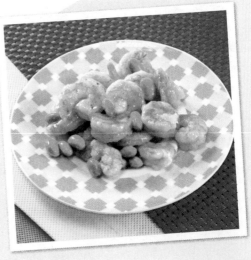

失眠：饮食助你睡好觉

怀孕期间，随着胎宝宝不断长大及产期一天天临近，孕妈妈经常会遇到失眠的困扰，往往不能睡个踏实觉，又不能随便用药来缓解失眠症状，真是苦不堪言。此时，睡个好觉，保持充沛的体力，对孕妈妈尤其重要。

❀ 孕期失眠的危害

◎体力下降，无法应对分娩。孕妈妈是一个特殊人群，睡眠对于她们尤为重要。因为怀孕是对女性身心的重大挑战，而正常、充足的睡眠是消除孕妈妈身体疲倦的最有效途径之一。十月怀胎漫长、疲惫，孕妈妈如果没有良好的睡眠，持续的劳累就难以得到恢复、修整，体力透支，而且宝宝出生后，新妈妈往往没有精力照顾宝宝。

◎影响胎宝宝发育。孕妈妈保证充足的睡眠，可以促使大脑产生更多的生长激素，从而可以保证胎宝宝大脑的发育，还可以帮助胎宝宝在子宫里长得更快。反之，如果孕妈妈睡眠缺乏、质量下降，则会影响腹中胎宝宝的生长发育。

◎增加孕妈妈患病危险。孕妈妈如果持续睡眠不足，还会增加患妊娠高血压综合征等疾病的概率。

❀ 给孕妈妈的饮食建议

◎日常饮食中要控制盐分的摄入，尤其是晚饭时到入睡前不要过多饮水。

◎每天早饭和午饭多吃点儿，也可少食多餐。晚饭一定要少吃，也不要喝太多的汤，有利于睡眠。

◎要特别注意食物的选择，避免长期大量摄取易引起过敏的食物，以免引起迟发性过敏反应而影响睡眠。

◎睡前喝杯牛奶或食用适量燕麦粥，也有利于入睡。

◎孕妈妈如果持续睡眠不足的时间较长，可以在医生指导下服用补钙制剂，平时也应多吃牛奶或奶制品、鱼类、虾类、海藻类、豆类等富含钙食物，多食绿叶蔬菜也可以促进钙的吸收。

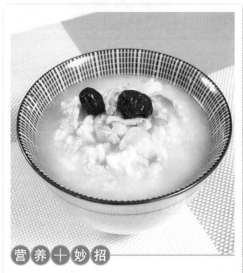

营养十妙招

茯苓味甘、淡，性平，具有利水渗湿、益脾和胃、宁心安神的作用，但虚寒精滑或气虚下陷者忌服。

红枣茯苓粥

材料 大米1杯，红枣2颗，茯苓、鸡肉丝各适量，盐少许。

做法

❶ 大米洗净，浸泡30分钟；红枣放入水中浸泡，捞出后洗净，去核；茯苓洗净，备用。

❷ 将大米连同泡米的水放入锅中，大火烧开，改小火熬煮成粥。

❸ 然后再将红枣、茯苓及鸡肉丝放入锅中一同熬煮。

❹ 起锅前放入适量盐调味即可。

双米山药粥

材料 大米100克，小米50克，山药40克，红枣10颗，枸杞子3克，白糖适量。

做法

❶ 将大米和小米分别淘洗干净，用清水浸泡15分钟；红枣去核。

❷ 山药洗净，去皮，切成小块；枸杞子洗净后略用清水泡发。

❸ 将红枣和山药块放入用白糖调成的糖水中腌渍30分钟。

❹ 将小米、大米、山药块、红枣、枸杞子一起入锅，加适量清水熬煮至大米、小米烂熟即成。

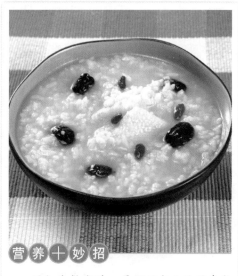

营养十妙招

用红枣做粥时，最好剖成几块用来熬粥，这样有利于熬出枣中的有效成分，还可以增加食疗效果。

腹痛：有些情况要特别留意

孕期由于肠蠕动功能减弱，孕妈妈容易发生腹痛。孕早期时，孕妈妈逐渐增大的子宫会对其周围其他脏器形成压迫而产生疼痛，这种疼痛不需担心，一般会随着怀孕周数的增加而逐渐消失。到了孕中期，如果孕妈妈有轻微疼痛和抽筋现象，多发于从大腿根到下腹部有丝丝的轻微疼痛和抽筋的感觉，也无需担心。这主要是由于子宫急速膨胀，子宫壁肌肉自身紧张，支撑子宫的韧带也随之绷紧造成的。但有些孕期腹痛的情况却容易引起重大问题，孕妈妈一定要注意预防。

❀ 孕期腹痛的可能原因

孕期腹痛有时是异常状况的先兆，如流产、早产等。此外，宫外孕、卵巢囊肿的蒂扭转、葡萄胎、双胞胎、羊水过多症、常位胎盘早剥等疾病，也都有强烈的腹胀、疼痛等症状。此外，膀胱炎和尿路结石、阑尾炎、肠炎、腹泻、重症便秘等疾病，虽然与妊娠无关，也会导致腹部不适。

在孕早期时，如果孕妈妈有腹痛症状出现，应该考虑是否与流产和异位妊娠有关。在孕中期以后如果出现腹痛，要考虑到是否是早产及常位胎盘早剥引起的。怀孕8个月后，孕妈妈如果每小时出现4~5次腹部的胀痛是正常的生理现象，无需担心。当然，如果这种阵痛不断加剧，阵痛次数越来越频繁，此时就需要请教医生了。

可见，很多时候，孕妈妈腹部胀痛是腹内的胎宝宝送来的"危险"信号，所以即使很轻微也要停下来暂时休息，以观察情况，如果只是稍微的腹胀疼痛不要大惊小怪，要静下心来好好观察。如果胀痛伴有少量出血，要及时就诊，多数医生会建议孕妈妈休息，尽量躺卧。

❀ 孕期腹痛时吃什么

饮食上要注意多吃一些富含维生素B_1的食物，如糙米、瘦肉、牛奶、动物肝脏等，有助于孕妈妈消食除滞，减轻腹胀。在选择食物时，要少用易产气的食物，如大豆、土豆、甘薯等。

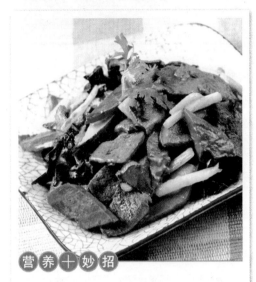

营养 + 妙招

　　猪肝中的维生素B₁非常丰富，可帮助孕妈妈消除腹痛。而且此菜中还有多种食材，对孕妈妈补充营养也很有好处。

家常炒猪肝

材料 猪肝250克，水发黑木耳、胡萝卜、黄瓜各30克，葱段、姜片、香菜段各适量，清汤50克，酱油、干淀粉各1大匙，白糖、盐各少许。

做法

1. 猪肝洗净，切片，加酱油、干淀粉、白糖和盐腌渍2～3分钟，余烫后沥干；黑木耳去蒂洗净；胡萝卜煮熟后切片；黄瓜洗净，切块。

2. 爆香葱段、姜片，下入黄瓜块、胡萝卜片和黑木耳翻炒，加盐、清汤、猪肝片大火快炒，撒香菜段即可。

姜枣桃仁粥

材料 糯米60克，核桃仁20克，红枣10颗，姜15克，红糖2大匙。

做法

1. 糯米洗净，用清水泡发30分钟；红枣洗净，用清水泡发2小时。

2. 姜洗净，去皮，切成片，备用。

3. 锅中放入糯米，倒入适量清水，以大火煮沸。

4. 原锅加入姜片、红枣、核桃仁，改小火慢炖30分钟（糯米有黏性，易粘锅，煮时要多次搅动），最后加入红糖调匀，即可盛出。

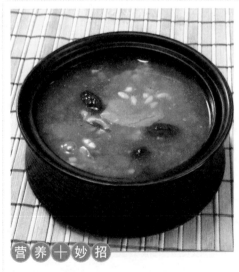

营养 + 妙招

　　糯米营养丰富，对一些因脾胃虚寒引起的食欲不佳、腹胀腹泻以及气虚引起的汗虚、气短无力等症有一定的改善作用。

感冒：不同情况需要区别对待

孕妈妈在怀孕期间，由于鼻、咽、气管等呼吸道黏膜肥厚、水肿、充血，导致抗病能力下降，所以容易引发感冒。孕妈妈患上感冒后应积极就医，不要消极拖延，医生会根据孕妈妈的感冒症状来给出解决办法。

🌸 不同孕期，应对感冒的方法也不同

孕早期，一般禁用一切药物，因为孕期的前3个月正是胚胎形成的关键时期，但可以采取非药物疗法，如推拿、理疗等；孕中期时，孕妈妈也最好不用庆大霉素、链霉素、卡那霉素等药物，因为这些药物对听神经有损害；孕晚期时，药物一般对孕妈妈、胎宝宝没有太大的影响了，如果孕妈妈感冒了，可以在医生指导下按常规方法治疗，但一般不要使用抗生素之类的药物。

此外，孕妈妈感冒后，首先要分清感冒的类型。如果是一般性的普通感冒，可以通过多喝白开水、保持睡眠充足、多吃水果和绿色蔬菜、注意保暖等方式来治疗。如果孕妈妈患的是流行性感冒并伴随发烧等症状，则要在医生的指导下进行针对性的治疗，以免给胎宝宝的正常发育带来负面影响。

🌸 孕妈妈感冒后的饮食对策

◎食物应易消化。孕妈妈感冒后，应尽量选择容易消化的流质饮食，如菜汤、稀粥、蛋汤、牛奶等。

◎饮食宜清淡。孕妈妈感冒后的饮食应少油腻，既满足营养的需要，又能增进食欲。可选择白米粥、小米粥、绿豆粥，配合甜酱菜、大头菜等小菜，以清淡、爽口为宜。

◎保证水分供给。孕妈妈感冒后，可多喝酸性果汁，如猕猴桃汁、红枣汁、鲜橙汁等，以促进胃液分泌，增进食欲。

◎多吃含维生素C、维生素E的食物。西红柿、苹果、葡萄、红枣、草莓、橘子、牛奶、鸡蛋等食物富含维生素C、维生素E，能抑制新病毒合成，有抗病毒作用，孕妈妈可以多吃。

❀ 远离孕期感冒的饮食误区

误区一：孕期感冒后一定要多吃滋补性食物

很多人都认为，孕妈妈如果发生了感冒，只要多吃补品就可以增强抵抗力、消除病毒，其实这是一种错误的观念。

因为在感冒初期，孕妈妈一般都会没有胃口，甚至什么也不想吃，这也是孕妈妈在这一时期身体自我保护的一种机制。孕妈妈进食后，在消化吸收的过程中，血液会流向胃部进行工作，相对脑部的血液供应便会减少。另外，孕妈妈感冒时，身体为能集中精力应对病魔，大脑便会发出不想进食的信号，让其他器官休息，所以孕妈妈才会没有胃口。

误区二：孕期感冒应该多吃水果

有的孕妈妈认为，感冒以后要多吃水果，可以增强身体抵抗力。这种看法不完全正确，也要看个人情况而定。孕妈妈发生感冒后吃水果，确实可以补充维生素C，但是果汁或水果一般都很冰冷，食用过多，可能造成支气管收缩，加剧咳嗽症状，并不是很适合感冒期间食用。西瓜等一些水分多的水果较寒凉，如果孕妈妈有咳嗽、流鼻涕、拉肚子、手脚冰冷等情形，吃了更容易加重病情。所以，孕妈妈应根据个人体质选择在适宜的时间适量食用水果。

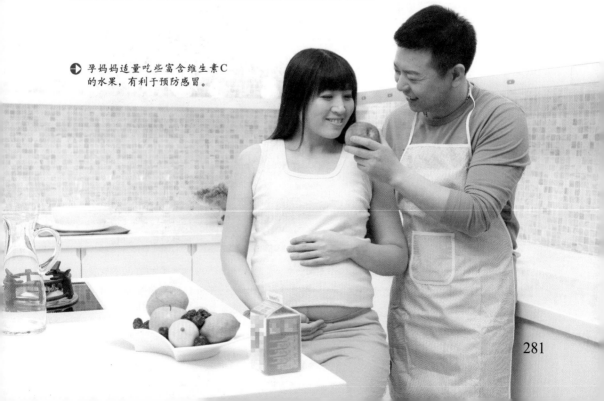

❶ 孕妈妈适量吃些富含维生素C
的水果，有利于预防感冒。

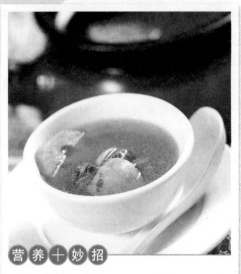

莲藕排骨汤

（材料） 排骨300克，莲藕150克，盐、香油各适量。

（做法）

1. 将排骨剁成块，入沸水中汆烫，捞出并洗去血沫，沥干。
2. 将莲藕洗净，去皮，切大块。
3. 锅内加水烧开，放入排骨块、莲藕块，大火煮沸，小火继续煮至熟，出锅前加盐调味，滴入香油即可。

营养十妙招

莲藕的营养价值很高，富含铁、钙、植物蛋白、维生素等营养素，对人体有明显的增强免疫力的作用，能预防感冒。

大豆红枣排骨汤

（材料） 金针菇50克，排骨100克，大豆150克，姜10克，红枣4颗，盐适量。

（做法）

1. 大豆放入清水中泡软，洗净，捞出并沥干水分；金针菇切去根部，洗净。
2. 红枣洗净，去核；排骨洗净，剁小块，放入沸水中汆烫去血水，备用。
3. 汤锅中倒入适量水烧开，放入所有材料，以中小火煲煮至熟，起锅前加盐调味即可。

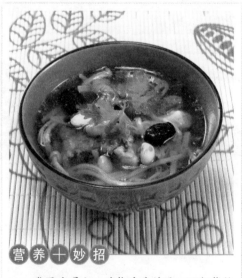

营养十妙招

感冒后喝上一碗热乎乎的汤，不仅能给身体提供一定的水分，还有驱寒的作用，尤其适合风寒感冒型的孕妈妈食用。

缺铁性贫血：多吃补铁食物

　　孕妈妈患缺铁性贫血的情况比较常见，一般在怀孕第4～6月易发生。孕妈妈一旦发生孕期贫血，常有以下表现：偶尔头晕；面色苍白；指甲变薄且易折断；经常感觉疲劳，即使活动不多也会感到浑身乏力；偶尔感觉呼吸困难；心悸、胸痛等。

❀ 孕期贫血的危害

　　铁是制造血红蛋白的必要原料，也是人体的必需元素。孕期，如果孕妈妈患缺铁性贫血，不仅会影响自己的身体健康，胎宝宝的生长发育也会因此受到很大影响。

贫血对孕妈妈的主要危害

◎妊娠中毒症的发生率明显提高。

◎孕妈妈分娩时易发生宫缩乏力、产程延长等不良后果。

◎分娩过程中容易大量失血。

◎孕妈妈分娩时，胎宝宝容易发生宫内窒息而致死胎。

贫血对胎宝宝的不良影响

◎可能会导致胎宝宝早产、死胎。

◎宫内生长迟缓，发育不良。

◎易患先天性缺铁性贫血，出生后也易体弱多病。

◎容易诱发新生宝宝呼吸道、消化道感染。

❀ 孕期贫血，食物补铁最有效

　　进入孕期后，孕妈妈的子宫、乳房、胎盘、胎宝宝及母体均需铁储备。一般从孕4月开始，孕妈妈的血中铁浓度及铁蛋白水平就会逐渐下降，至孕晚期时可达最低值。所以，孕妈妈最好从孕中期就开始补铁。

富铁食物

食物是铁的最佳来源。为预防缺铁性贫血，孕妈妈应多进食富含铁的食物，如蛋黄、瘦肉、动物肝脏以及干果等。

另外，需要注意的是，动物性食物中的铁比植物性食物中的铁更易于吸收。一般来说，在植物性食物中，铁必须转化为二价铁后才容易被人体吸收。所以，孕妈妈最好通过动物性食物与植物性食物的合理搭配，来补充自身体内缺乏的铁。

有助于铁吸收的食物

孕妈妈补充维生素C，有助于铁质的吸收。孕妈妈在摄取高铁食物时，可以搭配脐橙等富含维生素C的食物，可提高铁质的吸收率，还能平衡各种膳食营养，维护身体健康。除饮食调节外，如有必要，孕妈妈也可以在医生指导下额外补充铁制剂。

DHA是强力补脑营养元素，富含在鱼、蛋、核桃、花生等食物中，多吃有利于促进铁的吸收。

富叶酸食物

孕前3个月开始，准备怀孕的女性就要服用叶酸增补剂，直到怀孕后3个月为止。在孕期，孕妈妈要注意进食肝脏、肾脏、绿叶蔬菜及鱼、蛋、谷、豆制品、坚果等富含叶酸的食物，且在做菜时，一定要注意不宜温度过高，也不宜烹调时间太久。

❀ 孕妈妈用食物补铁的注意事项

做菜时多用铁制炊具烹调

铁制炊具在烹制食物时会产生一些小碎铁屑，溶解于食物中形成可溶性铁盐，容易让肠道吸收铁。

掌握烹调方法

蔬菜在烹调前，可用汆烫的方法去除一些干扰无机铁吸收的物质，如蔬菜中的植酸、草酸等，这样对铁吸收的干扰就会减少。烹调时要注意大火、水开、水量多、时间短，能保留营养素。

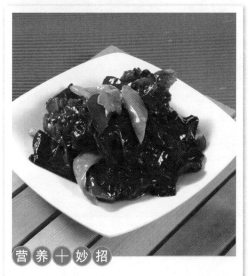

营养十妙招

如果黑木耳泡多了，可以把多余的黑木耳捞起，沥干，装在保鲜袋中并放进冰箱冷藏室内，低温保存即可。

散花木耳

材料 水发黑木耳400克，青椒、红椒各100克，盐半小匙，水淀粉2小匙，香油少许。

做法

1. 黑木耳去蒂，洗净；青椒、红椒均去蒂及籽，切成斜片。
2. 锅置火上，倒入适量油烧热，下入青椒片、红辣椒片炒香，加入黑木耳翻炒均匀，加盐炒匀，用水淀粉勾芡，滴入香油，装盘即可。

沙锅炖排骨

材料 排骨块200克，芹菜100克，香菇、栗子、土豆、芥蓝各适量，姜块、葱段、盐各少许。

做法

1. 排骨块入沸水中，加姜块氽烫，捞出，沥干水分。
2. 芹菜切段；栗子去皮；土豆切片；芥蓝切段；香菇用清水泡好，备用。
3. 将所有材料（盐除外）放入装有适量水的沙锅中。
4. 大火烧开后转小火炖熟，加盐调味即可。

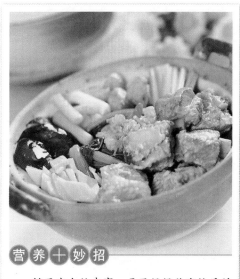

营养十妙招

排骨中含铁丰富，是孕妈妈补充铁质的良好来源，能有效预防并缓解缺铁性贫血，孕妈妈可经常食用。

便秘：用食物润滑肠道

自从有了胎宝宝，孕妈妈们都会兴奋不已，但不请自到的便秘也会给孕期生活带来诸多烦恼。孕妈妈便秘后不仅情绪不佳，食欲也受到很大影响，而且虽然进食后总有排便感，但却无法排出便来，还会导致肠胀气。另外，孕妈妈便秘后如果用力排便，还很容易导致肠黏膜受到损伤，从而发生便血现象，并容易引发痔疮症状。

❀ 孕期发生便秘的原因

孕妈妈由于胎盘分泌大量孕激素，使胃酸分泌减少，胃肠道的肌肉张力下降及肌肉的蠕动能力减弱。这样，就使吃进去的食物在胃肠道停留的时间过长，食物残渣中的水分又被肠壁细胞吸收，致使粪便变得又干又硬，难以排出体外，从而出现便秘症状。

另外，孕妈妈增大的子宫又对直肠形成压迫，使粪便难以排出；身体活动少，不容易推动粪便向外运行；腹壁的肌肉变得软弱，排便时没有足够的腹压推动。这些都可能引发便秘。

❀ 缓解孕妈妈便秘的饮食建议

注意多饮水

清晨喝杯温开水，有助于清洁肠道并刺激肠道蠕动，使大便变软，从而易于排出。

少食多餐

可以帮助孕妈妈缓解胃胀感，且有助于改善消化不良症状，促进排便。

多吃促进排便的食物

梨、菠菜、海带、黄瓜、苹果、香蕉、芹菜、韭菜、白菜、甘薯等，可以促进肠道肌肉蠕动，软化粪便，从而起到润滑肠道的作用，帮助孕妈妈排便。

多吃富含膳食纤维的食物

过于精细的饮食会造成排便困难，因此孕期要适当吃些富含膳食纤维的蔬菜、水果和粗杂粮。

🌸 可缓解孕期便秘的明星食物

玉米

玉米营养丰富，含有多种营养素，尤其是膳食纤维含量很高，能刺激胃肠蠕动，加速粪便排泄，对缓解孕期便秘大有好处。但孕妈妈食用玉米时应避免过量食用，否则易致胃满、胀气。

土豆

营养全面且易消化，孕妈妈经常食用土豆，其中所含的膳食纤维可以促进胃肠蠕动，能有效降低胆固醇，从而起到通便的作用，对改善孕妈妈的便秘症状很有帮助。

扁豆

其中的膳食纤维丰富，便秘的孕妈妈常吃可以促进排便通畅。但烹煮扁豆的时间不宜过短，否则会发生中毒。

蜂蜜

孕妈妈每日清晨喝1杯蜂蜜水可以缓解便秘症状，但蜂蜜含糖量较多，不宜喝得过多，否则会影响体内的糖代谢。

大豆

含有丰富的膳食纤维，能通肠利便，有利于改善孕妈妈便秘症状。但大豆也不可多食，否则易引起腹胀。

芋头

具有促进胃肠蠕动、帮助身体吸收和消化蛋白质等营养物质的作用，还能消除血管壁上的脂肪沉淀物，因而对缓解孕期便秘、肥胖等都有一定的作用。但芋头易致胃满、胀气，孕妈妈不宜过量食用。

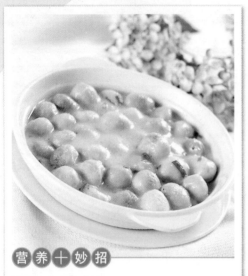

营养十妙招

◎如果想要汤汁更稠一些，可以加入椰奶。

◎此菜适合作为饭后甜点来享用，盐可以少加或不加。

白汁双球

材料 芋头、甘薯各500克，葱末、清汤、牛奶、盐各适量。

做法

❶ 芋头及甘薯分别去皮，洗净，上锅蒸熟后，打成泥，用小匙挖成圆球。

❷ 锅内加清汤烧沸，调入牛奶，下入芋头球和甘薯球煨至成熟，加盐调味，撒入葱末即可装盘。

鲜香玉米羹

材料 玉米粒400克，鸡肉25克，鸡蛋2个（取蛋清），鸡高汤1大匙，葱花、水淀粉、盐各适量。

做法

❶ 鸡肉洗净，切成细末；玉米粒洗净，捞出沥干水分；蛋清加少许盐用筷子搅拌均匀，备用。

❷ 油锅烧热，倒入鸡高汤、玉米粒、鸡肉末煮沸。

❸ 倒入蛋清，用筷子慢慢搅动，加盐调味。

❹ 用水淀粉勾芡后撒入葱花，装入汤碗内即成。

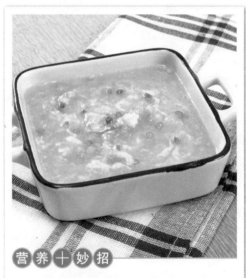

营养十妙招

玉米不仅膳食纤维丰富，还含有7种抗衰剂，尤其是谷胱甘肽与硒，具有抗氧化作用，被称作具有生物活性的长寿因子。

水肿：控制盐分摄入量

很多孕妈妈在孕中期都会遭遇到水肿这种尴尬问题。据统计，约有75%的孕妈妈在怀孕期间或多或少都会有水肿情形发生。中医认为，引发水肿的原因主要在于气虚及寒湿性体质。因此，只要孕妈妈利用食物的特性，以健脾利湿、温肾行水、排出水气为原则，就能达到消肿的目的。水肿是孕期的正常的生理现象，孕妈妈要积极做好调理工作。

✿ 孕期水肿的症状和原因

随着胎宝宝一天天增长，很多孕妈妈会发现自己的脚开始长胖，手指头开始变粗，甚至连戒指也无法戴在原来的手指上了，这些都是水肿的表现。尤其是从孕中期开始，孕妈妈常发生下肢水肿，这主要是由于胎宝宝发育、子宫增大，压迫盆腔血管，使下肢血液回流受影响所致。一般来说，孕妈妈只要经过卧床休息，水肿症状就可以消退。如果卧床休息后，水肿仍不见消退，孕妈妈应当及时去医院就诊。

✿ 孕期水肿的影响及危害

水肿是妊娠高血压综合征的先兆之一，由下肢末端开始，严重时向上发展，还可能由此导致高血压和蛋白尿，威胁孕妈妈和胎宝宝的健康。所以，孕妈妈应尽早发现苗头，及早防治。若出现头晕、眼花、抽搐时，则应立即送医院救治，千万不可延误救治时间。

✿ 帮孕妈妈消除水肿的饮食习惯

有水肿的孕妈妈一定要注意调整自己的饮食，改善营养结构。具体要做好以下几点：

◎进食足量的蛋白质。水肿的孕妈妈，尤其是由于营养不良引起水肿的孕妈妈，一定要保证进食肉、鱼虾、蛋、奶等食物。这些食物中含有丰富的优质蛋白质。

◎进食足量的蔬菜水果。蔬菜和水果中含有多种人体必需维生素和微量元素，所以孕妈妈每天应适量进食蔬菜和水果，以提高机体的抵抗力，促进新陈代谢，还可解毒利尿。

◎不要吃过咸的食物。发生水肿的孕妈妈不要吃过咸的食物，特别不要多吃咸菜，以防止水肿加重，而要尽量吃清淡的食物。

◎控制水分的摄入。水肿症状较严重的孕妈妈应适当控制水分的摄入。

◎少吃难消化、易胀气的食物。孕妈妈要少吃油炸糯米糕、油炸甘薯等难消化和易胀气的食物，以免引起腹胀，使血液回流不畅，加重水肿症状。

❀ 利水消肿的明星食物

下面几种食物都对缓解孕期水肿症状非常有益，孕妈妈在发生水肿后可以经常食用。

◎鲤鱼：含有丰富的不饱和脂肪酸和蛋白质，滋补健胃、清热解毒、利水消肿，是孕妈妈消除水肿的食疗佳品。

◎冬瓜：含有多种维生素和无机盐，且水分丰富、肉质细嫩，具有调节人体代谢平衡的作用，可以利尿消肿、祛暑解闷、解毒化痰、生津止渴，能有效缓解孕期水肿、肝炎、肾炎等症状。

◎胡萝卜：有孕期水肿症状的孕妈妈宜食富含B族维生素、维生素C、维生素E的食物，如胡萝卜等蔬菜和水果，可以增加食欲、促进消化，有助于利尿并改善体内的水液代谢。

◎鸭肉：鸭肉滋阴清热、利水消肿，体质燥热、容易水肿的孕妈妈宜经常食用，可改善症状。

孕妈营养视线

发生水肿时不宜完全忌盐

孕妈妈出现水肿症状后不要完全忌盐，因为孕妈妈体内新陈代谢比较旺盛，肾脏的过滤功能和排泄功能比较强，所以体内钠的流失量也随之增多，为了保证孕妈妈对钠的需要量，就不能完全忌盐。另外，如果孕妈妈体内盐分不足，还易导致食欲不振、倦怠乏力等低钠症状，甚至影响胎宝宝的发育。

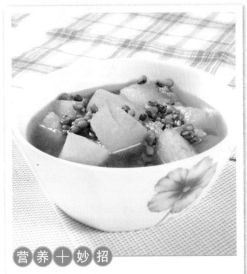

绿豆冬瓜汤

材料 绿豆200克,冬瓜半个,白糖适量。

做法

① 绿豆淘净。

② 冬瓜洗净,削去外皮,去除其中的冬瓜籽,切块,备用。

③ 将绿豆、冬瓜块盛入锅中,加适量水以大火煮开,转小火煮至绿豆成花状,撒白糖即成。

营养十妙招

绿豆不宜煮得过烂,以免使有机酸和维生素遭到破坏,降低其清热解毒的作用。烹饪前,可提前将绿豆泡4~5小时。

苦瓜鲈鱼汤

材料 鲈鱼1条,苦瓜100克,姜3片,冬瓜50克,葱丝、盐各适量。

做法

① 将鲈鱼去除鱼鳞及内脏,洗净,切厚块。

② 苦瓜对半切开,去籽并洗净,切片;姜洗净,切丝;冬瓜洗净,切块。

③ 锅中倒入适量水烧沸,放入鱼块、苦瓜片、冬瓜块及姜丝,以小火焖煮至软烂。

④ 加入盐,最后撒上葱丝即可盛出食用。

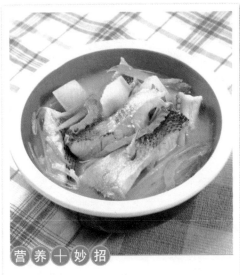

营养十妙招

◎适宜于贫血头晕、孕期水肿、胎动不安者食用。

◎患皮肤病疮肿者应少食鲈鱼。

291

妊娠高血压综合征：加强营养

妊娠高血压综合征是孕晚期的常见病，孕妈妈一定要重视。妊娠高血压综合征容易导致胎盘毛细血管病变，进而影响胎盘功能，严重时还会造成胎宝宝发育迟缓。因此，孕妈妈在孕晚期要密切监测体重变化，血压应维持在140/90毫米汞柱以下，同时还应注意是否有蛋白尿等情况发生。此外，孕妈妈加强孕期营养是预防和缓解妊娠高血压综合征的重要方法。

❀ 妊娠高血压综合征的影响及危害

孕妈妈如果患了妊娠高血压综合征，易引起心力衰竭、凝血功能障碍、胎盘早剥、脑出血、肾功能衰竭及产后血液循环障碍等症。同时，妊娠高血压综合征还会对胎宝宝产生很多不良影响，尤其是重度妊娠高血压综合征，更是早产、胎宝宝死亡、新生宝宝窒息和死亡的主要原因。

❀ 患妊娠高血压综合征后的食物选择

为缓解和改善妊娠高血压综合征症状，孕妈妈在食物的选择上应始终遵循有利于消肿、降压、增加蛋白质和通便这几个原则。

◎多吃主食：大米、面粉、麦片、通心粉、酵母制作的面包等。
◎多吃动物性食物：禽肉、牛肉、河鱼、河虾、牛奶、鸡蛋及猪瘦肉等。
◎多吃蔬菜、水果：茄子、扁豆、白菜、土豆、南瓜、西红柿、胡萝卜、黄瓜、菜花、西蓝花、丝瓜、青菜、荠菜等蔬菜及水果。
◎适当限制的食物：盐、酱油、咸菜、酱菜、咸肉、咸鱼、咸蛋、腐乳、碱发面制成的馒头或碱面制成的饼干等。

孕妈营养视线

大豆降压功效大

大豆含有多种维生素和无机盐，营养价值很高。此外，大豆含有可降低血压的亚油酸且不含胆固醇，因而被誉为预防高血压的理想保健食品。

❀ 预防并缓解妊娠高血压综合征的饮食原则

适当摄入热量

如果孕妈妈在孕期增重量过高，那么患妊娠高血压综合征的概率也就更高。而热量摄入过多可使孕期体重过大，也会增加妊娠高血压综合征的发病率。因此，孕妈妈要注意控制体重增长，热量的摄入要适中。

充分摄取蛋白质

患妊娠高血压综合征的孕妈妈一般有明显的低蛋白血症症状，这可能与其尿中蛋白质排出过多或体内氮代谢障碍有关。孕妈妈可通过进食瘦肉、蛋类、豆类及豆制品等食物来补充。

控制脂肪总摄入量

脂肪的产热比比较高，因此要控制其摄入总量，但其中的不饱和脂肪酸的产热比比较低。所以，孕妈妈在摄取脂类方面，应以菜子油、大豆油、玉米油、花生油等植物油为主。

多吃鱼类食物

淡水鱼含有EPA，如鲫鱼、鲤鱼、鳝鱼等，对改善孕妈妈新陈代谢和微循环、抑制血小板聚集都有所帮助。

多吃谷类和新鲜蔬菜

孕妈妈应经常食用谷类及新鲜蔬菜，不仅可增加膳食纤维的摄入量，还可补充多种维生素和无机盐，有利于防止妊娠高血压综合征。

摄入充足铁

贫血孕妈妈容易并发妊娠高血压综合征，因为孕妈妈在孕中期患贫血，会导致孕晚期时胎盘缺血缺氧，从而发生妊娠高血压综合征。所以，孕妈妈应注意补铁，可降低妊娠高血压综合征的发病率。

补充钙质

孕妈妈应增加乳制品、鱼类及海产品的摄入量，以增加钙的摄入，避免因摄钙不足而致低血钙及妊娠高血压综合征。

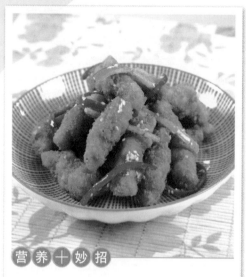

营养＋妙招

　　鲤鱼本身的腥味比较重，所以最好在烹饪前放在葱汁、姜汁中腌渍一会儿，以去除腥味。

双椒鱼棒

（材料）鲤鱼（切粗丝）400克，面包糠100克，青椒丝、红椒丝、熟白芝麻、鸡蛋、姜汁、葱汁、干淀粉、盐、香油各适量。

（做法）

❶ 鲤鱼丝加入姜汁、葱汁去腥味。

❷ 鸡蛋打散；鱼丝放入蛋液、干淀粉中调匀，取出后蘸上面包糠，入油锅中炸脆，捞出沥油。

❸ 锅中留油少许，下青椒丝、红椒丝炒香，加入炸脆的鱼丝略炒，烹盐、熟黑芝麻、香油，炒匀装盘即成。

鱼头豆腐汤

（材料）豆腐1块，鱼头1个，姜片、葱段、盐、鲜汤各适量。

（做法）

❶ 鱼头去腮洗净，入油锅过一下油，捞起备用。

❷ 豆腐切成大小均匀的小块后浸入凉水中，捞出沥干，备用。

❸ 另起锅置火上，下油烧热，下姜片、葱段炒香，加进鲜汤，下鱼头熬至汤呈乳白色。

❹ 下豆腐块继续用小火慢熬煮至渗出鱼香味，最后加盐煮至汤滚入味时起锅即可食用。

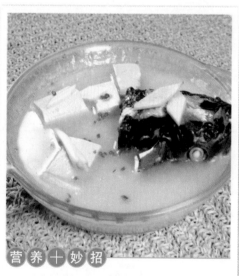

营养＋妙招

　　鱼肉含有丰富的镁元素，对心血管系统有很好的保护作用，有利于预防高血压、心肌梗死等心血管疾病。

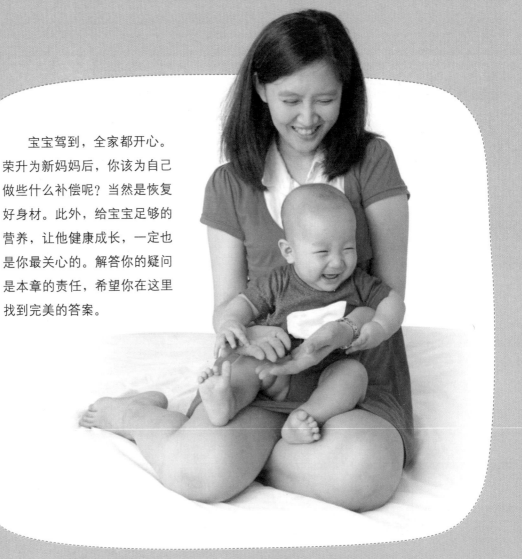

第八章

调理饮食，轻松坐月子

宝宝驾到，全家都开心。荣升为新妈妈后，你该为自己做些什么补偿呢？当然是恢复好身材。此外，给宝宝足够的营养，让他健康成长，一定也是你最关心的。解答你的疑问是本章的责任，希望你在这里找到完美的答案。

产后饮食营养指导

新妈妈产后面临着身体恢复与哺乳、喂养宝宝的任务，均需消耗大量的能量。因此，新妈妈做好饮食调养尤其重要。

🌸 新妈妈一定要吃好

多数新妈妈在分娩时都会损耗大量体力及气血，流失大量的营养素，所以新妈妈在产后初期普遍会感到疲乏无力、脸色苍白、易出虚汗，还可能引起胃肠功能紊乱、食欲缺乏、食而无味。此外，由于新妈妈产后要为宝宝哺乳，乳汁分泌也会消耗母体的能量及营养物质。此时，新妈妈一定要做到营养调配得当，否则不仅自身身体难以康复，容易患病，还会影响到宝宝的生长发育。

🌸 月子里不可或缺的营养素

◎补充蛋白质：哺乳的新妈妈为了恢复自身体质及供应宝宝生长发育需要，每日都需要消耗大量蛋白质及必需氨基酸，所以要保证饮食中蛋白质的质与量都足够。此外，有些新妈妈身体瘦弱，产后气血亏虚，加上器官复原和脏腑功能康复等，都需要补养优质蛋白质。

◎保证钙和铁的供给：哺乳的新妈妈如果膳食中钙供应不足，易患骨质疏松症，会出现肌肉无力、牙齿松动、骨质软化变形等症状；孕期半数以上的孕妈妈都有缺铁性贫血症状，分娩及泌乳、哺乳时又要丢失一些血分，因此新妈妈产后补铁很重要。

◎补充维生素：新妈妈除可增加较少维生素A外，其余各种维生素摄入量均应大幅增加，以维持自身健康，促进乳汁分泌，保证宝宝能够获得足量、质高的乳汁，满足生长发育需要。

◎补充热量：新妈妈每日所需要的热量基本与从事重体力劳动的男性相当，较正常女性应增加20%。

◎保证脂肪供给量：摄入脂肪在哺乳新妈妈的膳食中也很重要，因为乳汁中脂肪含量降低，会影响乳汁的分泌量，进而影响宝宝的生长发育。

❀ 月子里怎样做到合理饮食

　　新妈妈坐月子也与怀孕一样，需要注意饮食调养，那么，新妈妈如何在月子里做到合理饮食呢？

◎补足各种营养素。在某种程度上来说，新妈妈产后所需营养要比怀孕期间更多，所以新妈妈要注意多吃牛肉、鸡蛋、牛奶、动物的肝肾及豆类、豆制品等食物，这些食物都含有比较丰富的蛋白质、钙、铁等营养素。此外，新妈妈也可用猪骨头、猪蹄炖汤喝，这些食物含钙较多，有利新妈妈身体恢复和分泌乳汁。

◎合理饮食搭配。首先，要保证主食的种类多样化，小米、玉米、糙米、标准粉等粗、细粮搭配进食。此外，在食用含蛋白质丰富的食物同时，也不要忘记食用适量的蔬菜、水果，因为蔬菜水果中所含的维生素、无机盐非常丰富，不但为身体所需，而且还可以促进乳汁的正常分泌，保证宝宝正常发育所需。

❀ 月子里新妈妈饮食注意事项

◎少吃油腻、味重的食物。新妈妈要做到不偏食、饮食均衡，同时最好根据医生的要求进食，产后最初的几天最好食用流质或半流质食物。同时不要多吃油腻味重的食品，以免加重胃肠负担，引起腹胀、腹泻等症状。

◎烹调时宜清淡少油。新妈妈的饮食应以便于消化为原则，所以烹调时宜采用蒸、炖、焖、煮等方法，少采用煎、炸的方法。

◎不要只吃素菜或荤菜。新妈妈在月子期的饮食品种要丰富，不可只吃素菜或荤菜，而应荤菜、素菜搭配着吃，同时应经常吃些粗粮和杂粮，可以有效改善产后便秘症状。

新妈妈营养视线

正常分娩的新妈妈产褥期饮食推荐

◎第1天：吃流质食物，推荐食物：小米粥、豆浆、牛奶等。

◎第2天：吃较稀软清淡的半流食，推荐食物：鸡蛋挂面、蒸鸡蛋羹、蛋花汤、馄饨、甜藕粉等。

◎第3天及以上：可根据新妈妈的具体情况，采用营养丰富的普通饮食。

🌸 月子里常用的滋补品

◎鸡蛋：富含优质蛋白质，还含有脂肪、铁、卵磷脂等多种营养素。对于哺乳的新妈妈来说，鸡蛋是一种经济实惠的营养品，不但有强健身体的作用，还有利于乳汁分泌，同时能维护神经系统正常功能。

◎小米：含有较多的维生素B_1和维生素B_2，其营养价值优于面粉和大米，同时还含有丰富的膳食纤维。研究发现，同等重量的条件下，小米含有的铁比大米高1倍，维生素B_1、维生素B_2、膳食纤维含量也都比大米高出数倍或数十倍。所以，小米的丰富营养可帮助产后的新妈妈恢复体力，刺激胃肠蠕动，从而增进食欲、防治便秘等。

◎黑芝麻：蛋白质、脂肪、铁含量丰富，有利于提高和改进新妈妈的膳食营养质量，还有利于新妈妈补养气血、促进乳汁分泌，可用于新妈妈产后血虚、乳汁不足等症。

◎海带：不仅是一种味美价廉的滋补品，还富含丰富的褐藻胶、碘、粗蛋白、多种维生素和钾、钙、铁等多种无机盐，这些都是新妈妈在分娩后非常需要的营养素。而且，海带利水消肿、帮助收缩子宫，可以帮助子宫剥离面减少出血。

◎红糖：铁含量高，且含多种无机盐，可以帮助新妈妈补血活血，对新妈妈产后失血尤为有益。此外，红糖还可以帮助新妈妈完成子宫收缩，并有促进恶露排出的作用。

◎鸡汤、鱼汤等汤类：味道鲜美，能刺激胃液的分泌，增进食欲，且富含人体易吸收的蛋白质、维生素、无机盐，可以帮助哺乳的新妈妈分泌乳汁。由于孕妈妈产后体虚出汗和分泌乳汁的需要，需水量要高于一般人，适当多喝些汤十分有益。但要注意的是，喝汤时应撇净浮油，以免摄入过多脂肪。

新妈妈营养视线

鸡蛋虽好，但不宜吃太多

鸡蛋虽好，但也并非多多益善。鸡蛋吃得过多会增加人体的肠胃负担，不利于消化吸收；而且还会使体内的胆固醇含量大大增加，对心脑血管都会造成潜在的威胁；另外，鸡蛋吃得过多还会增加蛋白质的排泄负担。一般产后每天吃2～3个鸡蛋就足够了。

🌸 剖宫产新妈妈如何安排饮食

如果新妈妈是经剖宫产手术生下宝宝，那么身体上的伤口将比正常分娩的新妈妈更难自愈。所以，为了帮助这些新妈妈恢复健康，更需重视健康、合理地安排饮食。一般来说，剖宫产新妈妈在产后6小时内应平卧禁食，这样做可以减少腹胀，此后才可以翻身、侧卧并进食，但饮食要尽量食用一些清淡、易消化的流质饮食，如鸡蛋羹、蛋花汤、小米汤、萝卜汤等。

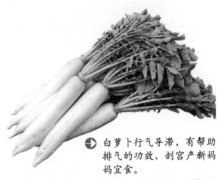
白萝卜行气导滞，有帮助排气的功效，剖宫产新妈妈宜食。

值得一提的是，萝卜可行气导滞，剖宫产新妈妈术后喝点儿萝卜汤，有助于胃肠道恢复正常的蠕动功能。

另外，由于剖宫产新妈妈产后气血亏虚、体质虚弱、胃肠消化功能较差，所以日常饮食要多吃富含营养的食品，但不宜太油腻。此外，这类新妈妈也要多吃新鲜的蔬菜和水果，做到合理搭配、营养均衡。特别要注意的是，饮食中需补充优质的蛋白质，有利于伤口愈合。

🌸 剖宫产新妈妈术后进食禁忌

◎进食量不宜过大：由于新妈妈在做剖宫产手术时，肠管受到刺激，从而导致胃肠道正常功能被抑制，肠蠕动就会相对减慢。所以，这些新妈妈产后如果进食过多，就会进一步加重肠道负担，时间一长，就会造成便秘、产气增多、腹压增高，非常不利于产后康复。所以，剖宫产新妈妈在术后6小时内不要进食任何食物，此后也要少进食，且最好以流质食物为主，逐渐过渡到半流质食物，最后再食用适合新妈妈的普通食物。

◎产气多的食物不宜吃：大豆、豆制品、甘薯等食物，都属于产气多的食物，剖宫产新妈妈食用这些食物后，易在腹内发酵，并在肠道内产生大量气体，从而引发产后腹胀。

◎不宜多吃鱼类食品：研究发现，鱼类食物中含有的一种有机酸物质，对于产后新妈妈恢复身体不利。因为这种物质有抑制血小板凝集的作用，会妨碍剖宫产新妈妈术后的止血及伤口愈合。

月子同步饮食方案

🌸 第1周饮食要点：增强体质

坐月子是新妈妈产后身心休养和调理体质的黄金时期。经历了怀孕的10个月和分娩的阵痛，分娩后的1个月，新妈妈可以好好休息一下，让身体机能逐渐恢复到最佳状态。但是，由于新妈妈在分娩时气血往往大大耗损，导致体质变弱，同时，产后又要面临着子宫收缩、恶露排出、伤口恢复等变化，这些都需要时间和营养来调养。所以，新妈妈一定要重视坐月子，以获得充分的休养，恢复健康，才能恢复元气。

产后虚弱的营养调理

自身体质不太好或在分娩时大量失血的新妈妈，分娩后常常精神萎靡、面色萎黄、不思饮食，这种情况被称为产后虚弱，严重的称为产后虚劳，主要症状有以下几种：

◎气虚：气短、头晕、乏力、精神疲倦、面白心悸、虚弱无力。

◎血虚：头晕目眩、失眠健忘、多梦、面白心悸、气色差。

◎阴虚：口干舌燥、大便秘结、盗汗、头晕耳鸣、心烦。

◎阳虚：怕冷畏寒、尿频、小腹冷痛。

产后虚弱的新妈妈注意营养调理，可以促进身体恢复、分泌母乳，以便更好地哺育宝宝。新妈妈可多吃补血食物并补充维生素，还要补充优质的蛋白质，以保证泌乳的质量。

需要强调的是，新妈妈产后虚弱，宜吃流质食物。因为新妈妈产后气血虚弱，营养、水分都流失严重，尤其是产后的最初几天，更容易出现尿多、便秘等症状，需及时补充水分。此时，新妈妈应以流质、易消化的食物为主，可以适量食用面条汤、鸡蛋汤、粥等食物。如果新妈妈食欲不好，可以分次食用，少食多餐。

同时，新妈妈应建立正确的月子体质调养观念。坐月子的目的是让新妈妈通过饮食、休息使身体完全恢复健康。在这一关键时期，以食补、药补的方式，并配合充分休息和适当运动，基本可以改善新妈妈原本虚弱的体质。

不同体质的新妈妈月子期怎么吃

中医认为"月子病，月子养"，提倡在月子里根据自身体质进行恰当补养，使身体快速复原。新妈妈要做到这一点，用饮食调理的方法非常有效，特别是各种汤类含有丰富的营养素，可帮助新妈妈尽快恢复体力。但是，每个人的体质不同，调养方法也不尽相同。

寒性体质

这类新妈妈常有面色苍白、怕冷或四肢冰冷、大便稀溏、尿频且量多色淡、舌苔白、易感冒等特点。肠胃虚寒，气血循环不良，所以饮食调理时应以温补的食物为主，但原则上不能太油腻，以免发生腹泻。此外，这类新妈妈可以选择荔枝、苹果、草莓、樱桃、葡萄等水果，不宜食用西瓜、木瓜、柚子、梨、杨桃、香瓜、哈密瓜等过于寒凉的瓜果。

热性体质

这类新妈妈常有面红目赤、怕热、四肢或手足心热、口干或口苦、大便干硬或便秘、尿量少且颜色黄、舌苔黄或干、舌质红赤、皮肤易长痤疮等特点，饮食上宜常吃鸡肉、山药、黑糯米、鱼汤、排骨汤、丝瓜、黄瓜、冬瓜、莲藕等食物。在日常饮食中，可以选择吃些橙子、梨、香蕉等水果，但不宜多吃荔枝、桂圆等易上火的食物，否则可能引起或加重孕期便秘症状。

➡ 新妈妈由于分娩时消耗大量体力，月子里要注意根据自身体质进行饮食调养。新爸爸更要体贴妻子，尽力照顾好她。

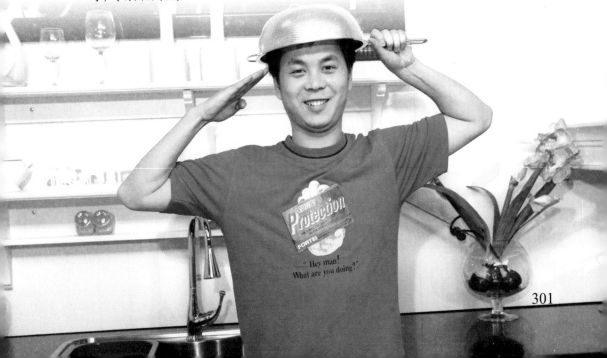

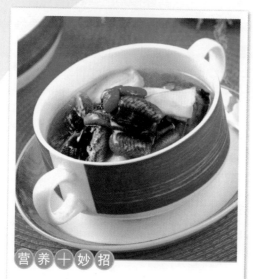

鳝鱼具有补中益气、益精固脱、养血止血的功效，有温补强壮的作用，对产后新妈妈很有好处。

鳝鱼汤

材料 活鳝鱼150克，山药100克，枸杞子10克，葱段、姜片各少许，盐、白糖各适量。

做法

① 将鳝鱼宰杀后，去除内脏洗净，剁成4厘米长的段，汆烫，备用；山药切片；枸杞子洗净。

② 油锅烧热，爆香葱段、姜片，放入鳝鱼段、山药片、枸杞子，加入适量水烹至鳝肉软烂，加盐、白糖调味即可。

牡蛎豆腐汤

材料 鲜牡蛎肉200克，嫩豆腐400克，葱、蒜、盐、水淀粉、虾油各适量，香油少许。

做法

① 将牡蛎肉浸泡在水中2～3小时后洗净，切成薄片；蒜切片；葱切花；豆腐洗净，切丁。

② 油锅烧热，放入蒜片煸香，倒入虾油，加适量水烧沸，放入豆腐丁、盐，等再次烧沸后，加入牡蛎肉片煮熟，用水淀粉勾芡，最后淋入香油，撒上葱花即可出锅装盘。

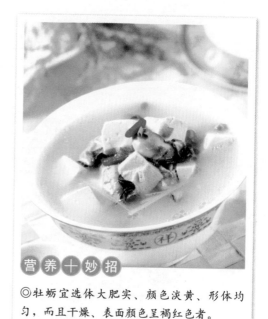

◎牡蛎宜选体大肥实、颜色淡黄、形体均匀，而且干燥、表面颜色呈褐红色者。
◎如用干牡蛎，需先放热水中浸泡。

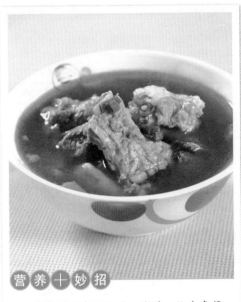

糖醋排骨汤

材料 猪排骨300克，姜、葱、红糖、白醋各适量。

做法

1. 猪排骨放入水中洗净、斩块；姜去皮，洗净，切片；葱洗净，切花，备用。
2. 锅内加水烧开，放入姜片、猪排骨块稍煮片刻，捞起沥干，备用。
3. 猪排骨块放入瓦煲内，加入适量清水、白醋，以小火煲2小时左右，取出装入碗中，调入红糖，撒上葱花，即可出锅食用。

营养十妙招

猪排骨含有蛋白质、脂肪、维生素等，其中钙含量极高，有补肾强筋、滋阴润燥、补血益气的作用。

罗宋汤

材料 土豆、小西红柿各100克，胡萝卜、芹菜各50克，甘薯1个，番茄酱、蚝油各1大匙，高汤1000毫升，盐1小匙。

做法

1. 土豆、胡萝卜、甘薯均去皮，洗净，切块，备用；小西红柿洗净，切块；芹菜择洗干净，切斜段，备用。
2. 锅中放入高汤煮滚，加入所有材料以大火煮开。
3. 改小火煮至材料热软，最后加入番茄酱、蚝油和盐煮至入味即可出锅装盘。

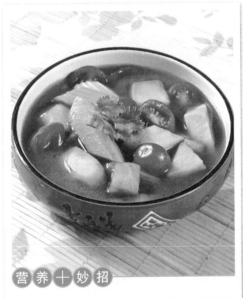

营养十妙招

土豆含有大量淀粉以及蛋白质、B族维生素、维生素C等，能增强脾胃的消化功能，具有和中养胃、健脾利湿的功效。

❀ 第2周饮食要点：产后不适的调理

很多新妈妈都有一种看法，认为宝宝一出生就万事大吉了。其实，新妈妈在产后这个特殊时期内极易出现一些常见病症，那么新妈妈应该如何应对呢？

产后水肿

产后水肿是指新妈妈在产褥期出现的下肢或全身浮肿。有些新妈妈的产后水肿是由于出血过多或营养缺乏所致。

如果新妈妈是由于自身脾胃虚弱造成产后水肿，通常会有便溏、胸脘痞闷、口淡黏腻、舌质淡、舌苔白或腻、脉细弱无力、头晕心悸、食欲不振、神疲肢倦等症状。如果新妈妈是由于肾气虚弱而引起产后水肿，常会伴有头晕耳鸣、下肢逆冷、腰酸腿软、心悸气短、舌淡苔白、脉沉细等症状。

新妈妈如果在休息后仍不见水肿消失，可选择用食疗方法应对，最适宜的食物主要有冬瓜、西瓜、鲫鱼等。比如，冬瓜性寒、味甘，水分丰富，有止渴利尿的功效，新妈妈如果经常食用冬瓜鱼汤、冬瓜排骨汤等菜肴非常有益于减轻下肢水肿症状。

产后腹痛、腰背疼痛

许多新妈妈都有产后出现腰酸背痛的体验。新妈妈发生产后腰、背疼痛时，下腹部也会呈阵发性疼痛，医学上称为产后腹痛。产后腹痛是由新妈妈在恢复过程中的子宫收缩所致，子宫必须通过收缩来完成这一恢复过程。一般来说，孕期里腰酸背痛的孕妈妈，产后持续腰酸背痛的概率也大，但一般都会逐渐恢复。

产后贫血

产后贫血是指新妈妈因在分娩过程中出血较多而致产后身体虚弱，或者怀孕时就有贫血症状，因而在产后出现的贫血症状。产后贫血对新妈妈自身恢复及哺乳都会造成不利影响，所以要及时调治，尤其是要用饮食方法调理。首先，要重视调养脾胃，要做到补而不滞、补不碍胃，消化功能不好的新妈妈可在进补的同时服用些中药调理。其次，要注意补血。中医认为，贫血为阴血亏虚，所以选择食物进行调养时，应避免食用辛温燥热之品，忌食麻辣、烧烤、油炸等食物，尤其要戒烟忌酒。

产后食欲不振

许多新妈妈产后会出现胃口不好或根本不想进食的情况，这对产后恢复及哺乳都会带来一些不利影响。产后食欲不振的原因主要有：产后胃肠蠕动功能减弱；产时耗力损气、失血伤津，致使胃肠液分泌不足，消化功能减弱；缺乏饮食营养知识，产后即进食大鱼大肉，各种肥甘厚味之品充塞胃肠，导致消化功能减退，从而出现食欲不振。

所以，新妈妈在产后的恢复期里，一定要重视饮食的合理调整，最好吃些清淡的素食和荤食，如用瘦牛肉、鸡肉、鱼等配上时鲜蔬菜一起炒，口味清爽，营养也均衡。

此外，新妈妈也可常吃些家常小炒，如芦笋牛柳、菠萝鸡片、青椒肉片、茄汁肉末等，也非常合适。新妈妈还可常吃些橙子、柚子、猕猴桃等水果，开胃的效果也不错。

在主食方面，新妈妈可将粗粮与细粮搭配食用，如将大米与糙米、胚芽米、全麦食品等主食相互搭配食用就很好，不但食之有味，还能充分吸收营养物质。

产后恶露不尽

新妈妈分娩后，子宫内膜上会留下一个创伤面，会有血性分泌物从阴道排出，这被称为恶露。一般来说，新妈妈体内排出的恶露大约在4周左右就可以基本排干净了。如果超过这个时间一直有恶露排出，就称为恶露不尽。新妈妈遇到这种情况，一定要及时就医，还要重视饮食调理来改善症状。比如，新妈妈恶露不尽有气虚症状者要补中益气；有血瘀症状者要活血化瘀，可适当食用健脾益气类食物，如山药粥、红豆粥、芡实粥、山药乌鸡汤等。

产后便秘

产后便秘是大多数新妈妈都会发生的病症，有的甚至产后好几天没有一次大便。如果新妈妈长时间不排便，可采用食疗的方法或服用药物来促进排便。同时，新妈妈要注意饮食的合理搭配，荤素结合，适当吃一些新鲜的蔬菜瓜果，少吃辣椒、胡椒、芥末等刺激性食物。另外，香油和蜂蜜有润肠通便的作用，新妈妈产后可适当食用。

蜂蜜润肠通便，可有效缓解产后便秘症状。

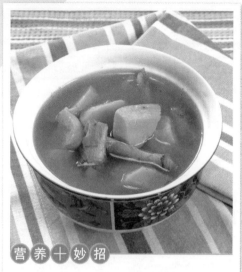

营养十妙招

　　甘薯中含有大量的膳食纤维，有润肠通便的作用，有产后便秘症状的新妈妈可以对症食用。

甘薯煲姜

材料 红心甘薯600克，老姜、白糖、盐各适量。

做法

1. 甘薯洗净，削皮，切成块状。
2. 老姜洗净外皮泥沙，整块用刀拍散，备用。
3. 锅中倒入适量清水煮沸，放入甘薯块及老姜，以大火煮沸后改小火慢炖至甘薯软熟，最后加入白糖、盐，煮至白糖溶化调匀即可食用。

山药五宝甜汤

材料 山药200克，银耳30克，红枣8颗，莲子、百合、冰糖各适量。

做法

1. 山药削皮，洗净，切成块；银耳泡发，去蒂，撕成小朵；莲子淘净，用水浸泡1小时；红枣放入清水中泡透。
2. 将以上材料和红枣一起放入锅中，加适量清水以大火煮沸，改小火续煮20分钟。
3. 百合剥瓣，除去老边，洗净，加入汤中续煮10分钟，加冰糖煮融即可食用。

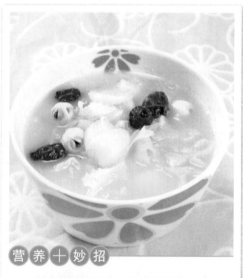

营养十妙招

　　山药有健脾开胃、促进消化的作用，可帮助增进食欲。而且其中的莲子、百合还有养心安神的作用，可改善睡眠。

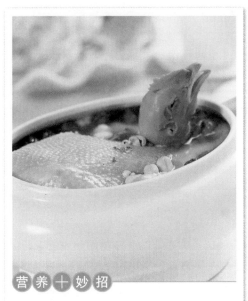

薏米仔鸡煲

材料 整鸡1只，薏米100克，枸杞子、莲子各适量，盐少许。

做法

1. 将整鸡洗净；薏米、枸杞子分别用适量水浸泡；莲子去心，用适量水浸泡约15分钟。

2. 将整鸡放入锅内，加水，放入浸泡后的薏米、枸杞子、莲子炖至熟烂，加盐调味即可。

营养＋妙招

薏米有利水消肿、健脾去湿、清热排脓的功效，是中医常用的利水渗湿药，对消除产后水肿有一定的功效。

茼蒿腰花汤

材料 猪腰400克，茼蒿100克，姜2片，香油1大匙，盐1小匙，高汤300毫升。

做法

1. 茼蒿洗净，切碎；猪腰处理干净，对半剖开，切成花状，再切成片状。

2. 煲锅内倒入高汤煮开，加入香油、盐调味。

3. 待汤煮沸后放入茼蒿末，然后再加入腰花片及姜片，至汤再次煮沸时关火。

4. 盖上锅盖焖煮约5分钟，待腰花熟透后盛出装碗即可。

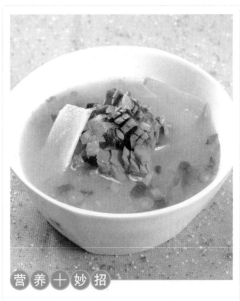

营养＋妙招

猪腰有温肾益气、行气利水的功效，加上茼蒿炖汤有助于收缩骨盆腔与收缩子宫，促进恶露的排出。

❀ 第3周饮食要点：月子里如何进补

有些新妈妈往往在分娩后疲惫不堪，希望能在产后大量进补，以尽快恢复身体，补充在分娩时丢失的大量营养成分。但是，如果新妈妈在月子里进补不加节制，同样会造成营养不均衡的问题，不仅不利于新妈妈的产后恢复，甚至还会延缓这一进程。

产后进补要分清况进行

对于产后因体虚而以中药进补的新妈妈，如果同时伴有严重感冒等疾病，那么应该先治好疾病后再进补。

此外，新妈妈在产后1周就可以吃中药调理身体，帮助身体复原。通过中药调养可以有效帮助产后新妈妈改善体质，从而达到养身健体的目的。有些新妈妈在分娩过程中气血流失过多，产后更需注意防止贫血，调养身体时应以补养气血为主，补肾壮骨为辅，但具体操作时，仍应根据新妈妈的个人体质增减或调整各类药物的比例，以达到补养身体的效果。

新妈妈还要特别注意，如果产后住在医院，应该避免服用子宫收缩药的同时喝生化汤，以免宫缩太强烈而引起剧烈腹痛。研究表明，生化汤的确具有加强子宫收缩、促进恶露排出的作用，还能促进乳汁分泌，对预防产褥感染也有一定作用，但服用过子宫收缩药的新妈妈并不适合服用。而对于没有服用过子宫收缩药的新妈妈来说，也不可过量服用生化汤，应根据医嘱适量服用。

月子饮食分周补

产后第1周，重在开胃

刚经历过分娩的新妈妈往往身体极其虚弱，通常会觉得既口渴又没食欲，这是由于在分娩过程中血液和水分大量流失所致，因此最好吃流质或半流质的食物。新妈妈要多喝水，分娩当日可进食清淡、易消化的食物，第2天可进食半流食。新妈妈此时可以喝小米粥，既有营养，口感又好。第3天后才应开始进食其他食物。

产后第2周，重在催乳

产后第2周，大部分新妈妈的乳腺管都通畅了，身体已经做好了分泌乳汁的准备。但催乳不应该只考虑量，质也非常重要。一般来说，新妈妈应该多喝蛋白质含量高的汤品。总之，新妈妈要让自己吃得好、吃得对，保证奶量充足，修复元气，且营养均衡不发胖。

产后第3周，重在补血

月子第3周，新妈妈的伤口基本上愈合了。经过两周的精心调理，胃口有了明显好转。此时，新妈妈可以开始尽量吃补血食物来调理气血。

产后进补的原则

补肾养血

进入月子中、后期，新妈妈应适当补肾壮骨，改善产后腰酸背痛的症状。腰酸背痛主要是肾虚所致，新妈妈可以根据医嘱食用杜仲、续断、巴戟天、桑寄生等壮心骨的药物，还可促进乳汁分泌。另外，可根据需要，在医生指导下进补雪蛤膏、当归、黑芝麻、熟地黄、桃仁等中药。

大补元气

新妈妈可在医生指导下选用黄芪、山药、枸杞子、阿胶、灵芝等中药，增强补气作用。其中，枸杞子、阿胶滋阴补肾；黄芪、山药补气；灵芝有活化人体功能、滋补的作用；高丽参大补元气，对于剖宫产而失血过多的新妈妈均有特别的强身效果。

温经散寒

新妈妈产后都会有恶露排出，恶露不尽将会导致子宫的各种病变。所以新妈妈产后第1周就可以吃中药调养身体，以排除恶露，温经散寒，可以在医生指导下服用补气血的四物汤或补气健脾的四君子汤等。

健体强身

产后新妈妈因体力消耗过多、抵抗力下降，容易感染风寒，可以适当食用当归、桂圆、红枣等有补血安神、补中益气的食物。此外，产后体质虚弱的新妈妈可食用干姜，有温中散寒、回阳通脉的作用，能增强抵抗力，减少受风寒机会。

促进消化

新妈妈产后身材尚未复原，为了不加重胃的消化负担，应适当吃些有助于消化的食物。新妈妈可适量食用山楂，酸甜可口，能增进食欲，促进消化，而且能兴奋子宫，促使子宫收缩，加快恶露排出。

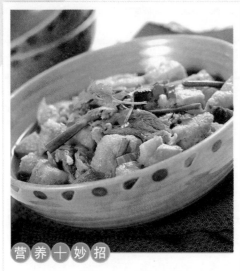

营养十妙招

羊肉性质温热，有温经散寒的功效，产后体质虚弱，尤其是阳气虚衰的孕妈妈可以选用羊肉进补。

油豆泡烧羊肉

材料 羊肉200克，油豆泡100克，土豆块、红椒丁、葱段、姜片、盐、料酒、高汤各适量。

做法

① 土豆炸熟，捞出，沥干。

② 羊肉洗净，切块，放入沸水中氽烫一下，捞出洗净血沫，沥干。

③ 锅置火上，倒油烧热，下入葱段、姜片炒香，加入油豆泡、土豆块、羊肉块、红椒丁稍加翻炒，加少许高汤，加盐、料酒调味，待烧开后转小火煨至成熟，收取浓汁，装盘即可。

栗子红椒烧鸡肉

材料 鸡胸脯肉400克，栗子150克，红椒片、葱、姜片、清汤、盐、老抽、白糖、料酒各适量。

做法

① 栗子去壳，洗净后沥干水分，备用；将鸡胸脯肉去掉筋膜，切小块；葱洗净，切段。

② 锅置火上，倒油烧热，煸香姜片，下入鸡胸肉块翻炒，再放入栗子，加盐、老抽、白糖、料酒，加入少许清汤，烧开后转小火将鸡肉、栗子烧熟，放入葱段、红椒片，收取浓汁即成。

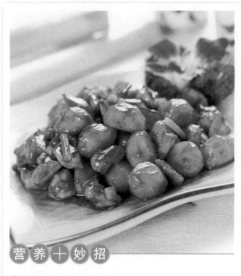

营养十妙招

◎鸡胸肉块的大小要与栗子保持一致，这样可以为菜品外观加分。

◎栗子可生食、熟食，也可与肉类炖食。

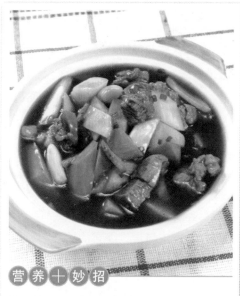

双萝烧牛肉

（材料） 牛腱子肉600克，白萝卜、胡萝卜各1个，蒜瓣、葱、姜片、酱油、白糖、盐各适量。

（做法）

1. 牛肉切大块，余烫后捞出，洗净；白萝卜、胡萝卜均去皮，洗净切块；葱白切段，剩余切花。

2. 锅中倒油烧热，爆香葱段、姜片和蒜瓣，放入牛肉块略炒，淋入酱油，大火煮开后改小火烧约80分钟，加入白萝卜块、胡萝卜块、白糖、盐再烧10~20分钟盛出，撒少许葱花。

营养 十 妙招

◎白萝卜和胡萝卜也可以用土豆和山药代替。

◎牛肉非常适合新妈妈产后调养食用，具有安中益气、开胃健脾的作用。

奶汤锅子鱼

（材料） 鲤鱼1条（约700克），冬笋50克，水发香菇5朵，火腿30克，葱3段，老姜4片，香菜末1小匙，料酒15毫升，盐1小匙。

（做法）

1. 鲤鱼处理干净，鱼身斜刀切块；香菇、冬笋、火腿均切片。

2. 油锅放入鱼头和鱼肉块煎至表皮金黄，加料酒、葱段、老姜片，翻炒均匀后加适量水，以大火煮沸。

3. 加入香菇片、火腿片和冬笋片，调入盐，以大火炖煮5分钟后倒入火锅中继续炖煮，撒香菜末即可出锅。

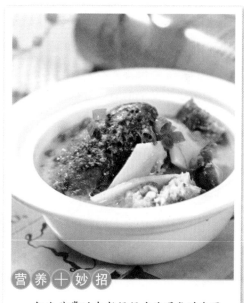

营养 十 妙招

鲤鱼非常适合新妈妈产后通乳时食用，但应少放盐，也不用放味精，因为鲤鱼等水产本身就具有很好的鲜味。

❀ 第4周饮食要点：恢复曼妙身材

新妈妈在生完宝宝后，一定都在急切地盼望恢复往日的窈窕身材。有调查表明，产后新妈妈直到产后6个月仍有超过一半的人对自己的体形不满意，产后1年仍有高达39%的人对自己的体重不满意！那么，新妈妈产后该怎么吃才能吃出曼妙的身材呢？

孕期管好体重，产后少减重

新妈妈产后做好体重管理，不只是为了外形好看，更是为了健康，因为体重过重会危害身体健康，体重过重者易发生高血压、冠心病及内分泌和代谢性疾病。当然，正确的瘦身观念也不是一味地求瘦，而应该通过体重的管理和规划将其控制在合理的范围内。

产后顺利瘦身，与做好产前的体重管理有很大关系，大部分孕妈妈在孕期体重增加过多，分娩结束后除去羊水、胎盘和宝宝的重量，还是比孕前重很多，这就使得产后瘦身变得困难了。

所以，产前增加的体重最好控制在12千克以下，这是较为理想的。孕期体重增加如果在12千克以下，那么体重增加值就维持在了一个标准的范围内，产后只要维持正常均衡的饮食，多吃新鲜的蔬果即可。如果孕期体重增加在12~15千克，这样的体重相对来说就增加多了些。这时候，饮食应注意控制热量的摄取，每天不宜进补大鱼大肉。如果孕期体重增加值在15~20千克，无疑是体重增加过多了。为了恢复孕前的好身材，建议新妈妈与营养师配合，做好饮食控制。孕期体重增加值在20千克以上的孕妈妈，一定要利用坐月子期间至产后半年将体重减回到理想范围内，否则多出来的体重在日后可能不易消失。

此外，新妈妈减重也要采取循序渐进的方式，以免造成身体机能失调，影响乳汁分泌。

均衡饮食是产后减重的指导原则

食物的组成结构会影响新妈妈产后减重的效果和身体健康。所以，新妈妈即使要减重，也要以"均衡饮食"为最高指导原则。

摄取6大类食物

均衡饮食是指适当地摄取6大类食物：奶类、五谷根茎类、蛋豆鱼肉类、蔬菜类、水果类、油脂类。这6大类食物能提供热量、蛋白质、糖、脂肪、各种维生素、无机盐和膳食纤维，可为新妈妈与宝宝提供各种营养需求。换句话说，少了任何一类食物就不算均衡饮食了。

合理搭配营养

　　饮食搭配对于新妈妈瘦身的顺利进行有着至关重要的作用。合理的饮食搭配既要保证宝宝和新妈妈营养摄入充分而全面，又要避免营养过剩，限制脂肪和糖的摄入。

　　每餐搭配应以适量的五谷根茎类、足够且优质的蛋白质、较多蔬菜、水果及牛奶的均衡食用为原则。饮食中必须含有丰富的蛋白质、维生素、无机盐等营养素。

产后减重的注意事项

　　新妈妈应尽量使用植物油，少用动物性油脂，并且油量越少越好；可食用适量的奶制品，但应注意尽量选用低脂、脱脂奶，而不宜选择炼乳、调味乳；甜点、零食同样不太适合，尤其是蛋糕、巧克力，热量较高，应适当控制；汽水、果汁都是高热量的饮料，也不宜饮用。

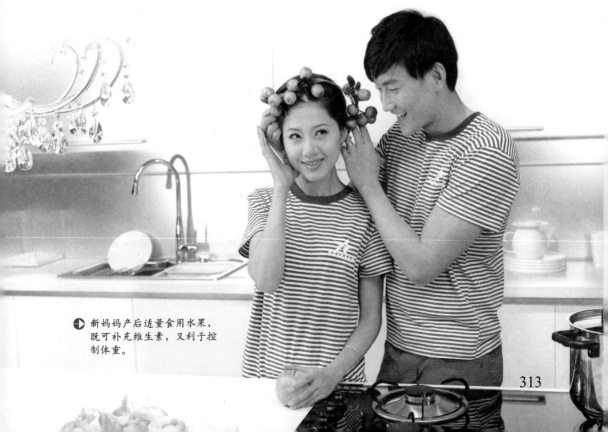

　　新妈妈产后适量食用水果，既可补充维生素，又利于控制体重。

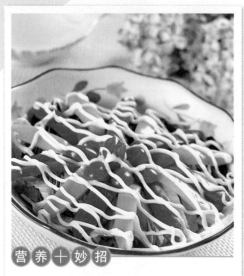

营养 ＋ 妙招

生菜中含有丰富的膳食纤维和维生素C，具有消除多余脂肪的作用，新妈妈产后可以经常食用。

田园沙拉

材料 生菜半棵，红甜椒、黄甜椒各1个，小西红柿、沙拉酱各适量。

做法

❶ 将生菜洗净，切丝，然后整齐地垫入盘底。

❷ 甜椒去蒂及籽，切成条；小西红柿洗净，对半切开，与甜椒条装入盘中摆好。

❸ 最后挤入沙拉酱在蔬果盘上形成网状即可。

哈密瓜炒虾仁

材料 哈密瓜150克，鲜虾仁80克，胡萝卜20克，青椒丁、玉米粒、姜片、盐、白糖、水淀粉各适量。

做法

❶ 将哈密瓜、胡萝卜去皮，切丁。

❷ 锅内热植物油，当油烧至五成热时，加入虾仁炒至九成熟时盛出，备用。

❸ 锅内留余油，加入姜片、青椒丁、玉米粒、胡萝卜丁、哈密瓜丁，用中火炒至八成熟时，倒入虾仁，调入盐、白糖炒熟，用水淀粉勾芡即可。

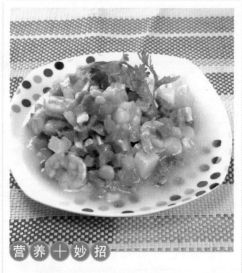

营养 ＋ 妙招

哈密瓜热量、脂肪含量都很低，而且清凉消暑，具有除烦热、生津止渴的作用，新妈妈经常食用有减肥作用。

红烧香菇魔芋

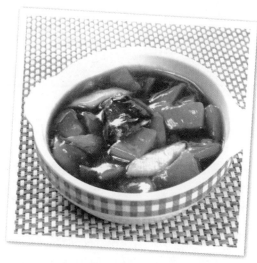

(材料) 芋头半个，香菇块、魔芋块各100克，姜末、葱段、盐、酱油、白糖、香油各适量，高汤1碗。

(做法)
1. 芋头去皮，切块，略炸，捞出。
2. 爆香姜末、葱段，再加入芋头块、香菇块、魔芋块略炒，倒入高汤煮沸，调入剩余调味料即可。

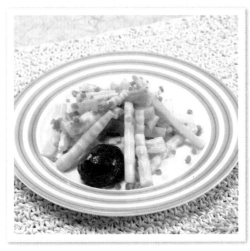

香菇炝竹笋

(材料) 竹笋300克，水发香菇3朵，火腿末适量，姜末、盐、酱油、白糖各适量。

(做法)
1. 竹笋削皮，洗净切段，汆烫捞出。
2. 香菇去蒂切片，汆烫后捞出，备用。
3. 爆香姜末，加入香菇片、竹笋段炝炒后加入酱油、盐、白糖调味，炒熟后撒火腿末即可。

莼菜炖滑子菇

(材料) 滑子菇、莼菜各100克，盐、清汤、白糖、酱油各适量。

(做法)
1. 将滑子菇、莼菜分别洗净，沥干，备用。
2. 锅置火上，倒油烧热，放入滑子菇翻炒数下，添入清汤，烧沸后下入莼菜，加盐、白糖、酱油调味后即可出锅。

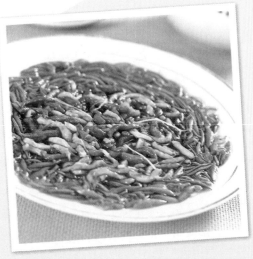

月子里的饮食细节与禁忌

🌸 产后补血食物大搜索

　　新妈妈产后补血，应多食用含铁丰富的食品，如动物肝脏、海带、紫菜、大豆、菠菜、芹菜、油菜、西红柿、杏、红枣、橘子等。新妈妈还要多吃富含B族维生素（维生素B_{12}、叶酸）的食物，这类食物是红细胞生长发育所必需的物质，如瘦肉、绿叶蔬菜等。另外，产后贫血的新妈妈还要多吃富含蛋白质的食物，如牛奶、鱼类、蛋类、大豆及豆制品等，因为蛋白质是构成血红蛋白的重要原料，有助于新妈妈产后补养气血。

　　需要提醒新妈妈的是，如果觉得食欲不佳或消化不良，可以特别留意饮食的色、香、味，美味的菜肴对胃酸分泌也有促进作用，可以促进新妈妈食欲。下面为新妈妈们推荐几种产后补血的明星食物。

◎花生：能养血止血，对于新妈妈产后失血过多、体质虚弱有滋养作用。

◎红枣：红枣等红色食品富含铁、钙等营养素，可提高血红蛋白，有助于新妈妈产后补血、祛寒。

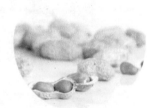

◎人工养殖的发菜：富含铁质，质地粗而滑，新妈妈产后常吃既能补血，又能使头发乌黑，可用发菜煮汤做菜。

◎胡萝卜：富含维生素C和B族维生素，且含有胡萝卜素。胡萝卜素对于新妈妈产后补血极为有益，日常可以用胡萝卜煮汤，是很好的补血汤饮。

◎面筋：铁含量相当丰富，新妈妈可以经常食用。

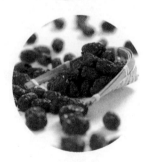

🌸 坐月子不要进入饮食误区

误区一：新妈妈产后不能吃水果

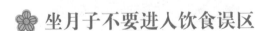

　　新妈妈产后3～4天不要吃寒性特别大的水果，如梨、西瓜等，否则可能会引起产后腹痛。但在接下来的日子，新妈妈则应每天吃2～3个水果，因为水果含各种维生素和无机盐，可以为新妈妈补充各种营养，促进乳汁分泌。有的新妈妈在吃水果时用微波炉先加热再食用，这种吃法是不科学的，因为水果里的维生素经加热或久置后很容易氧化，会使营养成分损失。

误区二：火腿多吃一些没有问题

新妈妈不宜吃火腿，因为火腿是经人工制成的腌制品，在制作过程中加入了大量亚硝酸盐类物质，而这种物质是致癌物，人体摄入过多，不但不能代谢，还会蓄积在体内产生危害。尤其对于新妈妈来说，如果吃火腿过多，亚硝酸盐物质会进入乳汁，并蓄积在宝宝体内，给宝宝的健康带来潜在危害。

误区三：产后出血多，大量吃桂圆就可以补血

桂圆性热，是活血食物，新妈妈产后过多食用，不但不能起到补血的作用，反而容易增加出血量。

此外，桂圆也是一种高糖食物，如果新妈妈食用后不及时刷牙，很容易引起蛀牙。一般来说，新妈妈可以在产后2周以后，或者恶露干净后才适合吃。

误区四：新妈妈产后要大补

新妈妈产后确实需要及时滋补，但却不可滋补过度，否则不仅是一种浪费，还有损身体健康。此外，如果新妈妈滋补过量，还易导致肥胖，且因此而增加了患高血压病、冠心病、糖尿病的风险。还有一点很重要，那就是滋补过量还会使新妈妈的奶水脂肪含量增高，从而易造成宝宝肥胖或导致宝宝出现长期慢性腹泻，从而影响宝宝的健康成长发育。

新妈妈营养视线

特别提醒：新妈妈产后不要马上多喝催乳汤

新妈妈从分娩后到泌乳这段时间，有一个中间期，此时的重要任务就是要让乳腺管全部畅通。

如果乳腺管没有全部畅通，而新妈妈为了早泌乳而喝了许多催乳汤，那么乳汁就会堵在乳腺管内，还可能会引起产后新妈妈发烧。所以，新妈妈产后不可早喝汤，一定要让宝宝先吮吸妈妈的乳房，刺激乳腺管使其畅通，再喝些鲫鱼豆腐汤、黄鳝汤等清淡少油的汤。

✿ 产后恢复吃什么最适宜

黄花菜

营养丰富，味道鲜美，富含蛋白质、磷、铁、维生素A、维生素C等各种营养物质，新妈妈产后食用，可以缓解腹部疼痛、小便不利、面色苍白、睡眠不安等症状。另外，黄花菜还有解郁除烦的功效，可调理产后抑郁症。

油菜、白菜

这两种蔬菜中维生素C和无机盐含量丰富，新妈妈食用后有助于增进食欲，促进消化和排泄。

芹菜

富含膳食纤维，新妈妈多吃可预防产后便秘。

黄豆芽

蛋白质、维生素C、膳食纤维等营养素的含量丰富。其中，蛋白质是构成细胞的主要原料，能修复新妈妈在分娩时损伤的组织；维生素C能增加血管壁的弹性和韧性，从而起到预防产后出血的作用；膳食纤维可润肠通便，预防便秘。

胡萝卜

富含胡萝卜素、蛋白质、糖类、脂肪、维生素A、B族维生素、维生素C、叶酸、果胶、无机盐、膳食纤维等多种营养素，是新妈妈补充营养的重要食物。

莲藕

可用于缓解新妈妈产褥期的贫血症状，还有助于新妈妈缓和精神紧张。

各种水果

水果不仅色鲜味美，还可增进食欲，帮助消化和排泄，补充人体需要的维生素等营养物质。新妈妈宜经常食用香蕉、桃、苹果、柑橘等水果，但由于产后消化系统功能尚未完全恢复，所以也不要吃得过多。

小米

富含B族维生素、膳食纤维和铁等，可单煮或与大米同煮粥，滋补作用很强。

❀ 新妈妈产后不宜多吃红糖

产后新妈妈适量吃红糖对母婴都有利。红糖营养丰富，释放能量快，营养吸收利用率高。从中医角度看，红糖具有温补性质，益气补中，健脾暖胃，化食解痛，又有活血化瘀的效果。由于新妈妈在分娩时精力和体力消耗非常大，加之大量失血，产后还要哺乳，因此需要大量、快速补充铁、钙、锰、锌等无机盐和蛋白质等营养物质。

所以，新妈妈产后可饮用适量红糖水，不仅能活血化瘀，还能补血，还可以促进子宫收缩、排出宫内瘀血，并促有助于产后恶露排出，还有利于分泌乳汁，供给宝宝丰富的养料。

但是，新妈妈切不可过多食用红糖。因为红糖活血化瘀作用强，新妈妈如果食用红糖时间过长，反而会使恶露增多，导致慢性失血性贫血，影响子宫恢复以及身体健康。

此外，红糖性温，如果新妈妈夏季过多饮用红糖水，会加速出汗，反而使身体更加虚弱，甚至引发中暑；而且过多饮用红糖水，因其含糖高还易损坏牙齿。因此，新妈妈食用红糖最好控制在10天之内。而且，由于红糖含较多杂质，应煮沸沉淀后再服用。

❀ 产后有助于美容的食物

新妈妈产后应多食含蛋白质、维生素C及维生素E的食物。其中，蛋白质可修复新妈妈受损的组织，增加皮肤弹性，并能起到润白皮肤的作用；维生素C可抑制新妈妈体内代谢废物转化成有色物质，从而可以起到减少黑色素产生的作用，美白和润泽皮肤；维生素E能促进新妈妈体内血液循环，加快面部皮肤新陈代谢，有效预防皮肤老化。

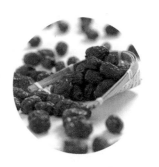

富含蛋白质、维生素C及维生素E的食物主要有：红枣、黑芝麻、核桃、薏米、花生、瘦肉、蛋类等。

但是，新妈妈要注意，在食用上述食物的同时，应少食油腻、辛辣、刺激性等食品，并忌烟酒，且不要喝过浓的咖啡，以免影响美容效果。

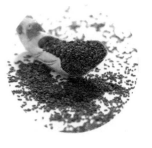

❀ 月子里不宜食用的食物

过咸的食物

如腌制品等。这类食物由于含盐较多，新妈妈如果过多食用，会引起体内钠水潴留，易造成水肿，并易诱发高血压病。

寒凉食物

如李子、田螺、螃蟹、冰激凌、雪糕等食物，性寒凉，新妈妈如食用可能会加重体内寒虚之症。

不易消化的食物

新妈妈产后身体虚弱，加之运动量小，因而消化能力大幅减弱，如果食用坚硬的食物或油炸食物，容易造成消化不良。而且，油炸食物的营养素损失很多，比一般的面食及其他食物的营养要差，所以新妈妈最好不吃。

茶、咖啡

哺乳期的新妈妈不宜喝茶、咖啡，因为茶、咖啡内都含有咖啡因，会通过乳汁进入宝宝体内，进而引起宝宝肠痉挛和无故啼哭的现象，甚至可能导致宝宝过度兴奋，影响正常睡眠或引起其他并发症。

酸涩收敛性食物

南瓜、乌梅等酸性食物收敛性强，新妈妈如果过量食用，会阻滞血行，不利于恶露的排出。

❀ 月子里不要盲目节食

一般来说，新妈妈经历怀孕和分娩后，体重一般会相较孕前增加不少，身体会明显发胖。所以，很多新妈妈为了尽早恢复生育前苗条的体形，产后都会想方设法地节食。但新妈妈这样做对身体恢复是有害的，因为新妈妈虽然身体发胖，但产后体重增加的部分大多为水分和脂肪，又由于需要给宝宝哺乳以及自身恢复健康也需要营养，这些都会消耗体内大量的水分和脂肪。所以，新妈妈不宜节食减肥，否则就不能满足自身和哺乳的需要。此外，新妈妈产后恢复体形，可通过适当增加活动量，做些健美操等来消耗多余热量。